DR. MED. DETLEF PAPE | DR. MED. BEATE QUADBECK | ANNA CAVELIUS

DIE HORMON FORMEL

Wie Frauen wirklich abnehmen

INHALT

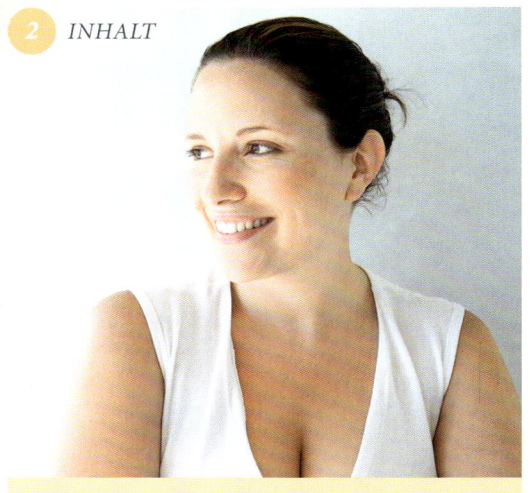

DURCH DICK UND DÜNN – EIN FRAUENLEBEN

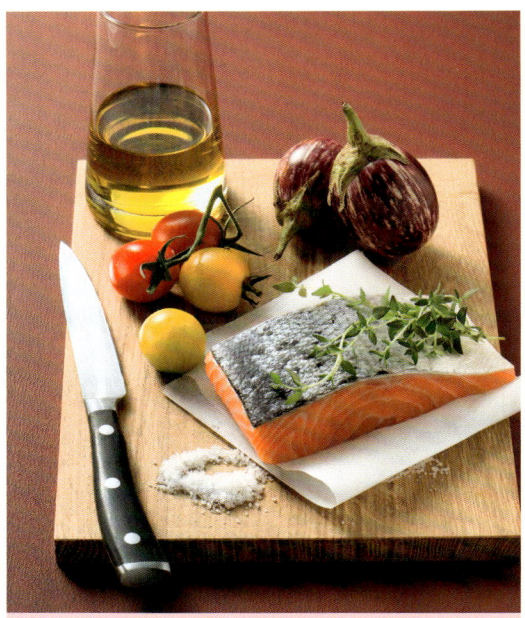

SCHLANK MIT DER INSULINTRENNKOST

- 6 **Warum Frauen zunehmen**
- 7 Aufs Speichern programmiert
- 7 Frauen halten fest
- 11 Frauen sind anders

- 14 **Das Problem mit dem Abnehmen**
- 15 Gestörte Stoffwechselprogramme
- 23 Stressessen – typisch weiblich?
- 26 Hormone, die das Gewicht beeinflussen

- 28 **Die Macht der Hormone**
- 29 Unsichtbare Regisseure: die weiblichen Hormontypen
- 31 Das Weiblichkeitshormon: Östrogen
- 34 Das Fruchtbarkeitshormon: Gestagen
- 36 Für starke Frauen: Testosteron
- 40 Test: Welcher Hormontyp sind Sie?

- 46 **Was die Jahre mit sich bringen**
- 47 Frühe Prägung
- 49 Pubertät: Die Weichen werden gestellt
- 50 Die erwachsene Frau

- 62 **Risikofaktor Übergewicht**
- 63 Fettzellen: wichtige Steuereinheiten

- 68 **In die Balance zurückfinden**
- 69 Endlich schlank
- 71 Die Entwicklung der drei Ernährungstypen
- 73 Vorteile der Insulintrennkost
- 74 Unser Stoffwechsel: Was er braucht, was ihn stört

- 76 **Essen im Biorhythmus**
- 77 So viele Kalorien brauchen Sie
- 77 Wenn der Heißhunger quält
- 78 Morgens: nur Kohlenhydrate
- 80 Baukasten: Das Frühstück
- 82 Mittags: Kombination aus Kohlenhydraten und Eiweiß
- 83 Abends: Eiweiß pur
- 84 Auf einen Blick: Was dürfen Sie wann essen?
- 86 Gewusst wie: Einkaufen und Vorratshaltung

- 88 **Mittagessen: Vielfalt genießen**

- 96 **Abendessen: Eiweiß satt**

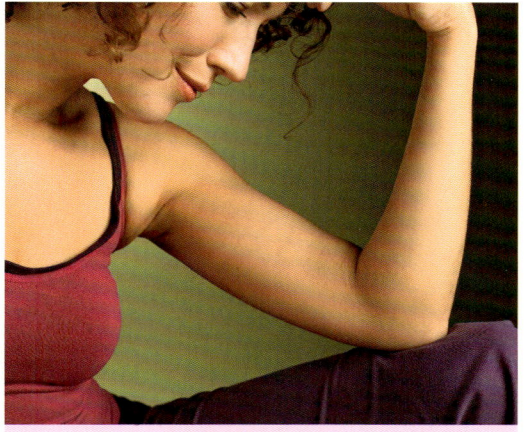

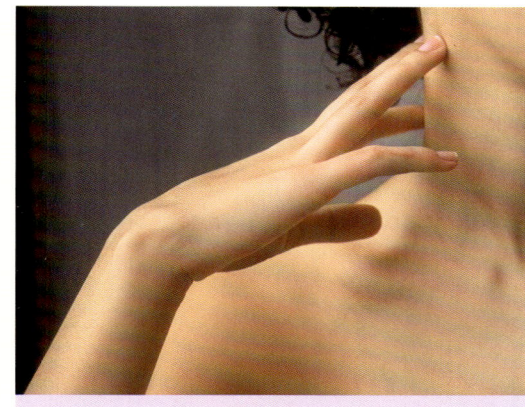

DAS BEWEGUNGS-PROGRAMM

BEWUSST ENTSPANNEN

114 **Bewegung tut einfach gut**
115 Ein neues Körperbewusstsein
116 Das Rundumprogramm
118 Bewegung – Ihre beste Freundin
119 Einfach ein gutes Gefühl

120 **Yoga für jeden Hormontyp**
121 Harmonie von innen
122 Der Sonnengruß
126 Yoga für den Östrogen-geprägten Typ
130 Yoga für den Gestagen-geprägten Typ
134 Yoga für den Testosteron-geprägten Typ

138 **Das Ausdauertraining**
139 Perfektes Anti-Stress-Mittel
139 Das Grundlagentraining
140 Ausdauerprogramm für Östrogen-geprägte Frauen
140 Ausdauerprogramm für Gestagen-geprägte Frauen
141 Ausdauerprogramm für Testosteron-geprägte Frauen

142 **Das Muskelaufbautraining**
143 Ohne Umwege ans Ziel
144 Krafttraining für Östrogen-geprägte Frauen
148 Krafttraining für Gestagen-geprägte Frauen
152 Krafttraining für Testosteron-geprägte Frauen

158 **Schluss mit dem Dauerstress**
159 Einbahnstraße Stress
160 Der Weg zur inneren Ruhe
161 Test: Wie gestresst sind Sie?

162 **Achten Sie gut auf sich!**
163 Das Achtsamkeitstraining nach Jon Kabat-Zinn
166 Meditation
169 Die besten Zen-Tipps für Ihren achtsamen Alltag

170 **Schlafen Sie gut!**
171 Der innere Rhythmus
172 Steuerrad der Hormone: Die innere Uhr
173 Wenn der Schlaf gestört ist
177 Die besten Tipps für einen gesunden Schlaf

Zum Nachschlagen

178 Glossar
182 Bücher, Fachbeiträge und Adressen, die weiterhelfen
185 Sachregister
189 Rezept- und Übungsregister
192 Impressum

Durch dick und dünn – ein Frauenleben

Wie viele Kilos eine Frau auf die Waage bringt, ist keineswegs nur eine Frage von Essgewohnheiten, Sport oder Disziplin. Das schwingende System der weiblichen Chemie bringt ganz schnell den Stoffwechsel aus dem Ruder. Jeder Eisprung, jede Schwangerschaft und spätestens die Wechseljahre stellen den weiblichen Körper fast automatisch auf Gewichtszunahme ein.

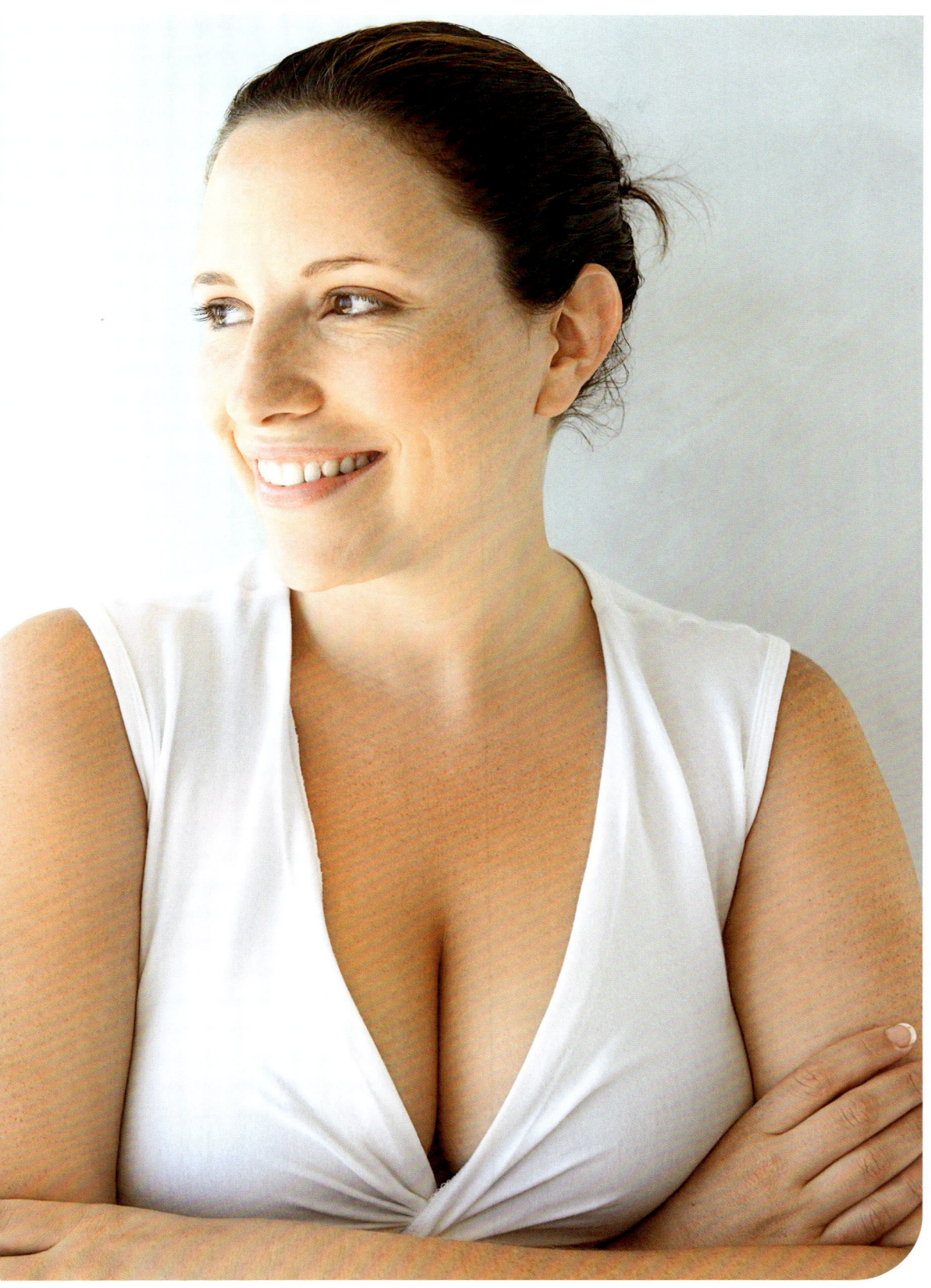

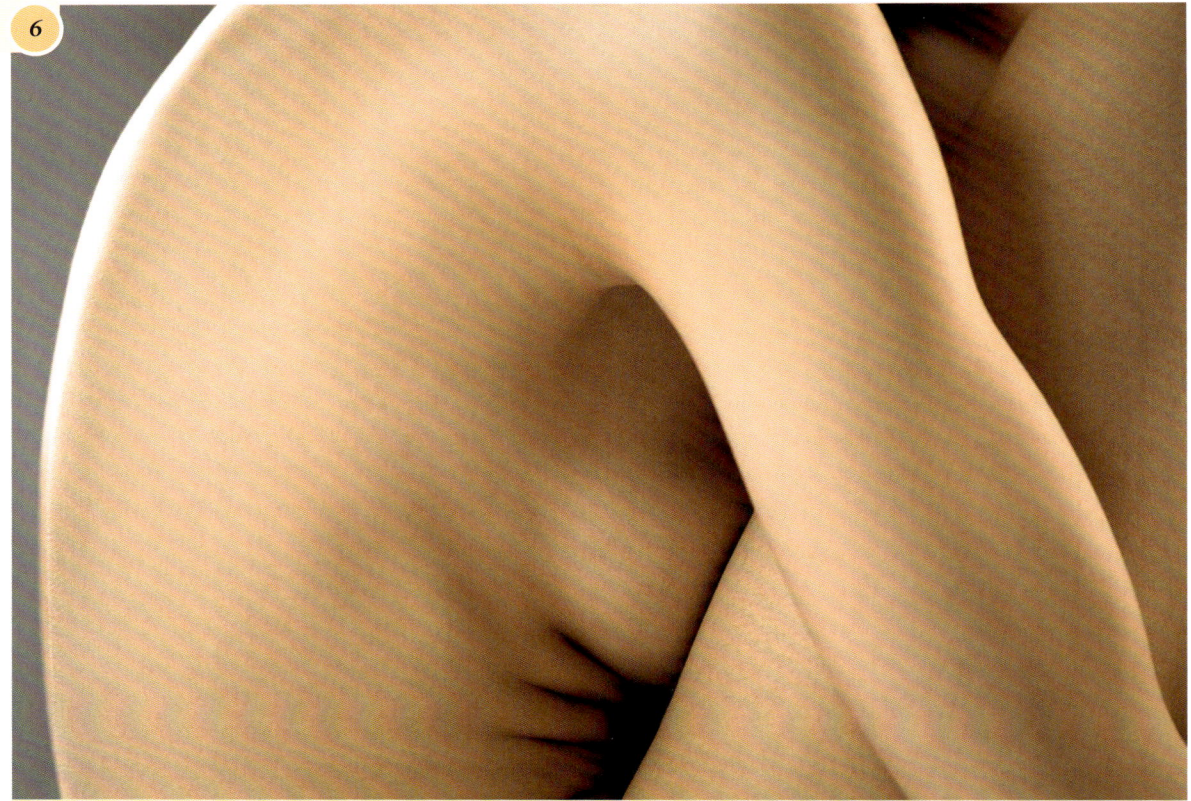

Warum Frauen zunehmen

Wenn es ums Abnehmen geht, kennt die Natur keine Gerechtigkeit: Bei Männern genügt es nach einem Schlemmerwochenende mit Freunden, mal eben kurz die Handbremse zu ziehen, um die zwei zusätzlich angefutterten Pfunde zu verlieren: Einmal durch den Park gelaufen, kurz mal zehn Sit-ups gemacht und von Montag bis Freitag nur ein Wässerchen statt Bier vor dem Fernseher – schon gibt die Waage wieder grünes Licht. Frauen dagegen müssen mehr als das Doppelte leisten, um die unerwünschten Hüftpolster loszuwerden. Und exzessives Hungern, Joggen oder die neuesten Pilates-Übungen funktionieren bei ihnen nur für kurze Zeit – manchmal sogar gar nicht. Selbst Männer, die nicht gerade mit Waschbrettbauch und definiertem Bizeps beeindrucken und zu deren Hauptsportarten allenfalls das Rasenmähen zählt, besitzen mehr fettverbrennende Muskulatur als Frauen. Was zunächst jedoch wie eine große Ungerechtigkeit erscheint, ist von Mutter Natur durchaus wohl durchdacht und sicherte über Jahrmillionen den Erhalt der Gattung Mensch. Schließlich waren kräftige Fettpolster an den Beinen auf der Jagd eher hinderlich.

AUFS SPEICHERN PROGRAMMIERT

Eine andere Fähigkeit erweist sich heute als fast ebenso ungerecht, auch wenn sie aus rein biologischer Sicht durchaus Sinn macht. Der menschliche Körper – der männliche wie der weibliche – kann unermesslich viele Fettdepots für Notzeiten ansammeln. Als unsere Ururahnen noch in Höhlen hausten, entschied diese Speicherfähigkeit im Zweifelsfall über Leben oder Tod, half sie doch eisige Winter und Notzeiten zu überstehen. Wem dies gelang, der pflanzte sich fort und konnte seine Gene weitergeben. Dieses »Naturgesetz« behielt lange seine Gültigkeit: Noch vor 50 Jahren hatten auch bei uns diejenigen einen klaren Überlebensvorteil, die viel essen und besonders gut Fett speichern konnten. Heute ist das anders. Doch im Gegensatz zu seinem Gehirn hat sich der Stoffwechsel des Menschen seit der Steinzeit nicht wesentlich verändert. Trotz unseres modernen Lebensstils ist er immer noch auf urzeitliche Bedürfnisse abgestimmt: sich im Dienste der Nahrungsbeschaffung viel zu bewegen und sofort zu essen, sobald Nahrung verfügbar ist.

Was macht uns dick?

Heute nimmt in Deutschland jeder Erwachsene zwischen 19 und 59 Jahren im Jahr durchschnittlich 0,5 Kilogramm zu. In 40 Jahren sammeln sich so satte 20 Kilo an – drei Viertel davon sind reines Fett, der Rest Muskelmasse, die der Körper braucht, um das höhere Gewicht überhaupt tragen zu können. Die Hauptursachen dafür sind:

- **Wir essen zu oft, die falsche Kombination und zur falschen Tageszeit:** Der menschliche Stoffwechsel unterliegt einem bestimmten Biorhythmus. Das heißt, er benötigt zu unterschiedlichen Tageszeiten unterschiedliche Nährstoffe. Kohlenhydrate (Zucker) zum Beispiel verwertet er morgens und mittags gut. Abends hingegen stoppen sie durch die Wirkung des Insulins (siehe Seite 17 ff.) die natürliche Fettverbrennung, während zugleich der Zucker in die Fettzellen bugsiert wird. Und die wachsen und wachsen – aber das können Sie ab sofort steuern (siehe auch Seite 76 ff).
- **Zu wenig Bewegung im Alltag:** Maschinen übernehmen heute immer mehr den aktiven Part bei der Produktherstellung und die meiste Arbeitszeit verbringt man auf dem Bürostuhl, im Auto, im Flugzeug oder im Stehen. Die Muskeln – unsere Fettverbrenner – sind untätig; sie schrumpfen. Die Folge ist ein verringerter Energieumsatz: Wir benötigen immer weniger Kalorien.
- **Zu viel Stress, zu wenig Entspannung:** Dauerstress macht dick (siehe Seite 158 ff.). Studien belegen mehrfach, dass Menschen, die den Ausgleich zum Alltagsstress nicht hinbekommen, schneller zulegen und schwerer abnehmen. Frauen werden ab den Wechseljahren zunehmend stressanfälliger, da ihr Östrogenspiegel sinkt, während der Spiegel des Stresshormons Cortisol erhöht bleibt.
- **Dicke Eltern, dicke Kinder:** Wie schnell wir Fett ansetzen oder ob ein Baby schon übergewichtig auf die Welt kommt (siehe Seite 48), liegt zum einen an seinen Genen, zum anderen daran, ob die Mutter in der Schwangerschaft hungert oder übergewichtig ist (siehe Seite 47).

FRAUEN HALTEN FEST

Ob wir leicht zunehmen und wo und weshalb die ungewünschten Kilos entstehen, hängt aber auch ganz entscheidend vom Geschlecht ab. Beim Mann wird Fett aus der Nahrung, das er nicht durch Bewegung verbraucht, in aller Regel am Bauch gespeichert. Dank der ihm zur Verfügung stehenden Muskulatur werden die Depots jedoch relativ rasch wieder aufgebraucht, sobald Mann sich in Bewegung setzt. Bis heute bringt Muskelaktivität die Speckröllchen am Bauch relativ leicht zum Schmelzen – und somit sind wir wieder beim eingangs skizzierten Szenario.

Die meisten Frauen hingegen speichern ihr Fett – zumindest in jungen Jahren – an Po und Oberschenkeln, von wo es (leider) weniger leicht wieder verschwindet. Auch das ist von der Natur durchaus beabsichtigt: Vielleicht braucht der Körper die Reserven ja noch für ein Baby, als Stillreserve oder als Wärmespeicher für einen kalten Winter. Insofern ist insbesondere der weibliche Körper in Sachen Fettreserven auf höchste Sparsamkeit gepolt. Die genetische Information für diese Funktion ist ein Leben lang in der Hormonsteuerung der Fettzellen jeder Frau enthalten – unabhängig davon, ob sie jemals schwanger wird oder nicht. Das Depotfett behauptet sich auch unabhängig von Schwangerschaft und Stillzeit sehr hartnäckig gegenüber Fasten oder Sport. Ein kleiner Trost: Das Fett an diesen Körperstellen ist nicht ungesund und mit gezielten Kräftigungsübungen und ein paar Ernährungstricks lässt es sich zumindest in Schach halten.

Geheimnisvolle Dirigenten: Hormone

Doch wer oder was im Körper erteilt nun die Signale zum Fettsparen und -einschmelzen? Es sind nicht der Verstand beziehungsweise das Bewusstsein und der freie Wille – ganz im Gegenteil. Die Taktgeber sind fast unsichtbare Substanzen mit kurzer Lebenszeit: die Hormone. Kaum im Körper losgelassen, sausen sie an ihre Zielorte – spezielle Körperzellen – und hinterlassen dort ihre Befehle. Die betreffen alles, was bei einer Frau und natürlich auch bei einem Mann so läuft: den Stoffwechsel, die Entwicklung und nicht zuletzt, wie sich der Einzelne gerade fühlt.

TIPP

Sich bewegen bringt Segen

Keine Binsenweisheit, sondern medizinisch erwiesen: Männer wie Frauen benötigen Bewegung und Muskelaktivität, um gesund zu bleiben. Während noch in den Neunzigerjahren des letzten Jahrhunderts die richtige Ernährung als Königsweg für ein gesundes Leben galt, weiß man heute, wie wichtig körperliche Aktivität für einen gesunden Stoffwechsel ist. Damit ist allerdings ausdrücklich nicht nur Sport gemeint, sondern auch ein ausreichend bewegter Alltag. Schließlich schlagen auch in dieser Beziehung die Steinzeitgene durch: Der menschliche Körper ist einfach dafür gebaut, seine Nahrung durch Sammeln und Jagen zu beschaffen. Früher musste er dafür täglich 20 bis 30 Kilometer weit gehen und laufen. Heute fahren wir mit dem Auto einfach beim Supermarkt vor.

Die knapp 10 000 Jahre, die uns von der Altsteinzeit trennen – das sind gerade einmal 350 Generationen –, sind entwicklungsgeschichtlich jedoch einfach zu kurz, als dass sich der Stoffwechsel an den modernen bewegungsarmen Lebensstil anpassen könnte. Deshalb müssen Sie das Bewegungsdefizit jeden Tag gezielt ausgleichen. Die wohlbekannten Ratschläge können dabei gar nicht oft genug wiederholt werden: Treppe statt Aufzug, öfter zu Fuß zu gehen und das Auto stehen lassen, sich einen Spaziergang pro Tag gönnen – oder eines der Bewegungsprogramme ab Seite 114 in den Alltag einbauen. Die sorgen nämlich neben einer allgemeinen Kräftigung gleich noch für eine bessere Körperhaltung und mehr Beweglichkeit, mobilisieren den Stoffwechsel und bauen Stress ab.

Erst seit gut 100 Jahren weiß man, dass der Körper diese Substanzen überhaupt bildet. Doch seitdem gehören sie wahrscheinlich zu den spannendsten Forschungsgebieten, die es in der Medizin gibt. Endokrinologie ist der medizinische Fachbegriff für diejenige Wissenschaft, die sich insbesondere mit den endokrinen Drüsen (Drüsen, die ihre Wirkstoffe in den Körper abgeben) und deren Produkten, den Hormonen, befasst. Etwa 200 verschiedene davon produziert der menschliche Körper – vom Insulin in der Bauchspeicheldrüse, das den Blutzuckergehalt reguliert und Fettzellen mästet, bis zum Stresshormon Cortisol in den Nebennieren, das (im besten Fall) dafür sorgt, dass wir auch unter Druck gute Lösungen finden. Und die Entdeckung beziehungsweise Entschlüsselung der Hormone ist noch lange nicht abgeschlossen.

Nichts läuft ohne die Botenstoffe

Gäbe es keine Hormone, kämen alle Organfunktionen in Nullkommanichts zum Erliegen. Menschliches Leben mit all seinen Entwicklungs- und Reifephasen wäre ohne diese Mini-Kommunikatoren nicht denkbar. In Zusammenarbeit mit dem Nervensystem regeln sie jeden Stoffwechselvorgang: die Entwicklung des Babys im Mutterleib, die eines Mädchens zur Frau oder eines Jungen zum Mann und nicht zuletzt die eines Erwachsenen zum agilen Senioren. Sogar die Gefühlswelt wird von Hormonen gesteuert. Hormone dienen dabei überwiegend als Botenstoffe. Schon winzige Mengen von einem Millionstel Gramm genügen, um eine bestimmte Wirkung zu erzielen. Ihr Ziel: möglichst umgehend auf dem Weg durch die Blutbahn an einer passenden Zelle anzudocken. Dort angelangt, erteilen die Hormone an den sogenannten Hormonrezeptoren – das sind Eiweiße (Proteine), die Hormone binden und deren Wirkung vermitteln – gewissermaßen ihre Kommandos beziehungsweise geben ihre Botschaften weiter. Und schon passiert es: Ein Fötus entwickelt sich, ein Kind wächst im Schlaf, ein Pubertierender motzt seinen Lehrer an, zwei Menschen verlieben sich. Und noch mehr: Wir fühlen uns sexy, weinen im Kino, bekommen einen Wutanfall, sind gestresst, haben Hunger oder verspüren keinen Appetit, kommen ins Schwitzen, können nicht mehr durchschlafen, sind traurig – oder nehmen aus heiterem Himmel zu.

Der Einfluss der Hormone auf das Gefühlsleben

Hormone sind sogar dann im Spiel, wenn ansonsten stets gut gelaunte Frauen plötzlich von Depressionen geschüttelt werden oder nachsichtige Mütter plötzlich zu keifenden Furien werden. Wie das? Gesteuert wird das Hormonsystem durch den Hypothalamus, einen gerade einmal daumennagelgroßen Bereich im Zwischenhirn. Hier fließen

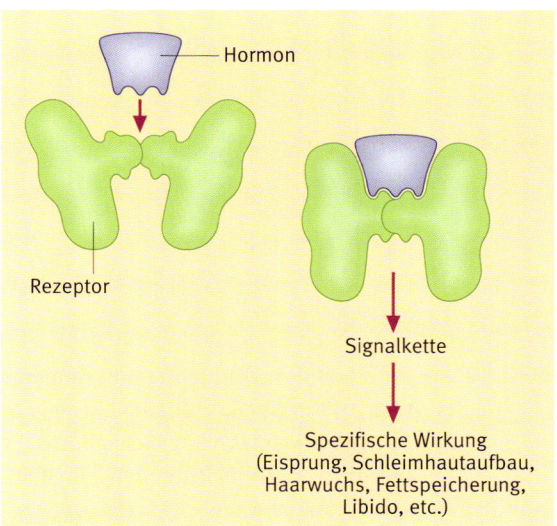

Wie ein Schlüssel ins Schloss dockt ein Hormon an den entsprechenden Hormonrezeptor an. Erst mithilfe dieses »Transporters« kann es in die Zelle gelangen und seine Wirkung entfalten.

alle Informationen über die aktuelle Hormonsituation im Körper zusammen. Jede noch so kleine Schwankung wird genauestens wahrgenommen – und es wird umgehend darauf reagiert, indem neue Boten zur Hirnanhangsdrüse (Hypophyse) ausgeschickt werden. Diese gibt ihrerseits die Kommandos an die hormonproduzierenden Drüsen weiter (zum Beispiel an die Nebennieren, Schilddrüse, Eierstöcke oder Hoden). Die Kommunikation in diesem komplexen System funktioniert perfekt: Zum einen hat jede Zelle im Körper ihre speziellen Schlösser (Hormonrezeptoren), zu dem nur ganz bestimmte Schlüssel (Hormone) passen. Zum anderen wandern die Hormone nach »getaner Arbeit« über die Blutbahn zurück ins Gehirn, um der Hypophyse zu signalisieren, dass der Auftrag ausgeführt und die Produktion gestoppt werden kann (Rückkoppelung).

Das limbische System

Der Hypothalamus arbeitet in unmittelbarer Nachbarschaft zum Gefühlszentrum des Gehirns: dem limbischen System, das entwicklungsgeschichtlich zu den alten Teilen des Gehirns zählt. Man vermutet, dass es anfangs hauptsächlich für das Verarbeiten von Gerüchen zuständig war. Weil das Areal eng mit dem vegetativen Nervensystem verbunden ist, gilt es heute als Entstehungsort aller Gefühle. Es steuert Affekte und Emotionen wie Schmerz und Stress, aber auch Lust und sexuelles Empfinden. Genau das ist auch der Grund, weshalb bestimmte Hormone unser Verhalten, Denken und Fühlen entsprechend einfärben (siehe auch Abbildung Seite 50). Aktuelle Studien belegen zum Beispiel die Wirkung der Geschlechtshormone und des Stresshormons Cortisol auf das Gehirn. So führt ein hoher Spiegel des Östrogens Östradiol dazu, dass sich Frauen schön finden und gerne flirten. Ein hoher Cortisolspiegel hingegen kann Wutanfälle provozieren, bei dem andere besser in Deckung gehen.

Wenn Frauen zunehmen ...

... gleicht das bei vielen einer Tragödie. Und tatsächlich leiden Frauen unter einer Gewichtszunahme psychisch wesentlich mehr als Männer. Dabei stellen sich Depressionen und ein vermindertes Selbstwertgefühl nicht erst bei einem BMI von 30 und mehr ein. Frauen müssen nicht erst fettleibig (adipös) werden, um aus dem seelischen Lot zu geraten; schon drei bis fünf Kilogramm zu viel reichen zum Unglücklichsein. Woran liegt das? Diese Frage lässt sich leider nicht ganz so einfach beantworten. Zum einen hat sie etwas mit den eigenen Vorstellungen vom idealen Körper zu tun, zum anderen mit der Idee, wann und mit welchen Maßen sich eine Frau als besonders liebens- und begehrenswert empfindet.

Tatsache ist, dass viele Frauen fest davon überzeugt sind, dass ihr Selbstwert auch von ihrem Aussehen abhängt. Und völlig unrecht haben sie damit sicher nicht. Denn sobald wir unseren Blick wieder der Biologie und hier insbesondere der Partnerwahl zuwenden, gewinnt stets ein ganz bestimmter weiblicher Typ: große Augen, volle Lippen, glatte Haut und eine Sanduhr-Figur stehen auf der männlichen Wunschliste ganz oben, wie humanethologische Studien belegen. So gesehen steht der jugendliche Östrogen-geprägte Typ (siehe Seite 32 f.) bei der Partnerwahl immer auf der Gewinnerseite. Doch von diesem Idealbild sollte sich keine Frau tyrannisieren lassen. Viel wichtiger nämlich ist es, ein Körpergewicht zu erlangen, mit dem Sie sich rundum wohlfühlen und mit dem Sie bis ins hohe Alter eine gute Lebensqualität verbinden – Biologie hin, Biologie her. Männer hingegen schätzen ihre Körpermasse eher unrealistisch ein und neigen dabei oft zu unerschütterlichem Optimismus – nicht selten sind sie sogar stolz auf ihre Körperfülle. So gaben bei einer repräsentativen Befragung durch das Marktforschungsinstitut Ipsos im Auftrag der Privaten Krankenversicherung der Allianz Anfang Mai

2007 zwei Drittel der übergewichtigen männlichen Befragten an, dass sie ihr Gewicht als genau richtig empfänden. Das passt zusammen mit dem Ergebnis einer Studie der GfK Marktforschung Nürnberg. Das Gros der Herren der Schöpfung kümmert sich demnach reichlich wenig um sein Aussehen. 80,2 Prozent der Befragten machten daher logischerweise auch einen großen Bogen um kalorienbewusste Ernährung; sage und schreibe 38,2 Prozent gaben sogar an, überhaupt nicht kochen zu können.

Diese Selbsteinschätzung steht im deutlichen Widerspruch zur Realität: Zwei von drei deutschen Männern sind zu dick, wie das Europäische Statistikamt Eurostat im Jahr 2007 meldete. In keinem anderen Land Europas gibt es so viele übergewichtige und fettleibige Männer (48 Prozent haben Übergewicht, 18,8 Prozent sind fettleibig). Frauen liegen mit 31,3 Prozent europaweit immerhin »nur« auf Platz 2 – hinter den Engländerinnen. Allerdings übertrifft der Anteil adipöser Frauen nach Angaben der Statistiker mit 21,7 Prozent die entsprechende Quote der Männer.

FRAUEN SIND ANDERS

Tatsächlich sind Frauen also aufgrund ihrer besonderen Veranlagung dazu prädestiniert, ganz schnell ein paar Pfund zuzulegen. Das wäre an und für sich nicht weiter schlimm, würde der Körper nicht

INFO

Der Body-Mass-Index oder »Wie dick ist zu dick?«

Der sogenannte Body-Mass-Index (BMI) ist eine Messgröße für die Bewertung des Körpergewichts eines Menschen.
Formel: Körpergewicht (in kg) geteilt durch Körpergröße (in m) im Quadrat
Zwei Beispiele:
Mann 80 kg : 1,80 m : 1,80 m = BMI 24,69
Frau 70 kg : 1,70 m : 1,70 m = BMI 24,22
Ab einem Body-Mass-Index von 25 sprechen Ernährungsmediziner von Übergewicht, ab einem BMI von 30 von Adipositas (Fettleibigkeit) – das ist beispielsweise der Fall, wenn eine 1,70 Meter große Frau mehr wiegt als 85 Kilogramm oder ein Mann von 1,80 Meter mehr als 100 Kilogramm auf die Waage bringt.

Nicht nur eine Frage der Schönheit
Doch starkes Übergewicht kann nicht nur ein ästhetisches Problem sein. Die Betroffenen haben aufgrund gehäuften Auftretens von Stoffwechselstörungen gegenüber Normalgewichtigen statistisch eine um 15 Jahre kürzere Lebenserwartung; das sogenannte metabolische Syndrom führt zu Diabetes Typ 2, Bluthochdruck mit Nierenschäden, Herzinfarkten und Schlaganfällen. Ab einem BMI von 30 sollte deshalb unbedingt eine ernährungsmedizinische Therapie erfolgen.

Das Verhältnis von Fett zu Muskelmasse
Doch auch der BMI ist nur ein grobes Orientierungsmaß; schließlich verrät er nichts darüber, ob der Wert durch Muskelmasse hervorgerufen wird oder durch Fett. Genauen Aufschluss über die Muskel-Fett-Verteilung gibt nur eine Bioimpedanzmessung (BIA), wie sie in vielen Arztpraxen und manchen Fitnessstudios durchgeführt wird. Bei mäßigem Übergewicht tut es auch eine Körperfettwaage, die jedoch starke Schwankungen aufweisen kann.

INFO

Muskeln machen schlank

Der Muskelaufbau ist gerade für Frauen wichtig, die wieder Kontrolle über ihr Gewicht erlangen wollen. Schließlich kann Fett vor allem nur durch Muskeln verbrannt werden. Da Frauen grundsätzlich über ein etwas schwächer ausgebildetes Muskelkorsett verfügen und dieses noch dazu altersbedingt (und wenn es nicht gefordert wird) schon ab dem 30. Lebensjahr abnimmt, ist ein regelmäßiges Krafttraining eine äußerst erfolgreiche Aufbaumaßnahme, um sich endlich wieder ein Stück wohler in seiner Haut zu fühlen. Die besten Übungen dazu finden Sie ab Seite 144.

so hartnäckig daran festhalten. Der weibliche Körper ist eben anders zusammengesetzt als der männliche, die Anteile von Muskelmasse, Körperfett und Wasser sind im Vergleich zum Mann unterschiedlich hoch. Bei einem männlichen Mittzwanziger mit einem Körpergewicht von 76 Kilogramm macht die Magermasse (Organe, Muskeln und Knochen) 62 Kilo, das Fett gerade einmal 14 Kilo aus. Bei einer gleichaltrigen Frau von 65 Kilogramm beträgt die Magermasse dagegen im Durchschnitt nur 45 Kilo, das Fett 20 Kilo. Der bis zu einem Drittel höhere Muskelanteil sorgt dafür, dass Männer generell mehr Kalorien verbrennen als Frauen – und zwar auch dann, wenn sie sitzen oder schlafen. Denn die Muskulatur ist für die gesamte Energiegewinnung und den Energieumsatz im Körper zuständig. Und das umso mehr, je öfter sie genutzt und – im Zweifelsfall nach jahrelanger Vernachlässigung – (wieder) aufgebaut wird. Dann schafft sie sogar im Ruhezustand und im Schlaf Fett weg.

Die hormonelle Biographie

Doch auch wenn der für Frauen gesundheitlich empfehlenswerte Körperfettanteil mit 20 bis 30 Prozent höher liegt als der für Männer (12 bis 20 Prozent): Es ist nicht nur die spezifisch weibliche Körperzusammensetzung, die Frauen das Gefühl gibt, sie würden schon zunehmen, wenn sie ein Stück Kuchen nur ansehen. Mit jedem Menstruationszyklus, mit jeder Schwangerschaft und jeder Geburt ändert sich der weibliche Hormonhaushalt – genauso wie er es während der verschiedenen Entwicklungs- und Reifephasen der Frau immer wieder tut. Die Geschlechtshormone Östrogen, Gestagen und Testosteron kursieren in teilweise höchst unterschiedlichen Konzentrationen mit ihrem ständigen Begleiter Insulin (Fettmasthormon, siehe Seite 17 ff.) durchs Blut. Diese Hormonbande ist verantwortlich dafür, wenn Frauen schon seit ihrer Kindheit zu viel Gewicht mit sich herumschleppen, zyklusbedingt zunehmen, nach einer Schwangerschaft auf ihrem Babyspeck sitzen bleiben oder im Lauf der Wechseljahre und/oder Menopause dick werden. Viele Frauen berichten deshalb von Frustgefühlen, Ohnmacht und Resignation, weil sie durch diese spezifisch weiblichen Ereignisse ungewollt nicht (mehr) in dem Körper stecken, in dem sie sich einmal wohlgefühlt haben.

Für ein positives weibliches Körperbild

Für viele jüngere und immer mehr ältere Frauen ist schön und schlank zu sein gleichbedeutend mit sozialer Anerkennung. Das kommt nicht von ungefähr. Wie sich eine Frau in ihrem Körper fühlt, hängt zum einen stark mit der familiären Prägung zusammen. Welche Botschaften vermittelten die Eltern dem heranwachsenden Mädchen hinsichtlich seines Aussehens? Und wofür wurde die Frau in ihrer Kindheit geschätzt? Zudem vermitteln die Medien heute ein extrem narzisstisches Körperbild. Die (oft am Computer) perfektionierten Idealkörper gaukeln vor, dass jede Frau ihren Körper durch Diäten, Workouts und im Zweifelsfall unter dem Skalpell grenzenlos formen kann. Dabei zeigt schon ein nüchterner Blick auf die weibliche Biologie die natürlichen Grenzen. Denn insbesondere der Körper einer Frau ist an bestimmte physiologische Prozesse und hormonelle Kreisläufe gebunden. Und ob eine Frau eher breit- oder schmalhüftig ist, ob sie viel oder wenig Busen hat, all das hat sie letztlich ihrer Mutter oder Großmutter zu verdanken. Vertieft sich der Gedanke, zu dick zu sein, erst einmal, entwickeln viele Mädchen und Frauen Angst vor einer Gewichtszunahme oder beginnen, sich ihres Körpers zu schämen. Haben sie dann tatsächlich – etwa infolge von gescheiterten Diäten und abgebrochener Fitnessprogramme – ein paar Pfunde zugelegt, kommt es zu dem, was Psychologen als Vermeidungsverhalten bezeichnen: Die Frauen wagen sich nicht mehr ins Schwimmbad, Spiegel in der Wohnung werden abgehängt, der Kleiderschrank ähnelt einem Secondhandshop mit Beständen in unterschiedlichsten Größen, die alle nur den Zweck haben, die Körperfülle zu verhüllen. Wie viel »zu viel« eine Frau dabei wiegt, ist relativ gleichgültig. Tatsache ist, dass nur ein relativ geringer Prozentsatz über ein gesundes Körperbild verfügt. Sie müssen gar keine Essstörungen wie Magersucht, Bulimie oder »Binge Eating« (Essanfälle) entwickeln. Bereits das ständige Nachdenken über den Körper und das stete Überprüfen des Gewichts zeigen das Dilemma – ebenso wie zahlreiche (erfolglos) ausprobierte Diäten und Sportprogramme.

Fühlen Sie sich wohl in Ihrer Haut

Dieses Buch soll Ihnen nicht nur helfen, die Vorgänge in Ihrem Körper und somit das »typisch weibliche« Gewichts-Jo-Jo besser zu verstehen. Es soll Sie dabei unterstützen, den eigenen Körper positiv anzunehmen – auch wenn er nach drei Schwangerschaften nicht (mehr) so aussieht wie der Superbody von Heidi Klum. Dieses Buch will keine neue Diät sein, mit der Sie in zwei Wochen garantiert zehn Pfund leichter sind. Es geht vielmehr darum, eine realistische Sicht auf den eigenen Körper zu entwickeln. Ein ganzheitlich angelegtes Programm aus stoffwechselgerechter Ernährung und Bewegung in Kombination mit Entspannungsübungen verhilft Ihnen zu einem besseren Körpergefühl, mehr Lebensqualität und einem positiven Selbstbild.

 INFO

Übergewicht und Tumorrisiko

Die Gewichtsentwicklung einer Frau von der Jugend bis zur Menopause bestimmt entscheidend das Brustkrebsrisiko nach der Menopause, so das Ergebnis der großen amerikanischen Nurses' Health Study (1976 bis 2006 mit über 110 000 Teilnehmerinnen). Frauen, die zwischen dem 18. Lebensjahr und der Menopause mehr als 20 Kilogramm zunehmen, haben ein doppelt so hohes Brustkrebsrisiko wie Frauen, die ihr Gewicht ungefähr halten. Auch bei Darmkrebs, dem zweithäufigsten Krebs bei Frauen, zeigte die Canadian National Breast Screening Study von 2002 eine Verbindung zum Übergewicht: Bei Frauen vor der Menopause erhöht sich das Darmkrebsrisiko mit steigendem BMI. Adipöse Frauen tragen sogar ein beinahe doppelt so hohes Darmkrebsrisiko wie ihre schlanken Geschlechtsgenossinnen. Zum Trost: Um das Tumorrisiko in kurzer Zeit um 40 Prozent (!) zu senken, genügt es bereits, 10 Kilogramm (Fett-)Gewicht abzunehmen. Mit der Hormonformel schaffen Sie das spielend.

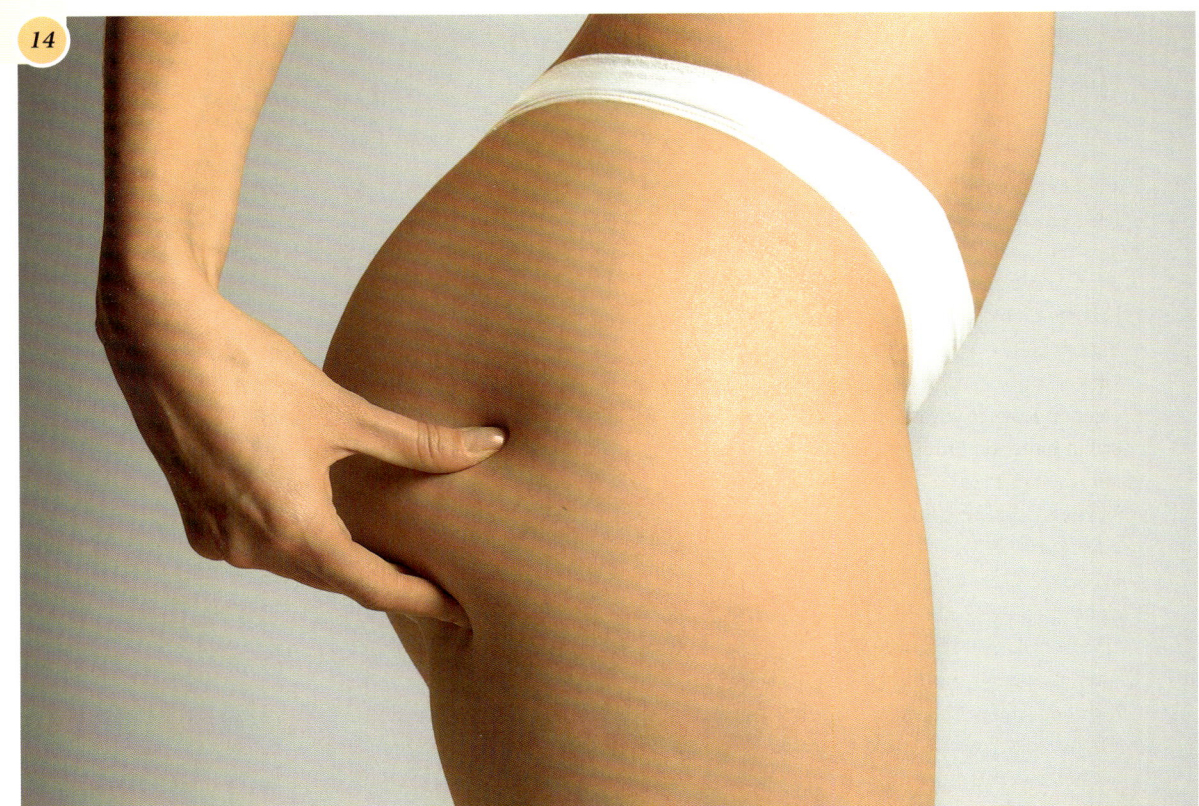

Das Problem mit dem Abnehmen

Mit spätestens 35 Jahren sind viele Frauen zu regelrechten Diätveteraninnen geworden; zu oft haben sie es nicht geschafft, sich von überflüssigen Pfunden zu befreien. Dabei sind diäterprobte Frauen keineswegs einfach nur undisziplinierter als Normalgewichtige. Ganz im Gegenteil: Die unzähligen Versuche abzunehmen beweisen ja, dass ihre Motivation beziehungsweise ihr Leidensdruck hoch ist. Trotzdem haben viele Betroffene gelegentlich das Gefühl, regelrecht dazu verdammt zu sein zuzunehmen. Woran mag das liegen? Um eine Antwort auf diese Frage zu finden, müssen Sie als Erstes die entscheidenden Stoffwechselhormone unter die Lupe nehmen; sie spielen beim Ab- und Zunehmen eine wesentliche Rolle. Zum Glück können Sie die Stoffwechselhormone durch Ihren Lebensstil selbst entscheidend beeinflussen – insbesondere durch die Zusammenstellung Ihrer Mahlzeiten (Insulintrennkost), einen aktiven Alltag und sportliches Training sowie ausreichende Ruhephasen. Sogar bereits bestehende Stoffwechselungleichgewichte, ungünstige Blutfettwerte und Bluthochdruck lassen sich so ausgleichen – und das garantiert ohne Nebenwirkungen.

GESTÖRTE STOFFWECHSEL-PROGRAMME

Im Grunde zeigt der Körper durch Hunger ziemlich deutlich, wann er Nahrung braucht. Die Fähigkeit, Hunger zu verspüren, setzt jedoch sowohl eine gesunde Beziehung zum Essen als auch zum eigenen Körper voraus. Übergewichtige und Dauerdiät haltende Frauen haben aber oft verlernt, auf die natürlichen Signale und Bedürfnisse ihres Körpers zu hören. Schlanke Menschen dagegen essen nur dann, und auch nur so lange, wie sie Hunger haben. Und das wird vom Biorhythmus diktiert (siehe auch Seite 172).

Ob Sie hungrig oder satt sind, steuert Ihr Gehirn – genauer gesagt der Hypothalamus. Im Zwischenhirn befindet sich ein Areal, das für die Sättigung, ein anderes, das für den Appetit zuständig ist. Letzteres meldet Hunger, sobald bestimmte Sensoren und Botenstoffe Energienachschub fordern. Sobald Sie ausreichend gegessen haben, melden andere Sensoren an die Steuerzentrale im Kopf, dass sich Magen und Darm dehnen – Ihre Verdauungsorgane schütten Sättigungshormone aus. Rezeptoren registrieren die Nährstoffe im Blut – allen voran Traubenzucker (Glukose) – und melden dies ebenfalls ans Gehirn. Botenstoffe wie die Hormone Insulin und Leptin informieren das Zwischenhirn über die Höhe des Energiespeichers sowie die kurzfristige (Glukose-) und langfristige (Fett-) Sättigung. Sinken dann nach und nach die Insulin- und Leptinspiegel wieder, wird erneut ein Hungergefühl ausgelöst.

Viele Frauen mit einem BMI über 30 leiden bereits seit Geburt unter falschen Stoffwechselprogrammen. Diese sogenannte vorgeburtliche Programmierung äußert sich zum Beispiel in einem zu hohen Insulinspiegel (siehe Seite 47 f.) oder in einem verstärkten Appetit auf Fette, der ihren freien Willen beim Essen und Trinken außer Kraft setzt. Betroffene tun gerne und oft das, was ihnen am meisten Freude bereitet und ihnen insbesondere bei Stress und nach unangenehmen Situationen ein beruhigendes Gefühl verschafft: Sie essen und trinken. Doch weil im Gehirn die Sättigungshormone Leptin und Insulin nicht mehr richtig funktionieren, setzt kein Sättigungsgefühl ein, das ihre Esslust bremst. Im Gegenteil! Die Leptinrezeptor-Down-Regulation, also die Verringerung der Anzahl der auf der Zelloberfläche zur Verfügung stehenden Leptinrezeptoren, führt durch ein

 INFO

Satt oder hungrig? Eine Frage des Leptins

Leptin, ein Hormon, das erst 1994 entdeckt wurde, wird in erster Linie von Fettzellen abgegeben und nur in geringen Mengen in der Hirnanhangsdrüse und im Hypothalamus produziert. Leptin ist ein natürlicher Appetitzügler; mit seiner Hilfe melden die Fettzellen dem Gehirn, dass sie gefüllt sind. Dadurch wird das Auftreten von Hunger gehemmt. Allerdings funktioniert dieser Mechanismus nur bei Normalgewichtigen einwandfrei. Wer ständig zu fett isst, gewöhnt sein Hungerzentrum an eine regelrechte Leptinflut, was letztendlich zu einer sogenannten Leptinresistenz führt. Die Folge: Der Appetit hält länger an. Für Frauen ist das besonders tragisch. Eine 2008 in Wiesbaden auf dem Kongress der Deutschen Gesellschaft für Innere Medizin vorgestellte Studie zeigt nämlich, dass die Leptinkonzentration bei übergewichtigen Frauen zwei- bis dreimal so groß ist wie bei Männern. Die gute Nachricht: Durch eine Gewichtsabnahme lässt sich die Entgleisung wieder regulieren.

verspätetes Sättigungsgefühl dazu, noch mehr zu essen. Die überschüssigen Fettzellen besorgen sich so täglich neuen »Extrafüllstoff«. Das Gleiche gilt, wenn die Insulinkonzentration im Blut chronisch erhöht ist (Hyperinsulinämie). Dann ziehen sich die Insulinrezeptoren an den Zellmembranen ein; das Hormon verliert an Wirkung (Insulinresistenz) – ein Prozess, der oft mit Übergewicht einhergeht. Doch nicht nur bei stark Übergewichtigen kann der Stoffwechsel aus der Balance geraten. Die betroffenen Frauen nehmen dann nicht nur mehr Kalorien zu sich, als ihr Körper benötigt. In aller Regel greifen sie auch ausgerechnet zu solchen Nährstoffkombinationen, die besonders hohe Insulin- und Leptinreaktionen auslösen, wie zum Beispiel Käsebrote, Hamburger, Fruchtjoghurts, Eiscreme, Gummibärchen, Schokolade und Limo.

»Gewichtsfaktor« Schilddrüse

So unscheinbar, das kleine, schmetterlingsförmige Organ unterhalb des Schildknorpels vor der Luftröhre auf den ersten Blick auch scheinen mag: Die Schilddrüse ist eine der wichtigsten hormonproduzierenden Drüsen im Körper. Sie

- bildet und speichert das lebenswichtige Spurenelement Jod und
- produziert die jodhaltigen Hormone Thyroxin (Tetrajodthyronin, T4) und Trijodthyronin (T3), die eine tragende Rolle im Energiestoffwechsel und für die Herz-Kreislauf-Funktionen spielen. Das für die Hormonbildung benötigte Jod wird über die Nahrung aufgenommen. Die jodhaltigen Schilddrüsenhormone spielen eine maßgebliche Rolle für Wachstum und Entwicklung (Gehirnfunktion) und für wichtige Stoffwechselvorgänge wie Fett-, Eiweiß- und Knochen-Stoffwechsel, Herzfunktion und Thermogenese (Wärmebildung). Akute oder chronische Krankheiten stören ebenso wie Erkrankungen der Schilddrüse selbst schnell das sensible Gleichgewicht. Sie verlangsamen die Stoffwechselrate, erhöhen den Spiegel des Stresshormons Cortisol (siehe auch Seite 159 f.), schrauben den Grundumsatz nach unten und führen zu zahlreichen Stoffwechselstörungen an Leber, Niere und Blutfetten. Kurz gesagt: Werden sie nicht behandelt, nehmen die Betroffenen zwangsläufig zu.

Schilddrüsenunter- und -überfunktion

Die beiden Schilddrüsenhormone Thyroxin (T4) und Trijodthyronin (T3) sorgen dafür, dass Sie viel Energie haben und leistungsfähig sind. Und sie wirken auf den Stoffwechsel, indem sie helfen, Nährstoffe optimal zu verwerten. T4 ist dabei die sogenannte Muttersubstanz; sie wird je nach Bedarf aktiviert: Nach Abspaltung eines Jodatoms entsteht die aktive Form T3. T3 steigert den Stoff-

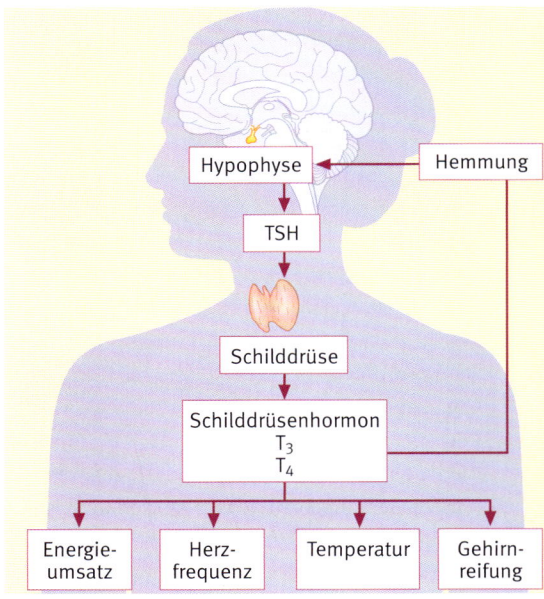

Die Schilddrüse liegt unter dem Kehlkopf vor der Luftröhre. Ihre beiden Lappen produzieren Hormone, die den individuellen Energieumsatz regeln.

wechsel des Körpers, erhöht den Sauerstoffverbrauch, den Energieumsatz und die Wärmeproduktion. Zudem fördert es das Wachstum und die Reifung des Gehirns und der Knochen.

Bildet die Schilddrüse zu viel T4 (Schilddrüsenüberfunktion), sind die Betroffenen nervös, leiden unter Herzrhythmusstörungen und verlieren viel Wasser und nehmen ab, auch wenn sie normal essen. Dabei verlieren sie zum Teil allerdings auch wertvolle Muskelsubstanz.

Dagegen machen Frauen, die zu wenig T4 bilden (Schilddrüsenunterfunktion), schneller schlapp, leiden unter Müdigkeit und Konzentrationsmangel – und legen leichter an Gewicht zu. Die häufigsten Ursachen für die unzureichende T4-Produktion sind in unseren Breitengraden chronische, schmerzlose Schilddrüsenentzündungen (Hashimoto-Thyreoiditis), eine nicht ausreichende Versorgung mit Schilddrüsenhormonen nach der Entfernung der Schilddrüse oder Jodmangel, beispielsweise in der Schwangerschaft.

Schilddrüsenüber- und -unterfunktion sind behandlungsbedürftige Krankheiten. Sie lassen sich mittels eines Bluttests vom Arzt (Hausarzt oder Endokrinologe) nachweisen und mit Schilddrüsenhormonen behandeln.

Diätbedingte Schilddrüsenstörung

Ein Dickmacher par excellence ist der Essensentzugsstress während einer Diät und der daraufhin folgende Jo-Jo-Effekt. Fachleute und vor allem die Medien haben den Frauen über Jahrzehnte immer wieder eingebläut, dass Kalorien dick machen. Deshalb bedürfe es einer gewissen Askese, um die Energiezufuhr zu senken und so den unerwünschten Kilos an den Kragen zu gehen. Das Motto lautet: So viele Kalorien sparen wie möglich. Für den Körper eine echte Katastrophe. Um möglichst lang zu überleben, greift der Schilddrüsenstoffwechsel ein: Das Gehirn registriert den Kalorienmangel und verringert die Ausschüttung von TSH in der Hirnanhangsdrüse. Dieses Hormon stimuliert die Schilddrüse und sorgt normalerweise dafür, dass ausreichend T4 und T3 gebildet werden – und reguliert somit auch die Körperwärme. Durch das niedrige »Diät-TSH« nimmt diese um 30 Prozent ab. Kalte Hände während des Hungerns sind also das Indiz für eine Diät-Schilddrüsenunterfunktion – ebenso wie kalte Füße oder Ohren, eine kalte Nase und sogar ein kalter Po. Wenn Sie erfolgreich abnehmen wollen, müssen Sie entsprechend viele »Wärme«-Kalorien zu sich nehmen. Nur wenn der Stoffwechsel optimal läuft, können die Pfunde auch auf Dauer verschwinden.

Turbo-Dickmacher Insulin

Die Bauchspeicheldrüse produziert zwei Hormone, die gemeinsam den Blutzuckerspiegel regeln: Insulin und Glukagon. Dabei nimmt Insulin eine Schlüsselfunktion ein: Es befördert die im Blut anflutenden Nährstoffe, insbesondere den Zucker (Glukose aus Kohlenhydraten), aber auch Eiweiß und Fette, in die Muskelzellen. Zu diesem Zweck besitzen alle Muskel-, Fett- und auch die Leberzellen an ihrer Außenhaut (Membran) Aufnahmestellen (Rezeptoren). Wie ein Schlüssel das zu ihm passende Schloss öffnet, so ist das Insulin in der Lage, die Zellen zu öffnen und eine regelrechte Signalkette auszulösen: Es veranlasst, dass in der Zelle Transporter ausgesendet werden, die durch den jetzt offenen Schacht Zucker, Eiweißbausteine (Aminosäuren) und Fettsäuren aus Triglyzeriden aufnehmen. Sie werden als Bausteine für neue Zellstrukturen verwertet oder in den Zellkraftwerken (Mitochondrien) verbrannt, um neue Energie zu gewinnen, zum Beispiel für anstehende geistige und körperliche Tätigkeiten.

Ist der Zuckerspiegel im Blut hoch, stellt sich ein Gefühl der Sättigung ein. Sackt er dagegen ab, lässt auch der Hunger nicht lange auf sich warten. Je rascher dabei Zucker verflüssigt in den Darm gespült wird (beispielsweise bei Säften oder Limonade), desto schneller steigt der Glukosespiegel im Blut an und desto stärker fällt die Insulinreaktion in der Bauchspeicheldrüse aus.

Sobald der Zucker in die Zellen geschleust wurde, sinkt jedoch auch der Blutzuckerspiegel wieder ab. Das bringt mit sich, dass Sie umso schneller wieder hungrig sind, je zucker- beziehungsweise stärkereicher Sie essen. Sogar noch heftiger antwortet die Bauchspeicheldrüse auf die Mischung aus Kohlenhydraten und tierischem Eiweiß, also beispielsweise auf Obstjoghurt, Käsebrote, Hamburger oder Schokoriegel. Bereits bei Kleinkindern können diese beliebten Lebensmittel daher besonders starke und vorzeitige Hungergefühle auslösen. Die Folge: Sie essen sich immer dicker. Dabei hat der Insulinhunger fast nichts mit dem Kalorien- oder Fettgehalt eines Lebensmittels zu tun.

Ein Hormon mit Schlüsselfunktion

Geschätzte 400 Millionen Jahre sorgt das kleine Eiweißhormon Insulin (es besteht lediglich aus 78 Aminosäurebausteinen) für jegliche Energie- und Nährstoffzufuhr in die Muskel-, Leber- und Fettzellen aller Tiere – lange bevor es überhaupt Menschen gab. Die Natur hat diesem Botenstoff im wahrsten Sinn des Wortes zahlreiche Schlüsselfunktionen übertragen, die es oft zeitgleich an den Insulinschlössern der verschiedensten Organe ausübt. Solange Tier und Mensch die täglich notwendige Nahrungsmenge mehr oder weniger anstrengend und zeitraubend beschaffen mussten, war alles im Gleichgewicht. Vermutlich dauerte es vor allem im Winter täglich mehr als 6 Stunden, bis der Urmensch 3 bis 4 Kilogramm Kohl, Wurzeln und Knollen gekaut hatte, welche die für das Gehirn benötigten 120 Gramm Zucker enthielten. Feinste Zuckertröpfchen lösten an den Rezeptoren sehr niedrige Insulinreaktionen aus, um die Zuckerschächte zu öffnen.

Diese Reaktionen im Körper verstärkten sich, als der Mensch vor 300 000 bis 500 000 Jahren begann, das Feuer zu beherrschen. Er war jetzt in der Lage, Fleisch zu grillen und Knollen zu kochen – und so die Eiweiß- und Zuckerzufuhr zu erhöhen. Regelrechte Schockwellen muss die

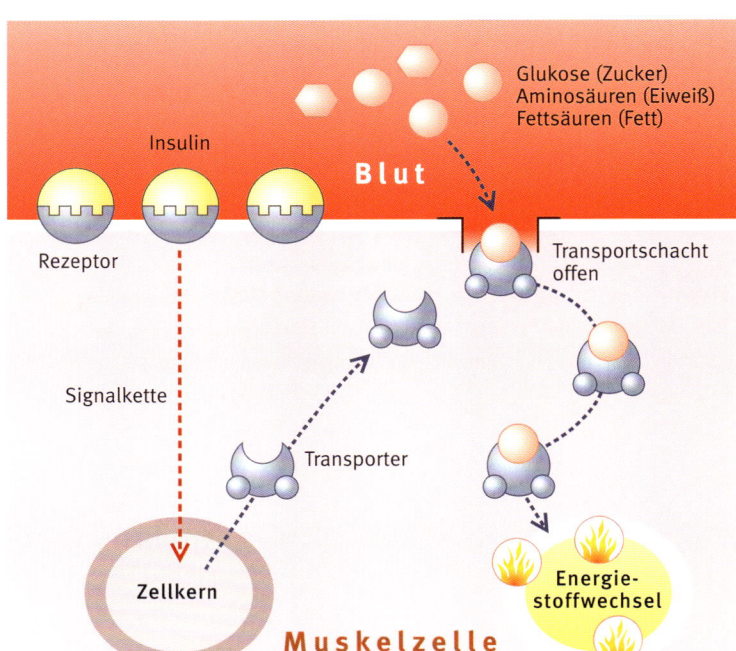

Damit die Energie aus der Nahrung in den Muskelzellen verbrannt werden kann, setzt die Bauchspeicheldrüse das Hormon Insulin frei, das die Zelle »aufschließt«.

- Über die Rezeptoren wird eine Signalkette zum Zellkern ausgelöst.
- Der Zellkern veranlasst die Bildung von Transportern, die durch einen Transportschacht in der Zellmembran die Aufnahme von Zucker, Eiweiß und Fett ermöglicht.
- In der Zelle werden die Nährstoffe zur Energiegewinnung verbrannt oder als Körperbaustoff verwendet.
- Der Energiestoffwechsel ist hoch.

Bauchspeicheldrüse erst seit etwa 9000 Jahren Tag für Tag ertragen. Denn seitdem verarbeitet der Mensch geerntetes Getreide zu Brot. Pro Kilo enthält dieses »neuartige« Nahrungsmittel 400 bis 500 Gramm reine Stärke. Sie zerfällt durch das vorangegangene Mahlen und Backen in Nullkommanichts zu reinem Traubenzucker. Einen Teil davon erledigt schon das Enzym Amylase im Speichel: Wenn Sie einen Bissen Brot 20- bis 30-mal kauen, kommen Sie schnell auf den süßen Geschmack.

Ein Übermaß an Energie

Bei der modernen Frau löst die heftig überschießende Insulinreaktion in kurzer Zeit zwei starke Reaktionen aus: Zum einen öffnet das Insulin schlagartig Milliarden von Muskel-, Leber- und Fettzellen und flutet die Zellkraftwerke mit derart viel Zuckerenergie, dass sie zu überhitzen drohen (oxidativer Stress). Zum anderen sackt der Blutzuckerspiegel so rasant wieder ab, dass das unterzuckerte Gehirn das Hormon Adrenalin auslöst, um den Unterzuckerungsnotstand zu beseitigen, der sich in Form von Schweißausbrüchen, Zittern, Pulsrasen und Heißhunger äußert. Das Adrenalin soll aus den körpereigenen Depots Reservezucker (Glykogen) mobilisieren, um das Unwohlsein zu beenden. Ein rascher Blutzuckerabfall ist eines der stärksten Signale, neue Nahrung aufzunehmen. Angesichts der Tatsache, dass ein Liter Apfelsaft 110 Gramm flüssigen Zucker enthält und ein Fruchtjoghurt es sogar leicht auf 165 Gramm pro Liter bringt, verwundert es nicht, dass sich die Bauchspeicheldrüse oft im Ganzjahres-Hormonstress befindet. Ob man gesund bleibt oder nicht hängt davon ab, wie sehr sich die gestressten Zellen schützen. Dazu ziehen sie ihre Insulinrezeptoren mehr oder weniger stark ein. Die Folge ist eine Insulinresistenz – und die wiederum hat auch Folgen für die Figur. Gemeinsam mit Östrogen oder Testosteron (mehr zu diesen Geschlechtshormonen erfahren Sie ab Seite 28) befördert das akut und chronisch überhöhte Insulin überschüssige Energie nämlich an verschiedene Zielorte: Beim Testosteron-geprägten Typ (siehe Seite 38 f.) landet sie umgehend in den Bauchfettzellen, beim Östrogengeprägten (siehe Seite 32 f.) an Po und Schenkeln.

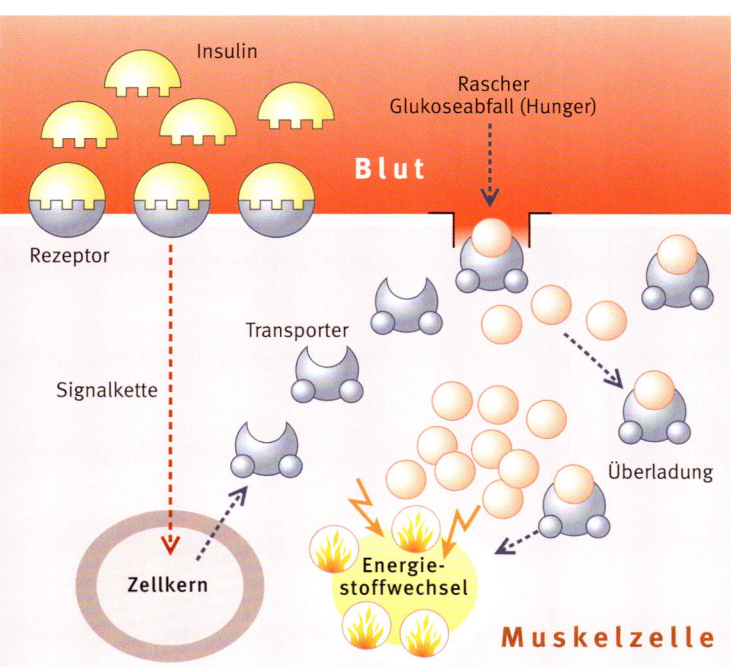

Ist die Nahrung sehr reich an Kohlenhydraten und enthält entsprechend viel Glukose, gerät das Insulinsystem aus dem Gleichgewicht. Die Bauchspeicheldrüse schüttet dann vermehrt Insulin aus, um die Energie in die Zelle zu »drücken«.

- Die Zelle wird durch die Verarbeitung zu vieler Nährstoffe gestresst; der Energiestoffwechsel ist überhöht.
- Gleichzeitig fällt der Glukosespiegel im Blut rasch wieder ab. Die Folge sind Heißhungerattacken.

Letztere können ungleich mehr Fett einsperren, was Östrogen-geprägte Frauen lange Zeit vor Stoffwechselkrankheiten bewahren kann. So schützen ein runder Po und fülligere Oberschenkel vor Diabetes, der Testosteron-geprägte Frauen mit Bauch in der Regel fünf bis sechs Jahre früher ereilt. Zwischen beiden liegt der Gestagen-geprägte Typ (siehe Seite 35 f.), der eher durch mangelnde Nutzung der ohnehin geringen Muskelmasse gefährdet ist und überall am Körper Fett ansetzt.

Insulin blockiert den Fettumsatz

Das Fettgewebe ist ein lebhafter Umschlagplatz für Energie: Ständig werden hier Fette auf- und wieder abgebaut. Ihre Grundbausteine, die freien Fettsäuren, werden aus dem Blut aufgenommen und in der Zelle mithilfe von Zucker (Glycerol aus drei Glukose-Traubenzuckern) zu Triglyzeriden mit drei Fettsäuren zusammengebaut und gespeichert. Braucht der Körper Energie – etwa um nachts die Muskelzellen mit Wärme zu versorgen –, kann die Zelle dann schnell Enzyme (hormonsensitive Lipase) aktivieren, die das gespeicherte Fett wieder in seine Einzelteile zerlegen und die Fettsäuren ins Blut schleusen.

So ausgeklügelt dieses System ist, so leicht gerät es aus dem Gleichgewicht. Schon ein minimaler Insulinanstieg blockiert das »Ausgabeenzym«, welches das Fett wieder zerlegt, für fünf bis sechs Stunden. In diese Insulinfalle sind in den letzten Jahrzehnten Millionen von Frauen gestolpert: Experten hatten ihnen eingeredet, sie sollten die reduzierten Kalorien in möglichst viele kleine Portionen aufteilen und fünf- bis siebenmal am Tag essen. So sorgt bereits das Knäckebrot um 7.30 Uhr für die erste Fettblockade nach der Nachtruhe. Um 9.30 Uhr folgt dann ein Müsliriegel, um 12.30 Uhr zwei kleine Kartoffeln. Wollen sich um 14.30 Uhr die Fettzellen öffnen, schlägt ihnen das Hefeteilchen zum Cappuccino die Türe vor der Nase zu – ebenso wie zwei Stunden später das Käsebrot mit Gurke. Die Fettzellen setzen nun ihre ganze Hoffnung, sich entleeren zu können, auf die Abendstunden – und werden schon wieder aufs Heftigste enttäuscht. Der Grund: ein streng fettarmer Erdbeerjoghurt um 20.30 Uhr.

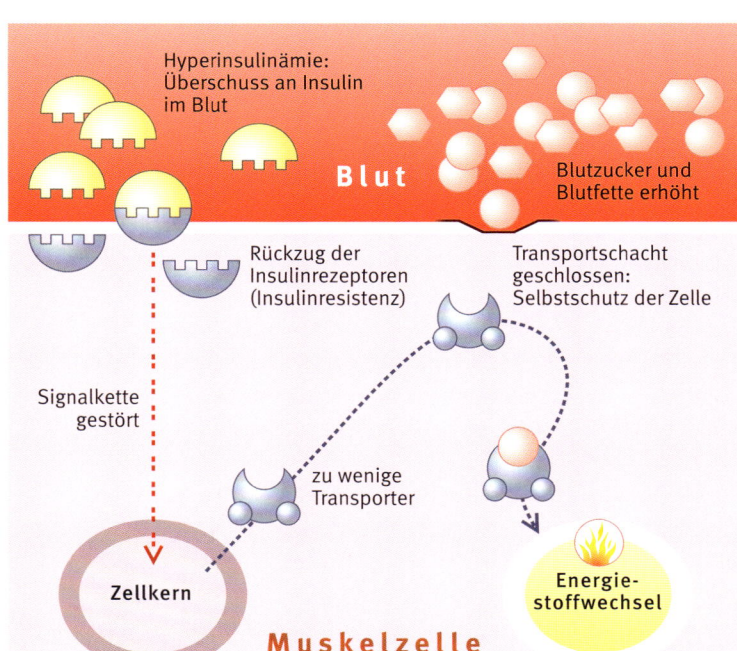

Durch den dauerhaften Insulinüberschuss im Blut ziehen sich die Rezeptoren irgendwann fast ganz zurück. Die Signalkette ist gestört. Es kommt zu einer Insulinresistenz.

- Weil der Zellkern zu wenige Transporter bildet, bleibt der Transportschacht verschlossen.
- Zucker, Eiweiß und Fett schwimmen weiterhin in Blut und werden ins Fettgewebe »entsorgt«.
- Der Energiestoffwechsel läuft auf Sparflamme.

Der Knockout erfolgt schließlich um 22 Uhr durch den doch so gesunden Apfel vor dem Zähneputzen. Der Insulinspiegel sinkt nicht und die Fettzellen bleiben verschlossen.

Das Schlimme ist: Sie müssen noch gar nicht einmal immer essen. Auch durch den regelmäßigen Konsum zuckerhaltiger Getränke blockieren Sie die Fettzellen. Dabei geht nicht nur von Limonade und anderen Softdrinks eine Gefahr aus. Auch vermeintlich gesunde Säfte, Smoothies, Schorlen und sogar Früchtetee kurbeln den Insulinkreislauf immer wieder aufs Neue an. Kein Wunder, dass Diäten, bei denen Sie ohne große Pausen ständig ein bisschen snacken, genau das Gegenteil dessen bewirken, was Sie erreichen wollen: Statt abzunehmen, kommt jedes Jahr ein neuer »Fett-Jahresring« hinzu. Heute weiß man, dass bereits dazu veranlagte Kinder schnell zunehmen, wenn sie zwar oft, dafür aber immer nur wenig essen.

Glukagon – Gegenspieler des Insulins

Ebenso schnell wie der Blutzuckerwert nach dem Genuss bestimmter Nahrungsmittel in die Höhe steigt, fällt er auch wieder ab. Genau zu diesem Zeitpunkt schaltet sich das Glukagon ein: Dieses Hormon hat nämlich die Aufgabe, den Zuckerspiegel im Blut aufrechtzuerhalten. Es dockt besonders an Leberzellen an, die lange Zuckerketten (Glykogen) gespeichert haben, und veranlasst sie, diese Ketten wieder aufzulösen und die dadurch zurückgewonnene Glukose ins Blut abzugeben. Auf diese Weise verhindert Glukagon als Gegenspieler des Insulins, dass das Gehirn bei einer zu starken Insulinreaktion durch eine mögliche Unterzuckerung Schaden nimmt.

Leider schaukelt sich dieses fein aufeinander abgestimmte System bei falscher Ernährung gegenseitig immer weiter auf – im schlimmsten Fall bis zum Typ-2-Diabetes. Doch Sie können aktiv etwas dagegen unternehmen. Denn die Insulintrennkost hilft, den Teufelskreis zu durchbrechen.

> **INFO**
>
> ### Auf einen Blick: Insulin
>
> - **Seine Aufgabe im Körper:** Regulierung des Blutzuckerspiegels, Schlüsselhormon zum Einbringen von Zucker, Eiweiß und Fett in die Muskel-, Leber- und Fettzellen.
> - **Wann es produziert wird:** Nach jedem Essen, insbesondere nach kohlenhydratreichen Mahlzeiten.
> - **Was dem Insulin schadet:** Ungünstige Nährstoffkombinationen zur falschen Tageszeit (Kohlenhydrate und tierisches Eiweiß zum Frühstück oder Abendessen), Snacks und süße Drinks zwischendurch.
> - **Was dem Insulin guttut:** Drei Mahlzeiten pro Tag (Frühstück, Mittag- und Abendessen), günstige Nährstoffkombinationen (morgens nur Kohlenhydrate, mittags Kohlenhydrate und Eiweiß, abends Eiweiß pur), keine Zwischenmahlzeiten.
> - **Eine negative Wirkung:** Es stört die Ausscheidung von Wasser und Salzen über die Nieren. Wenn Sie abends zum Beispiel Süßigkeiten oder Obst essen, sind Finger, Knöchel, Augenlider und Gesicht am nächsten Morgen geschwollen – und die Waage zeigt wegen der Wassereinlagerung schnell ein Kilogramm mehr an.

Das Schlankheitshormon: Wachstumshormon (HGH)

Ebenfalls ein wirkungsvoller Gegenspieler des Insulins ist ein Hormon, das vorwiegend nachts im Schlaf ausgeschüttet wird: das Wachstumshormon. Es wird in der Hypophyse hergestellt und kurbelt alle Reparatur- und Wachstumsprozesse im Hautgewebe, in den Muskeln und Knochen sowie im Stoffwechsel an. Ab 20 Uhr und vor allem ab Mitternacht schüttet Ihr Körper die maximale Menge an Wachstumshormon aus; die konstanteste Produktion erfolgt rund eine bis eineinhalb Stunden nach dem Einschlafen. Jetzt könnte die Fettverbrennung im Schlaf stattfinden, die entscheidend dafür ist, ob Sie erfolgreich abnehmen. Allerdings funktioniert dies nur, wenn der Körper abends nicht mit Kohlenhydraten gefüttert wird, sondern ausschließlich mit hochwertigem Eiweiß, etwa mit einem Hähnchenbrustfilet zu Broccoli- und Paprikagemüse oder mit Fisch und Spinat. Denn das Protein aus der abendlichen Eiweißmahlzeit liefert ein hochwertiges Aminosäurengemisch für die Reparatur und den Neuaufbau von 50 bis 70 Millionen Zellen.

Der nächtliche Energiebedarf

Im Gegensatz zum Tag, an dem der Körper seinen Energiebedarf etwa zu 70 Prozent aus Zucker (Kohlenhydraten) und zu 30 Prozent aus Fett bestreitet, verhält es sich nachts genau andersherum. Jetzt benötigt der Körper für den Regenerationsstoffwechsel 70 Prozent Fette und 30 Prozent Zucker. Um die Energiedepots anzuzapfen, schüttet der Körper Wachstumshormon (HGH) aus. Dieses mobilisiert verstärkt Speicherfett (gerne aus dem Bauchfett) – im Gegensatz zum Insulin, das ja die Ausgangstüren des Fettspeichers verschließt und die Freisetzung von Fett aus den körpereigenen Depots unterbindet.

Wenn Sie Ihren Stoffwechsel tagsüber durch Bewegung aktivieren, wirkt sich dies zusätzlich auf die Ausschüttung von Wachstumshormon aus. Sport unterstützt den nächtlichen Fettabbau und verstärkt zugleich Reparatur- und Aufbauprozesse, insbesondere der Muskulatur. Vor allem in der zweiten Lebenshälfte, wenn die Produktion des Wachstumshormons immer mehr nachlässt, sind ausreichend Bewegung (mehr als 3000 Schritte am Tag), kurze, aber regelmäßige Kraftübungen sowie hochwertiges Eiweiß besonders wichtig.

Schlafmangel macht auch dick

Entgegen der weit verbreiteten Annahme, zu wenig Schlaf würde den Körper auszehren, bewirkt eine zu kurze Nachtruhe genau das Gegenteil: Es fördert Übergewicht. Wissenschaftler des Zentrums für Chronobiologie an der Ludwig-Maximilians-Universität München untersuchten im Jahr 2006 die Auswirkungen, die das Schlafverhalten auf das Gewicht und auf die Gesundheit haben kann. Dabei stellten die Forscher fest, dass die Wahrscheinlichkeit, Übergewicht zu bekommen oder an Diabetes zu erkranken, steigt, wenn der intern vorgegebene Schlafrhythmus gestört wird. Mütter von Babys, kleinen Kindern und spät heimkehrenden Teenagern sowie Frauen, die zum Beispiel als Krankenschwestern in Nachtschicht arbeiten müssen, stellt dies vor ein besonderes Problem. Das lange Wachsein bedingt anhaltend hohe Stresshormone (Adrenalin, Noradrenalin und Cortisol), die sich normalerweise um diese Uhrzeit ihrem Tiefpunkt nähern. Das Fatale daran: Genau diese Stresshormone sind häufig der Grund für unkontrollierte Essattacken (siehe auch Seite 158 ff.). Zugleich zirkulieren im Kreislauf permanent höhere Zucker- und Fettsäurespiegel. Verantwortlich für dieses Phänomen ist unter anderem ein erhöhter Spiegel des Hormons Erexin – und das macht ebenfalls hungrig. Es ist also kein Wunder, dass Menschen, die ausreichend schlafen, tatsächlich weitaus weniger Figurprobleme haben als solche, die nachts nicht richtig zur Ruhe finden.

Abnehmen? Geht doch!

Wie schnell die einzelnen Nährstoffe aus einer Mahlzeit in die Körperzellen einfließen können, hängt also in ganz entscheidendem Maß davon ab, wie gut die Insulinrezeptoren funktionieren. Voraussetzung dafür ist eine stoffwechselgerechte Ernährung wie die Insulintrennkost (siehe auch Seite 66 ff.). Sie sorgt durch die empfohlene Nährstoffkombination dafür, dass immer nur gerade so viel Zucker im Blut vorhanden ist, wie die Zellen auch wirklich benötigen.

Darüber hinaus sorgt ein gezieltes Bewegungs- und Muskelaufbauprogramm dafür, dass in den Muskelzellen ein erhöhter Nähr- und Brennstoffbedarf besteht. Der in die Zellen geschleuste Zucker wird daher sofort verbrannt. Das ist auch der Grund, weshalb beispielsweise ein regelmäßiges Krafttraining hilft, Übergewicht vorzubeugen beziehungsweise abzubauen, und so die Entstehung von Stoffwechselkrankheiten ausbremsen kann.

STRESSESSEN – TYPISCH WEIBLICH?

Neben Stoffwechselstörungen gibt es verschiedene psychische Ursachen, die einen solchen Dauerstress verursachen, dass mitunter nur noch Essen »rettet«. So konnten Wissenschaftler zum Beispiel nachweisen, dass eine schwierige Kindheit oder Kindheitstraumata, Umbrüche im Leben, wie eine Scheidung oder schmerzhafte Veränderung in der Beziehung, sowie ständige Überforderung im Alltag durch Doppel- und Mehrfachbelastung gerade bei Frauen häufig zu Ersatzhandlungen führen: Die Betroffenen neigen dazu, (viel) zu viel zu essen. Vor allem nachmittags und abends greifen sie zu Kohlenhydraten und Fett (beispielsweise Chips, Schokolade, süßen Getränken, Kartoffeln, Nudeln, Brot, Eis und Süßigkeiten), um sich zu entspannen. Der Grund: Aufgrund des Zuckerkonsums schüttet die Bauchspeicheldrüse verstärkt Insulin aus. Dieses wiederum erhöht den Tryptophanspiegel im Gehirn; noch dazu, weil viele der Naschereien reich an diesem Eiweißstoff sind (zum Beispiel Milchschokolade und gesüßte Milchprodukte, Schokoriegel und Kartoffeln). Und weil Tryptophan im Körper in das Wohlfühl- und Glückshormon Serotonin umgewandelt wird, steigt auch dessen Pegel entsprechend an. Wird das Enzym, das Tryptophan aus der Nahrung im Körper um-

> **INFO**
>
> ### Nicht hungrig ins Bett
>
> Sparen Sie auf keinen Fall abends die Eiweißmahlzeit ein, sonst baut das hungernde Gehirn wertvolle Muskeln ab. Außerdem sättigt Eiweiß gut, weil es die für die Sättigungshormone Serotonin und Dopamin wichtigen Vorstufen Tryptophan und Tyrosin bereitstellt. Eingangsuntersuchungen in Krankenhäusern zeigen, dass bei Patienten über 60 bereits jeder Dritte (30 Prozent) ein sogenanntes Protein-Energiemangelsyndrom aufweist. Dieses verlängert den Krankheitsverlauf, verzögert die Heilung, erschwert die Mobilisierung und bereitet Infektionen den Weg.

baut, durch eine Insulinresistenz und Stress gehemmt, verlangsamt sich die körpereigene Serotoninsynthese. Weil Essen den Mangel ausgleichen kann, verweisen Forscher auf den antidepressiven Effekt einer übermäßigen Nahrungszufuhr. Wissenschaftler der Cornell Universität in Ithaca/USA führten 2006 sogar eine Studie durch, um den Einfluss der seelischen Verfassung auf das Essverhalten zu untersuchen. Die befragten Frauen gaben an, dass sie sich in traurigen Momenten vor allem mit süßen und fetten Mahlzeiten trösten. Diese Produkte scheinen besonders geeignet, um trübe Gedanken zu vertreiben. Das Problem: Im Nachhinein haben die Frauen Schuldgefühle, weil sie um ihre Figur fürchten – ein Teufelskreis. Dies ist übrigens ein typisches Merkmal, das weibliches von männlichem Essverhalten unterscheidet: Männer essen eher, wenn sie gute Laune haben, und belohnen sich dann mit deftigen Speisen. Frauen dagegen trösten sich eher bei schlechter Laune, Stress und Ängsten mit Essen.

Weiblicher und männlicher Stress

Warum gerade das weibliche Geschlecht so oft mit einem ständig erhöhten Wert des Stresshormons Cortisol zu kämpfen hat, kann verschiedene Ursachen haben. Zum einen unterliegen die meisten Frauen anderen Stressanforderungen als Männer (zum Beispiel Doppelbelastung). Und sie suchen nach anderen Bewältigungsstrategien: Während Männer dazu neigen, auf Stress aggressiv nach außen zu reagieren, indem sie etwa laut werden, schlucken Frauen den Druck eher herunter. Dabei ist es übrigens egal, wie alt die Betroffene ist, welchem Beruf sie nachgeht, ob sie Kinder hat oder nicht, ob sie in einer Partnerschaft lebt oder allein erziehend ist.

Die Folge: Die ständige psychische Überforderung hindert den Körper daran, schnell und effektiv mit belastenden Situationen umzugehen. Psychologen stellten fest, dass mangelnde Unterstützung beziehungsweise typisch weibliche Selbstbehinderungsmaßnahmen das Fass zum Überlaufen bringen. Insbesondere weil Frauen mit Mehrfachbelastung oft überhöhte Ansprüche an sich selbst stellen (Perfektionismus) – und diese Messlatte auch bei anderen anlegen. Deshalb können es ihnen oft weder Partner, Familie und Kollegen noch sie selbst recht machen. Kein Wunder, dass der Stresspegel anhaltend hoch bleibt.

Frauen können schlechter abschalten

Eine Studie des schwedischen Autoherstellers Volvo aus den Neunzigerjahren zeigt, dass der Stresslevel von Mitarbeiterinnen auch dann nicht sinkt, wenn sie nach der Arbeit nach Hause kommen; schließlich warten dort noch jede Menge Aufgaben auf sie. Männliche Mitarbeiter hingegen scheinen eher in der Lage, nach dem Job abzuschalten. Eine der wichtigsten Anti-Stress-Empfehlungen für Frauen scheint deshalb, die persönliche Ursache ihrer Stresssituation zu identifizieren. Denn erst wenn Sie eine Stressquelle entlarvt haben, können Sie zu entsprechenden »Gegenmitteln« greifen, den Appetit vom Gefühl der Überlastung abkoppeln und das Essverhalten entsprechend verändern. Dabei helfen Ihnen auch die ausgeklügelten Yogaprogramme für die individuellen Hormontypen ab Seite 120 sowie die Entspannungstechniken ab Seite 164.

Unterschiedliche Stressprofile

Jede Frau (und jeder Mann) hat ein ganz persönliches Stressprofil, welches das individuelle Essverhalten als Antwort auf Stress festlegt. Manche bringen nach einem hektischen Tag nicht einmal mehr ein Salatblatt herunter, andere stürzen sich regelrecht auf den Kühlschrank und löffeln erst einmal eine Dose Eiscreme leer.

Tatsächlich liegt bei denjenigen Frauen, die auf chronischen Stress mit Essen reagieren, häufig ein angeborenes hormonelles Ungleichgewicht vor: Die Signalwirkung von ACTH (Adrenocorticotropin; ein Hormon der Hirnanhangsdrüse) auf die Nebennieren ist bei Übergewicht herabgesetzt. Ob dies bereits eine angeborene Störung ist, die unter anderem Übergewicht begünstigt, muss derzeit noch offen bleiben. Eins steht fest: ACTH wirkt im Hypothalamus als Appetithemmer. Gibt es zu wenig davon und produziert der Körper gleichzeitig vermehrt Endorphine, steigert das vermutlich den Appetit. Frauen, die bei Stress nichts essen können, wurden stattdessen mit einer Neigung zu hohen ACTH-Ausschüttungen geboren. Deshalb besteht ihre biologische Reaktion auf psychischen Druck darin, Nahrung in einer solchen Situation abzulehnen.

Essen als Belohnung

Das häufigste Muster aber ist wohl, dass viele Frauen in Stresssituationen das tiefe Bedürfnis haben, sich zu belohnen. Schließlich sollte auf jede Belastung irgendeine Form von Erleichterung oder ein Wohlgefühl folgen. Dieser Gedanke

Das Problem mit dem Abnehmen

ist zum einen ein erlerntes Muster (zum Beispiel: »Wenn ich den Riesenstapel vor mir heute noch abarbeite und die Kinder im Bett sind, gönne ich mir eine Pizza und danach noch meine Lieblingspralinen«, oder »Wenn ich die Wäsche heute noch mache, trinke ich anschließend ein schönes Glas Wein.«). Und tatsächlich ist Belohnung ja auch ein ganz wichtiger Motivationsfaktor im Alltag. Darüber hinaus: Würden wir mit Essen nichts Angenehmes verbinden, würden wir es auch nicht tun. Dabei scheint einigen gerade der Genuss von Fettreichem das größte Vergnügen zu bereiten. Es liefert die größte Kaloriendichte und versetzt in die angenehme Lage, den Stress des Lebens zu überstehen (schließlich ist Fett ein wichtiger Energie-, Vitamin- und Hormonspeicher). An und für sich eine gute Sache. Nur in unserem modernen Leben, das in der Regel recht bewegungsarm ist, leidet die Figur ziemlich schnell unter dem Kalorienplus.

Warum Stress hungrig macht

Ein relativ frühes Zeichen einer Stressreaktion ist die erhöhte Freisetzung eines kleinen Proteins (Peptid) namens Corticotropin-freisetzendes Hormon (CRH) im Gehirn. Wird dieses Alarmhormon durch negative Gefühle angeregt, schüttet die Nebennierenrinde das Stresshormon Cortisol aus (siehe Seite 159 f.). Zudem wird ein Stoff namens Acetylcholin freigesetzt, der die Ausschüttung zwei weiterer Stresshormone anregt: Adrenalin und Noradrenalin. Diese beiden »Notfallhormone« versetzen den Körper in Sekundenschnelle in höchste Alarmbereitschaft, mobilisieren die in den Muskeln und der Leber gespeicherten Zuckervorräte (Glykogen) und bringen den Fettstoffwechsel in Gang – alles in allem die besten Voraussetzungen für eine Reaktion Angriff oder Flucht (»fight or flight«).
Für unsere Urahnen war diese Reaktion wichtig, um in lebensgefährlichen Situationen zu bestehen. Und auch heute noch gilt: Wenn sich die ge-

> **INFO**
>
> ### Ghrelin – der Hungerbotenstoff
>
> Wenn der Magen bei einer Diät immer fast leer ist, sondert – beinahe schon tragisch – die Magenschleimhaut das Hungerhormon Ghrelin ab. Dieser Botenstoff meldet ans Gehirn: »Achtung, leerer Verdauungstrakt! Unbedingt Nahrung suchen!« Dadurch gesellen sich zu den Hauptmahlzeiten unzählige Lakritze und Bonbons, ein paar Kekse, das eine oder andere Stück Schokolade und Gummibärchen. Letztere übrigens verursachen eine extreme Insulinreaktion (siehe Insulin-Score auf der hinteren Umschlagklappe).

staute Energie durch körperliche Bewegung positiv wieder entlädt, eine kreative (!) Problemlösung gefunden wird oder eine aktive Entspannungsphase folgt, werden die Stresshormone nach kurzer Zeit wieder heruntergefahren. Ist dies aber nicht der Fall, isst der Mensch tatsächlich wie auf der Flucht: Statt in Ruhe zu kauen, »verschlingt« er selbst feinste Speisen hastig und in großen Mengen, ohne Geschmack und Aroma wahrzunehmen. Er überhört dabei auch das Signal der Sättigung und hört erst dann auf zu essen, wenn ihm aufgrund der Magendehnung schlecht wird. Um an der Stresshormon-Schraube zu drehen, müssen Sie Ihr Augenmerk auf verschiedene Aspekte richten. Mit dem Hormonformel-Entspannungsprogramm ab Seite 156 erhalten Sie einen Leitfaden, der all diese Aspekte berücksichtigt und mit dem Sie eine cortisolbedingte Gewichtszunahme sicher ausbremsen können. Auch die Yogaübungen ab Seite 120 helfen, das innere Gleichgewicht (wieder) zu finden – und damit auch die Wunschfigur.

HORMONE, DIE DAS GEWICHT BEEINFLUSSEN

Körpereigene Botenstoffe haben einen entscheidenden Einfluss darauf, ob Sie hungrig sind oder nicht. Die wichtigsten dieser Hormone und ihre Funktion im Organismus finden Sie hier.

Hormon	Hier wird es produziert	So wirkt es
Adrenalin	Nebennierenmark	Stresshormon, mobilisiert den Organismus in (positiven) Stresssituationen und bei Bewegung; versetzt den Körper in Sekundenschnelle in Alarmbereitschaft; ruft die Energiereserven ab und kann die »Pforten« des Fettgewebes öffnen.
Cortisol	Nebennierenrinde	Gilt als Dickmacherhormon Nr. 3; bremst Entzündungen im Körper, hilft, (negativen) Stress auszuhalten; erzeugt bei Überproduktion gefährliche Nebenwirkungen; macht Hunger auf Süßes und Fettes und ist mitverantwortlich für die Zunahme von Bauchfett – vor allem in den Wechseljahren.
Dehydroepiandrosteron (DHEA)	Nebennierenrinde	Vorstufe zahlreicher Hormone und Gegenspieler des Cortisols; fördert die Vitalität, regt den Aufbau von Haut, Muskeln und Knochen an; schützt das Herz und unterstützt den Fettabbau.
Follikel-stimulierendes Hormon (FSH, Gonadotropin)	Hypophyse	Zuständig für das Heranreifen der Eibläschen (Follikel); nimmt im Lauf der Wechseljahre zu, erreicht ein bis zwei Jahre nach der letzten Regelblutung (Postmenopause) seinen Höhepunkt, danach erfolgt ein Abfall.
Gestagene (Gelbkörperhormone, als wichtigstes: Progesteron)	Eierstöcke	Dickmacherhormon Nr. 2; löst in den kritischen Hormonphasen (Pubertät und Schwangerschaft) eine starke Insulinresistenz des Muskels und damit eine Hyperinsulinämie aus – die Folge sind Fettablagerung und mehr Hunger (auch prämenstruell). Die Gelbkörperhormone sorgen nach dem Eisprung dafür, dass sich ein befruchtetes Ei in der Gebärmutter einnistet, und wirken schwangerschaftserhaltend; als Nervenbotenstoff im Gehirn unter anderem angstlösend; fördern die Wasserausscheidung; mitverantwortlich für einen weiblichen Körperbau.

Das Problem mit dem Abnehmen

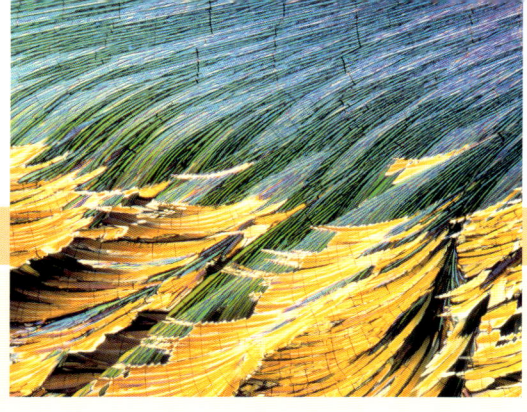

Kristalle des Stresshormons Cortisol unter dem Lichtmikroskop.

Hormon	Hier wird es produziert	So wirkt es
Insulin	Bauchspeicheldrüse	Dickmacherhormon Nr. 1; reguliert zusammen mit Glukagon den Blutzucker (Insulin senkt ihn, Glukagon erhöht ihn); reagiert auf die Kombination aus Kohlenhydraten und tierischem Eiweiß stark fettmästend.
Luteinisierendes Hormon (LH, Gonadotropin)	Hypophyse	Löst bei der Frau den Eisprung aus und trägt zur Bildung des Gelbkörpers bei (produziert Testosteron und Progesteron).
Östrogene (als wichtigstes Östrogen: Östradiol)	Eierstöcke, Fettgewebe	Sorgen für die weibliche Sexualentwicklung in der Pubertät, schaffen die Voraussetzungen für einen weiblichen Körperbau sowie für die Fruchtbarkeitsfunktionen (Monatszyklus); sind verantwortlich für »Sanduhrfigur« (gynoide Körperform, Birnenform), glatte, rosige Haut, volles Haar und feste Knochen; schützen Gehirn, Herz und Kreislauf.
Testosteron	Eierstöcke, Nebennieren	Macht Lust auf Sex; beeinflusst Haarwuchs, Muskulatur und Bauchfettbildung (androide Körperform, Apfelform).
Thyreotropes Hormon (TSH)	Schilddrüse	Regt die Schilddrüse zur Hormonproduktion an.
Thyroxin (T4) und Trijodthyronin (T3)	Schilddrüse	Die beiden jodhaltigen Hormone regen den Stoffwechsel an und beeinflussen auf diese Weise den Energiehaushalt (Stoffwechsel) sowie die Körpertemperatur.
Wachstumshormon (Growth hormone/GH, Somatotropin)	Hypophyse	Kurbelt den Stoffwechsel sowie Wachstumsprozesse im Gewebe, in den Muskeln und Knochen an; öffnet die »Ausgangstüren« des Fettgewebes während des Schlafs – sofern abends keine kohlenhydrathaltigen, sondern nur reine Eiweißmahlzeiten verzehrt wurden.

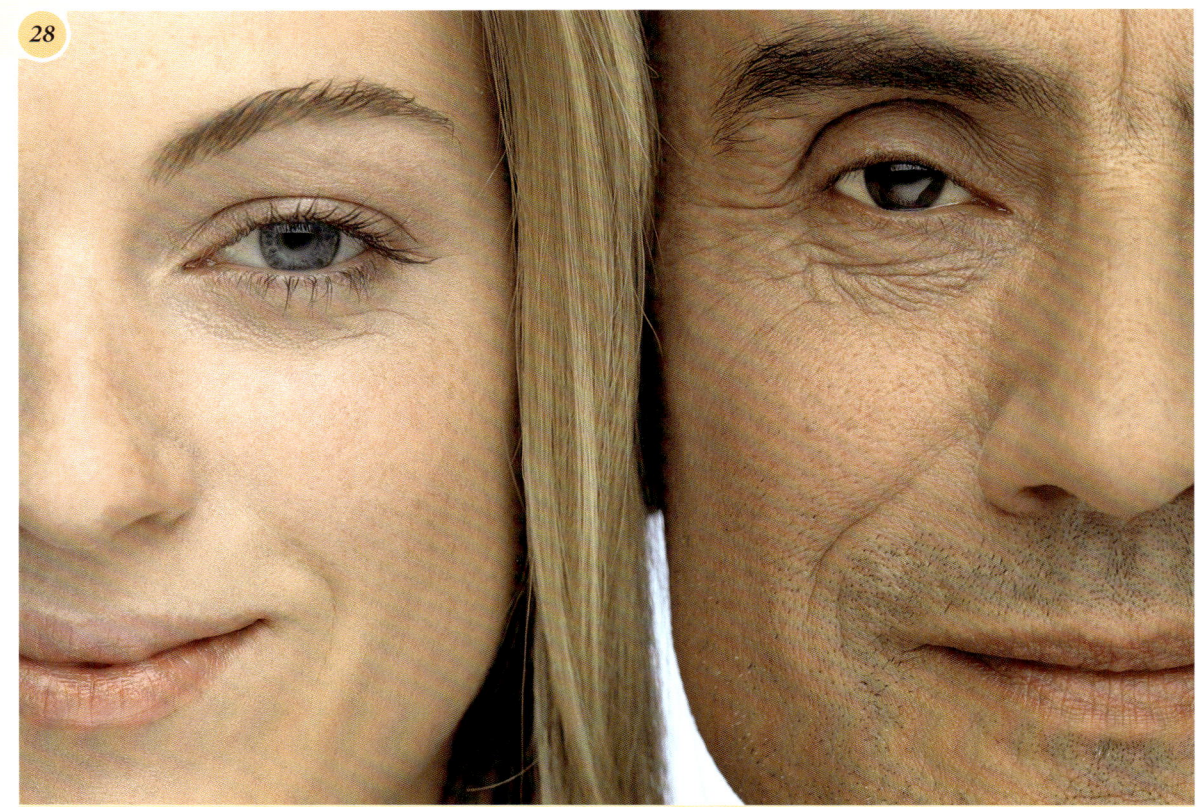

Die Macht der Hormone

Erst im Jahr 2008 konnte an der Universiät von Minnesota/USA nachgewiesen werden, dass die Gewichtszunahme bei Frauen erheblich durch ihre Hormone beeinflusst wird. Dafür sind, wie Sie bereits gelesen haben, zum einen verschiedene Stoffwechselhormone verantwortlich (siehe Seite 15 ff.). Doch neben Unregelmäßigkeiten im Stoffwechsel gibt es im Leben einer Frau immer wieder auch geschlechtshormonbedingte Ursachen, die eine schleichende Gewichtszunahme begünstigen: Pubertät, Menstruation (insbesondere während des prämenstruellen Syndroms), unter Umständen Schwangerschaft und Stillzeit, die Wechseljahre und später die Menopause. Darüber hinaus lassen sich drei erblich bedingte weibliche Hormontypen feststellen, die sich durch eine unterschiedliche Körperfettverteilung und die mehr oder weniger starke Tendenz zur Gewichtszunahme voneinander abgrenzen: Östrogen-, Gestagen- und Testosteron-geprägter Typ. Diese drei Frauentypen bilden quasi den Hintergrund, vor dem die Stoffwechselhormone ihr Szenario entfalten. Entsprechend müssen sie berücksichtigt werden, wenn Sie abnehmen wollen.

UNSICHTBARE REGISSEURE: DIE WEIBLICHEN HORMONTYPEN

Die weiblichen (Östrogene, Gestagene) und männlichen Sexualhormone (Androgene) werden in den Eierstöcken der Frau (bei Männern im Hoden) gebildet; bei beiden Geschlechtern werden sie außerdem in den Nebennieren produziert. Dabei verändert sich die Produktion der Sexualhormone im Lauf des Lebens stark – auch im Verhältnis zueinander. Immer jedoch sind sie wichtige Partner des Hormons Insulin bei der Fettzellmast (siehe Seite 17 ff.).

Insbesondere die Androgene regulieren das Körpergewicht sowie die Fettverteilung. Lagert sich das Fett eher um die Taille an, liegt dies an einem Überschuss männlicher Geschlechtshormone. Sorgt das Fett dagegen für runde Hüften und stärkere Oberschenkel, sind weniger Androgene beteiligt, dafür mehr Östrogene. Der Grund dafür: Unter dem Einfluss der Geschlechtshormone werden die mit der Nahrung aufgenommenen und im Körper gebildeten Fette vom Insulin unterschiedlich auf die Körperregionen verteilt. Diesem Effekt können Sie ab sofort mithilfe der Hormonformel erfolgreich entgegensteuern.

Welche Hormone prägen Sie?

Zu welchem der drei Hormontypen Sie gehören, lässt sich vor allem an bestimmten körperlichen Merkmalen und an der Fettverteilung am Körper ablesen. Der Hormontyp ist dabei erblich bedingt: Die Geschlechtshormone Östrogen, Gestagen und Testosteron drücken jeder Frau schon von Geburt an ihren Stempel auf. Wenn Sie sich unter den Frauen in Ihrer Familie umsehen, werden Sie daher schnell Ähnlichkeiten zwischen Ihrer Mutter und Ihrer Tochter, Ihrer Großmutter und Ihren Enkelinnen feststellen. Doch bei aller genetischen Veranlagung unterliegt jeder weibliche Hormontyp einem monatlich schwingenden Zyklus, der wiederum von Hormonen gesteuert wird und in den Stoffwechsel eingreift. Im Lauf eines Frauenlebens verändern sich zudem die Hormonkonzentrationen aufgrund des natürlichen Entwicklungs- und Alterungsprozesses. So prägen sie ihrerseits das Körperbild und die psychische Verfassung einer Frau in ihren verschiedenen Lebensphasen in ganz unterschiedlichem Maß (siehe auch Seite 46 ff.).

Frauen sind vielfältig

Zwar bilden die Geschlechtshormone bei jedem Menschen die Grundlage für alle Reaktionen der Stoffwechselhormone – auch beim Mann. Doch einmal mehr befinden sich Frauen in einer Sondersituation. Es geht nämlich um viel mehr als um die einfache Unterscheidung zwischen Mann und Frau – also zwei Lebensformen, die entweder stark durch das männliche Geschlechtshormon (Testosteron) oder die weiblichen Geschlechtshormone (Östrogene und Gestagene) geprägt sind. Vielmehr spielen bei Frauen alle drei Geschlechtshormone eine Rolle. Allerdings ist bei jeder Frau eines davon besonders dominant ausgeprägt und bestimmt entsprechend den persönlichen Hormontyp. Der Test ab Seite 40 hilft Ihnen dabei, Ihren individuellen Weg zum Wunschgewicht zu finden. Er verrät, welcher Hormontyp Sie sind und welches Programm am besten zu Ihnen und Ihrer Lebensphase passt. So fällt es leicht, den Lebensstil auf die (hormonellen) Bedürfnisse abzustimmen.

Was Sie für sich tun können

In jedem Lebensalter kann ein hormonelles Ungleichgewicht auftreten. Um die verlorene Balance wiederherzustellen, vor allem aber um endlich erfolgreich abzunehmen, benötigen Sie ein Programm, das auf Ihren individuellen Hormonhaushalt abgestimmt ist. Denn Sie sind Ihren Hormonen keineswegs hilflos ausgeliefert – auch wenn es sich gelegentlich so anfühlen mag. Genauso wie Hormone in ein Frauenleben eingreifen,

INFO

Den individuellen Hormonstatus bestimmen

Die moderne Labortechnik erlaubt es, die Hormone im Blut genau zu analysieren. In folgenden Fällen sollten Sie einen Arzt (Endokrinologen, Gynäkologen) aufsuchen:
- Bestimmung des Eisprungs bei unerfülltem Kinderwunsch (Sterilität),
- Funktionsstörungen der Eierstöcke, insbesondere bei ausbleibender Regelblutung (Amenorrhoe) oder zu seltener Periode (> 35 Tage; Oligomenorrhoe),
- Ausschluss eines vorzeitigen Klimakteriums,
- Zeichen der Vermännlichung (Behaarung männlichen Typs, Akne und Haarausfall),
- Adipositas (Insulin).

Der Arzt weiß, welche Hormonwerte für welche Stoffwechselfunktion überprüft werden müssen. Die Blutentnahme erfolgt bei Frauen vor der Menopause möglichst in der frühen Zyklusphase (1.–5. Zyklustag) und morgens auf nüchternen Magen. Es gibt aber auch Cortisol-Tagesprofile, für die in regelmäßigen Abständen Speichelproben entnommen werden (um 8 Uhr, 14 Uhr und 20 Uhr).
Bei entsprechender Indikation (siehe oben) übernehmen die gesetzlichen Krankenkassen die Leistung. In allen anderen Fällen müssen Sie die Kosten für einen Test selbst tragen (ca. 160 bis 200 Euro).

wirkt auch das Leben, das eine Frau führt, auf ihren Hormonhaushalt.
Auf der Grundlage der verschiedenen Hormontypen sowie der Wirkweise der wichtigsten Stoffwechselhormone wurde daher das alltagstaugliche und besonders weibliche Abnehmprogramm der Hormonformel erstellt.

Aufbau der Hormonformel-Programme

Die Hormonformel ist keine Ruck-zuck-Kur, sondern ein ausgeklügeltes Ernährungs- und Bewegungsprogramm. Es setzt sich aus den fünf folgenden Bausteinen zusammen:
- **Ernährung:** Eine stoffwechselgerechte Ernährung im Rahmen einer Insulintrennkost balanciert den Insulinspiegel aus, stoppt Heißhunger und fördert die Fettverbrennung im Schlaf. Mit den Ernährungstipps ab Seite 66 erreichen Sie, ohne zu hungern, Ihr gesundes Wohlfühlgewicht.
- **Yoga:** Spezielle Übungsabfolgen (Asanas) wirken auf die hormonbildenden Drüsen. Sie regen den Stoffwechsel und die Verdauung an, fördern Ihre Beweglichkeit und Geschmeidigkeit, harmonisieren das Atemmuster und wirken ausgleichend bei Stress und innerer Anspannung.
- **Ausdauertraining:** Ein leichtes Konditionstraining für den (Wieder-)Einstieg in ein bewegteres Leben regt den Stoffwechsel an, sorgt für einen ausgeglichenen Cortisolspiegel, hebt die Laune – und verbrennt natürlich auch Kalorien.
- **Muskelaufbautraining:** Besonders für Frauen ab 35 ist es wichtig, dass sie ihre Muskulatur stärken und erhalten. Sie erhöhen damit den individuellen Energieverbrauch und beugen zugleich Verletzungen vor.
- **Entspannungstraining:** Bewusst innehalten, den Atem fließen lassen und Achtsamkeit üben – mit dem Entspannungstraining ab Seite 156 schlagen Sie dem Stress ein Schnippchen, kommen wieder zur Ruhe, sammeln Kraft und gewinnen an Gelassenheit – selbst wenn der Alltag einmal hohe Wellen schlägt.

DAS WEIBLICHKEITSHORMON: ÖSTROGEN

Die Östrogene nehmen im Hormonhaushalt einer Frau eine Schlüsselstelle ein. Sie steuern nicht nur die Fruchtbarkeit und Fortpflanzung, sondern stabilisieren auch die Knochen und erhalten die Spannkraft der Haut. Sie haben zudem einen positiven Einfluss auf das Gehirn sowie auf Herz und Blutgefäße, weil sie den Cholesterinspiegel senken und vor Arteriosklerose schützen. Nicht zuletzt stärken sie das Immunsystem und heben das allgemeine Wohlbefinden.

Östrogene werden vor allem in den Eierstöcken gebildet, darüber hinaus zu einem Teil auch in der Nebennierenrinde und während der Schwangerschaft im Mutterkuchen (Plazenta). Bei Übergewicht und in der Menopause stellt außerdem auch das Fettgewebe im Bauch Östrogene her. In geringer Menge produzieren auch Männer das weibliche Geschlechtshormon in den Hoden. Östrogene spielen vor allem in der ersten Hälfte des weiblichen Zyklus eine wichtige Rolle. Sie bereiten den Eisprung vor – und damit die Gebärmutter auf eine mögliche Schwangerschaft. In der Pubertät bewirken sie, dass sich die typisch weiblichen Geschlechtsmerkmale ausbilden: Brüste, eine hohe Stimme, die Größenreifung und der Schleimhautaufbau der Gebärmutter sowie das weibliche Behaarungs- und Fettverteilungsmuster. Dass die Achsel- und Schamhaare überhaupt wachsen, liegt allerdings – ebenso wie die Entwicklung der Libido – am Testosteronanstieg ab der Pubertät.

Das wichtigste Östrogen ist Östradiol. Östron und Östriol sind im Hinblick auf ihre Wirkung an den Rezeptoren des Körpers (Uterus, Brust, Haut, Gehirn) weniger effektiv. Ist der Östrogenspiegel im Lot, geht es der Frau gut. Die Geschlechtshormone wirken nämlich förderlich auf die Produktion des Wohlfühlhormons Serotonin und anderer Botenstoffe im Gehirn. Sie führen allerdings auch dazu, dass sich im Gewebe vermehrt Wasser einlagert, was sich zum Beispiel in zyklischen Spannungsgefühlen in der Brust bis hin zu Schmerzen äußert. Diesen Effekt kann übrigens auch die Anti-Baby-Pille verursachen. In ihr werden Östrogene ebenso eingesetzt wie bei der Therapie von Wechseljahrsbeschwerden.

Der Östrogenspiegel im Blut schwankt im Lauf des Zyklus gewaltig. Dies lässt sich auch an der Stimmung ablesen, die mit dem Östrogenanstieg von himmelhoch jauchzend sehr schnell in zu Tode betrübt kippen kann; manche Frauen sind in dieser Phase auch gereizt und streitsüchtig. Aufgrund des natürlichen Alterungsprozesses nimmt die Östrogenproduktion mit den Jahren dann langsam ab – in der Regel erstreckt sich dieser Prozess vom 40. bis zum 50. Lebensjahr.

INFO

Heißhunger und Stimmungsschwankungen

Bei Frauen steigt die Basaltemperatur unmittelbar ab dem Eisprung um 0,5 °C. Jetzt sind die fruchtbaren Tage, in denen das Ei durch den Eileiter bis in die Gebärmutter wandert und sich dort einnistet – oder auch nicht. Wird das Ei nicht in den nächsten zwei Tagen befruchtet, kommt es durch den Gestagenabfall nach zwei Wochen zur Abbruchblutung (das Erhaltungsgestagen für eine Schwangerschaft wird sonst von der befruchteten Eizelle produziert). Es entsteht kurzfristig ein relativer Östrogenüberhang. Die Folgen: vermehrter Heißhunger auf Süßes, Wassereinlagerungen und Stimmungsschwankungen.

Wann Sie Ihre Östrogenwerte bestimmen lassen sollten

Östrogene werden heute im Blutserum oder im Speichel bestimmt. Liegt eine Störung vor, kann nach ärztlicher Beratung ein Mangelausgleich erfolgen, zum Beispiel bei
- Störungen der Pubertätsentwicklung,
- Zyklusstörungen (vor allem bei Ausbleiben der Regel oder seltenen Regelblutungen),
- Verdacht auf frühzeitige Wechseljahre,
- ärztlicher Indikation.

Die Östrogen-geprägte Frau: die Fürsorgliche

Zu diesem femininen Typ gehören rund 50 Prozent aller Frauen. Folgende Merkmale kennzeichnen die Östrogen-geprägte Frau:

HORMONTYP **Östrogen**

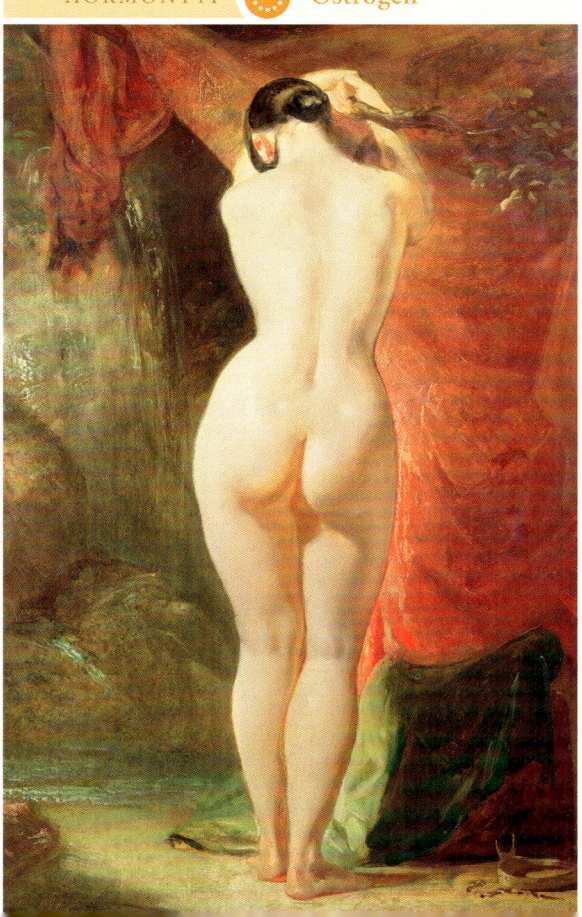

Körperbau

Runde Hüften und ein wohlgeformter Po, das »fruchtbare« breite Becken und kräftige Oberschenkel, dabei eine schmale Taille und ein »normaler« Busen: Dank dieser körperlichen Merkmale passt die Östrogen-geprägte Frau ideal ins Frauenschema paarungswilliger Männer. Aufgrund des typischen Fettverteilungsmusters entstehen zum einen wertvolle Energiespeicher für Schwangerschaften. Zum anderen verstärkt die Östrogenbildung in diesen Fettzellen den guten Östrogenstatus noch. Frauen mit einem hohen Östrogenspiegel haben festes Bindegewebe, einen rosigen Teint und kräftiges, volles Haar. Die meist weiche Haut neigt jedoch zu leichten Wassereinlagerungen, blauen Flecken (Hämatomen) sowie zu Cellulite am Po und an den Oberschenkeln. Durch den östrogenbedingten frühen Schluss der Wachstumsfugen – dem knorpeligen Zwischenraum, der den Knochenschaft vom -endbereich trennt und von dem das individuelle Längenwachstum ausgeht – werden Östrogen-geprägte Frauen »nur« 1,58 bis 1,68 Meter groß, sind also eher klein bis mittelgroß. Sie haben dafür in der Regel bis ins hohe Alter starke Knochen und vergleichsweise ein entsprechend geringes Risiko, an Osteoporose zu erkranken.

Stoffwechsel

Als sich der Mensch vor rund 10 000 Generationen durch Ackerbau und Viehzucht eine weitgehend regelmäßige Versorgung an fettarmen Nahrungsmitteln durch Kohlenhydrate aus Getreide und wenig Eiweiß aus Fleisch erschloss, musste sich der Östrogen-geprägte Typ diesen Ernährungsstatus durch Muskelkraft erarbeiten. Die Kraftmuskulatur, die viele Kohlenhydrate verbrennen

Wespentaille, eher breite Hüften, runder Po und füllige Schenkel: Diese Schönheit ist ein Musterbeispiel für eine Östrogen-geprägte Frau.

kann, ist deshalb auch beim weiblichen Stoffwechseltyp recht gut ausgeprägt. Die Insulinrezeptoren der Muskeln haben sich bei diesen Frauen ebenso wie die Bauspeicheldrüse bis heute an das vermehrte Kohlenhydratangebot angepasst und schleusen Zucker aus der Nahrung ohne Insulinüberreaktion in den Muskel ein. So werden überschüssige Kohlenhydrate leicht zu Wärme verbrannt und Übergewicht wird vermieden. Ungünstig für diesen Stoffwechseltyp sind dagegen zu viel tierisches Eiweiß, aber auch zu viel Fett; beides macht Östrogen-geprägte Frauen richtig dick. Denn da der Stoffwechsel dieses Hormontyps auf Kohlenhydrat- und maßvollen Eiweiß- und Fettverbrauch eingestellt ist, »entsorgt« er jeden noch so kleinen Fetttropfen aus der Nahrung 1:1 in das körpereigene Fettgewebe. Wegen der Veranlagung zu verstärkter Wassereinlagerung neigt das Bindegewebe zu Cellulite; allerdings lässt sich dem mit gezielter Ernährung und Bewegung entgegensteuern.

Ab etwa 40 muss auch die Östrogen-geprägte Frau auf ihren Bauch achten. Denn während ab diesem Alter der Östrogenspiegel sinkt, steigt der Testosteronspiegel relativ dazu an – das führt zu einer verstärkten Bauchfettzunahme (siehe Seite 37). Ab dem 50. Lebensjahr muss sich durch die Absenkung der in den Eierstöcken hergestellten Östrogene eine völlig neue Balance einpendeln.

Psyche

Von ihrer psychischen Konstitution her ist dieser Frauentyp mitfühlend, teamfähig und hilfsbereit. Ein hoher Östrogenspiegel scheint also eine gute Voraussetzung für mütterliche Fürsorge zu sein. Weil er bei Schwangeren zum Beispiel den Nestbautrieb fördert, klettert so manche werdende Mutter trotz Siebenmonatsbauch noch auf die Leiter, um das neue Kinderzimmer in Hellblau oder Rosa zu streichen. Auch der berühmt-berüchtigte Putzdrang vor oder während der Periode hängt mit dem Ansteigen des Östrogens zusammen. Eine Östrogendominanz insbesondere in jungen Jahren kann zudem zu den typischen psychischen Beschwerden des prämenstruellen Syndroms führen, wie Reizbarkeit, Stimmungsschwankungen und daraus resultierenden Heißhungerattacken – die Hormone werden so zu gefährlichen »Figurkillern«.

Trotzdem fördert das Weiblichkeitshormon nicht zwingend weibliche Tugenden wie Duldsamkeit, Anpassungsbereitschaft oder Sanftheit. Östrogen kann auch ganz schön wütend machen: Mädchen, die wegen einer stark verspätet eintretenden Pubertät Östrogenpillen einnehmen, reagieren beispielsweise deutlich aggressiver als gleichaltrige Jungen, die aus dem gleichen Grund Testosteron schlucken. Zudem zeigen Tierversuche, dass aus bissigen Nagern brave Mäuschen werden, wenn man sie um die Fähigkeit beschneidet, Östrogen zu bilden. Aus biologischer Sicht macht aber auch dieses aggressive Potenzial eine gute Mutter aus: Sie verteidigt ihren Nachwuchs unter Umständen wie eine wütende Wölfin.

INFO

Geringes Gesundheitsrisiko

Die gute Nachricht: Selbst wenn Östrogen-geprägte Frauen ein paar Pfunde zulegen, birgt dies keine ernsthaften Gesundheitsrisiken in Richtung Stoffwechselstörungen und/oder Gefäßerkrankungen. Denn um die Taille herum sind diese »Birnentypen« (oder gynoiden Typen) eher schlank. Bei einem gesunden Lebensstil unterliegt die Östrogen-geprägte Frau nur einem geringen Risiko für ein metabolisches Syndrom. Sofern sie normalgewichtig bleibt, sind auch ihre Gehirnfunktionen gut geschützt.

DAS FRUCHTBARKEITSHORMON: GESTAGEN

Gestagen ist wie das Östrogen ein weibliches Geschlechtshormon. Der Gestagenspiegel im Blut ist abhängig von der Zyklusphase und weist dementsprechend enorme Schwankungen auf. Während der zweiten weiblichen Zyklushälfte ist es das dominierende Hormon.

Das Schwangerschafts- und Verhütungshormon stammt aus dem Gelbkörper (Corpus luteum), der nach dem Eisprung aus dem im Eierstock zurückgebliebenen Eibläschen (Follikel) entsteht. In der Schwangerschaft bildet auch die Plazenta Gestagen. Bei Frauen und Männern werden darüber hinaus geringe Gestagenmengen in der Nebennierenrinde produziert.

Gestagen bereitet die Gebärmutterschleimhaut auf eine Schwangerschaft vor und hilft bei der Einnistung eines befruchteten Eis: In diesem Fall hemmt es das Heranwachsen weiterer Follikel in den Eierstöcken und macht den Schleim des Gebärmutterhalses für Spermien unzugänglich. Es bereitet die Brustdrüse auf die Milchproduktion und -abgabe vor und erhöht dauerhaft die Basaltemperatur (siehe Kasten Seite 31).

Aus Gestagen werden chemisch viele andere Hormone gebildet, wie zum Beispiel Testosteron, Östrogen, Aldosteron (ist an der Steuerung des Flüssigkeitshaushalts beteiligt und regelt den Natrium-Kalium-Haushalt) und Cortisol (siehe Seite 159 f.). Es wirkt zudem als Nervenbotenstoff im Gehirn schlaffördernd und angstlösend. Das Auf und Ab des Gestagenspiegels beeinflusst daher die Stimmung ähnlich wie das des Östrogens: Während ein Gestagenhoch positiv auf die Gehirnfunktionen wirkt, sorgt ein niedriger Gestagenspiegel für schlechte Laune.

Gestagen spielt für den Zyklus und die Fruchtbarkeit eine wichtige Rolle. Außerdem balanciert es ein Zuviel an Östrogen aus. Es verstärkt den Aufbau der Gebärmutterschleimhaut, hilft dabei, Kalorien in Speicherfett (Stillreserven) umzuwandeln, fördert die Ausscheidung und entwässert, unterstützt die Wirkung von Schilddrüsenhormonen und normalisiert die Blutgerinnung. Ab 40 geht es mit dem Gestagenspiegel noch vor dem Östrogenspiegel bergab: Als Erstes fällt der eine oder andere Eisprung aus – bei regelmäßiger Periode zunächst ein- bis zweimal im Jahr. Später bleibt jeder dritte Eisprung, dann jeder zweite aus – bis das Thema Fruchtbarkeit irgendwann auf natürliche Weise abgeschlossen ist. Weil dementsprechend das Follikelbläschen im Verlauf des Monatszyklus nicht reißt, bildet sich der typische Gelbkörper nicht. Die Folge ist ein zu niedriger Gestagenspiegel, der sich vor allem dadurch äußert, dass die Betroffenen sehr unruhig schlafen. Aufgrund der mangelnden nächtlichen Erholung sind sie am Tag dann nervöser und reizbarer,

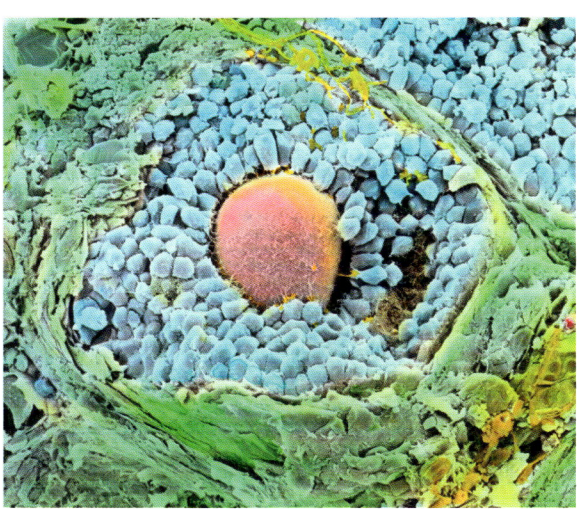

Eine Eizelle im Eibläschen (Follikel): Die anliegende Zellschicht (blau) produziert Östrogen, die außenliegende (grün) Testosteron und Progesteron.

ängstlich und weniger entscheidungsfreudig. Zum Glück lassen sich diese Symptome behandeln, zum Beispiel mit einem ärztlich verordneten Gestagengel aus der Yamswurzel: Eine kleine Menge davon wird abends auf die Innenseite der Oberschenkel aufgetragen. Bei Bedarf entscheidet der Arzt, ob die Dosis gesteigert werden sollte, zum Beispiel mithilfe eines Gestagenpflasters. In manchen Fällen nimmt die betroffene Frau auch vaginal oder oral kleine Progesteronkapseln ein.
Synthetische Gestagene werden in der Anti-Baby-Pille sowie zur Behandlung einiger hormonproduzierender Tumore eingesetzt.

Wann Sie Ihren Gestagenwert bestimmen lassen sollten

Gestagen wird im Blutserum bestimmt. Eine Analyse ist hilfreich, wenn Sie Probleme haben, schwanger zu werden. In diesem Fall hilft das Messen des Progesteronwerts, den Zeitpunkt des Eisprungs festzustellen. Der Spiegel wird dazu am 22./23. Zyklustag 4 bis 5 Stunden nach dem Aufwachen bestimmt.

Die Gestagen-geprägte Frau: die Ehrgeizige

Die Gestagen-geprägte Frau stellt den figürlichen Mitteltyp zwischen Östrogen- und Testosterongeprägter Frau dar. Etwa 25 bis 35 Prozent aller Frauen gehören zu diesem Hormontyp.

Körperbau

Schmale Taille, schmale Brust, schmales Becken und wenig Po, dazu schlanke Oberschenkel: der Gestagen-geprägte Typ ist eher zart gebaut und wirkt aus diesem Grund oftmals androgyn. Da sich durch das geringe Östrogen die Pubertät ein bis zwei Jahre nach hinten verschiebt (die erste Regel setzt mit 13 oder 14 Jahren verhältnismäßig spät ein), schließen sich auch die Röhrenknochen später. Gestagen-geprägte Frauen sind daher oft überdurchschnittlich groß (über 1,70 Meter).

Stoffwechsel

Die Gestagen-geprägte Frau entspricht dem Stoffwechseltypus des Nomaden. Dieser Mensch der Frühzeit musste täglich 20 bis 30 Kilometer zurücklegen, um ausreichend Nahrung zu jagen und zu sammeln. Aus diesem Grund weist dieser Hormontyp auch heute noch »Laufmuskeln« mit

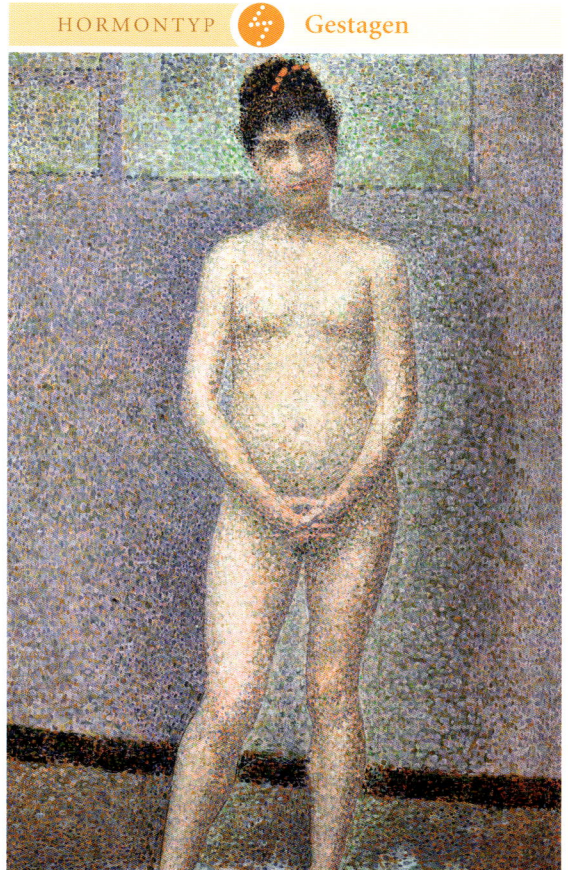

HORMONTYP — Gestagen

Die Gestagen-geprägte Frau ist zart gebaut und hat nur wenige »Kurven« – wie dieses Mädchen des französischen Künstlers Georges Seurat.

vielen fettverbrennenden Zellkraftwerken (Mitochondrien) auf. Ihr Stoffwechsel ist nach wie vor auf Bewegung abgestimmt, aber auch auf den Rhythmus von Hungerzeiten und Sattsein. Die Nahrung sollte entsprechend vor allem reich an Eiweiß sein, aber nur wenig Kohlenhydrate und Fett enthalten.

Weil die Bauchspeicheldrüse nicht an Kohlenhydrate angepasst ist, reagiert sie auf diese entsprechend überempfindlich, was die Fettspeicherung unterstützt. Überschüssige Nahrung wandert mithilfe des Insulins in Form von Fett gleichmäßig verteilt als Nahrungsreserve in die gesamte Unterhaut an Hals, Nacken, Schultern, Flanken und Beinen. In Hungerzeiten oder durch Bewegung werden diese Depots wieder aufgebraucht.

Psyche

Ein hoher Gestagenspiegel hat einen regelrecht beruhigenden Effekt, weil Wirkstoffe (Metaboliten) des Hormons die Nervenzellen stabilisieren und daher die Erregbarkeit abnimmt. Frauen dieses Hormontyps sind tagsüber meist ausgeglichen, belastbar und ausdauernd; beim Lernen und im Beruf sind sie erfolgreich. Nachts haben sie in der Regel einen erholsamen tiefen Schlaf. Die Kehrseite der Medaille: Aufgrund einer ausgleichenden Wirkung des Hormons sind Gestagen-geprägte Typen ab 40 (manchmal bereits ab dem 35. Lebensjahr) oft müde und antriebslos. In diesem Fall ist ein Therapieversuch mit Progesterongel oder -kapseln sinnvoll, bevor (unnützerweise) Antidepressiva verordnet werden. Bei einem sehr hohen Gestagenspiegel erhöht sich aber die Aktivität des ß-Endorphins, also desjenigen Endorphins, das hinsichtlich der Schmerzunterdrückung wohl am wirksamsten ist. Weil sich dadurch die Antriebslosigkeit bis zur depressiven Verstimmung steigern kann, muss die Gestagentherapie bei rund fünf Prozent aller wegen eines Mangels behandelten Frauen wieder beendet werden.

FÜR STARKE FRAUEN: TESTOSTERON

Testosteron ist das wichtigste männliche Geschlechtshormon (Androgen) und wird beim Mann hauptsächlich in den Hoden gebildet. Doch auch bei Frauen produzieren die Eierstöcke und Nebennierenrinde geringe Mengen Testosteron. Das Hormon, das den Haar- und Bartwuchs ebenso beeinflusst wie die Lust auf Sex (Libido), wird durch Enzyme ab- und umgebaut. Es beginnt mit der Freisetzung von Cholesterin in der Zelle. Dabei entstehen unter anderem die Sexualhormone Progesteron und Testosteron.

Im Stoffwechsel der Frau ist das männliche Geschlechtshormon genauso wichtig wie Östrogen und Gestagen: Es regt die Bildung von Muskeln, Eiweißstrukturen und Knochenmaterial im Wachstumsalter an. Zudem senkt es den Cholesterinspiegel und schützt so die Gefäße. Nicht zuletzt wirkt es auf die Ausbildung einer üppigen Haarpracht und anregend auf den Geschlechtstrieb.

Ein zu hoher Testosteronspiegel führt bei Frauen allerdings zu einer Vermännlichung (Virilisierung). Diese verursacht Zyklusstörungen, Unfruchtbarkeit und Akne, verstärkten Haarausfall oder Bartwuchs. Grundsätzlich werden Produktion und Ausschüttung von Testosteron im Eierstock (siehe Abbildung Seite 34) durch ein ganz bestimmtes Hormon im Gehirn gesteuert: Das Luteinisierende Hormon (LH) wird von der Hypophyse ausgeschüttet und reguliert bei der Frau den Monatszyklus. Bei einem Testosteronungleichgewicht kann es deshalb zu Menstruationsstörungen, Fruchtbarkeitsproblemen oder Störungen in der Pubertätsentwicklung kommen (PCO-Syndrom, siehe Kasten). Ein relativer Testosteronüberschuss schließlich führt zu einer verstärkten Fettansammlung am Bauch (»Apfeltyp« oder androider Typ).

Beim Fettabbau spielt das männliche Geschlechtshormon eine ganz entscheidende Rolle: Unter normalen Umständen kann bei körperlicher Anstrengung oder auch bei (positivem) Stress das Nebennierenrindenhormon Adrenalin die für die Leistung erforderliche Energie aus den Fettzellen freisetzen (siehe auch Seite 26). Das Androgen Testosteron stimuliert dann die Muskelzellen und ermöglicht so auch die Fettverbrennung. Fehlt das männliche Hormon, kann trotz hohen Energiebedarfs die Muskelfettverbrennung nicht gesteigert und das Fett nicht aufgebraucht werden. Ein Testosteronmangel führt daher dazu, dass Betroffene nur sehr schwer abnehmen, und er begünstigt wie eine Schilddrüsenunterfunktion eine allgemeine Verfettung des Körpers. Dies ist insbesondere für Frauen nach den Wechseljahren von Bedeutung und für all jene Frauen, denen die Eierstöcke entfernt wurden. Sie nehmen die

> **INFO**
>
> ## Polyzystisches Ovarsyndrom (PCOS) durch Hyperinsulinämie
>
> Eine hormonelle Vermännlichung der Frau (Hyperandrogenismus) zeichnet das Polyzystische Ovarsyndrom (kurz: PCOS) aus – eine Störung, von der allein in Deutschland etwa eine Million Frauen betroffen sind. PCOS zählt somit zu den häufigsten endokrinologischen Erkrankungen von Frauen. Die meisten Betroffenen leiden an Übergewicht (hohes Insulin) und chronischen Zyklusstörungen (keine Eisprünge), die bisweilen mit der Testosteronwirkung auftreten: Akne, vermehrter männlicher Haarwuchs und Ausfall der Kopfhaare. Bei vielen, allerdings nicht bei allen dieser Frauen finden sich die namensgebenden polyzystischen Eierstöcke (Ovarien); beide Eierstöcke produzieren dann perlenkettenartige kleinere Follikelzysten, die nicht ausreifen. Allerdings kann eine Frau auch ohne diesen gynäkologischen Befund am Stoffwechselproblem Polyzystisches Ovarsyndrom leiden.
>
> ### Ungewollte Kinderlosigkeit
> Bei PCOS-Frauen mit unerfülltem Kinderwunsch produziert die Hirnanhangsdrüse durch eine Täuschung zu wenig Follikel-stimulierendes Hormon (FSH). Das Luteinisierende Hormon (LH), das im Eierstock verstärkt die Bildung von Testosteron ankurbelt, überwiegt. Zusätzlich regt zu viel Mahlzeiteninsulin in der Nebenniere die Androgensynthese an – es kommt auch hier zu einer vermehrten Produktion von Testosteron.
> Dieses wird dann aber vom weiblichen Organismus ausgerechnet in Fettzellen zu Östrogen zurückverwandelt. Weil die Hirnanhangsdrüse nun fälschlicherweise glaubt, dieses Fettgewebsöstrogen stamme aus den Eierstöcken, verringert sie das FSH (Rückkopplung). Die Follikelreifung bleibt stecken. Hohes Insulin verringert zugleich in der Leber das Sexualhormon-bindende Globulin (SHBG) – ein Eiweiß, das Testosteron bindet. Nun steigt der freie Testosteronanteil im Körper an und blockiert die Follikelreifung endgültig.
>
> ### Hilfe durch Insulintrennkost
> Die wesentliche Ursache für das Polyzystische Ovarsyndrom liegt vermutlich in viel zu hohen Insulinreaktionen auf die moderne eiweiß- und zuckerreiche Mischkost von frühester Kindheit an. Mit der Insulintrennkost ab Seite 66 haben betroffene Frauen es endlich selbst in der Hand, diesen Teufelskreis zu durchbrechen.

hormonelle Veränderung oft als echten Leistungsknick wahr und legen meist auch erheblich an Körpergewicht zu.

Die Diagnostik sowie ein Ausgleich des Mangels über die Haut mithilfe spezieller Gele und Pflaster – wie beim Progesteronmangel üblich – kommen bisher nur vereinzelt zum Einsatz.

Wann Sie Ihren Testosteronwert bestimmen lassen sollten

Stark vereinfacht ausgedrückt, lagern Östrogene eher Fett im Unterhautgewebe ein und Androgene mehr im Bauch – und Letztere setzen es dort auch rascher wieder frei. Eine Hormonbestimmung aus dem Blut kann das Verhältnis zwischen den einzelnen Hormonen ermitteln und als Grundlage zum Ausgleich der Hormone durch entsprechende Präparate dienen.

Testosteron wird aus dem Blutserum oder dem Speichel bestimmt. Eine Analyse ist hilfreich,
- wenn Ihre Regel ausbleibt oder zu spät einsetzt (Amenorrhoe, Oligomenorrhoe),
- bei Vermännlichungszeichen: Akne im Erwachsenenalter, Ausfall der Kopfbehaarung, Vermännlichung der weiblichen Körperbehaarung (Hirsutismus),
- bei unerfülltem Kinderwunsch (PCOS, siehe Kasten Seite 37),
- bei Frauen, die in der Postmenopause unter Leistungsschwäche leiden.

Wichtig für die Untersuchung: Da der Testosteronspiegel stark schwankt – die Werte am Morgen sind etwa um 20 Prozent höher als am Abend –, sollte die Blutentnahme zwischen 7 Uhr und 9 Uhr morgens erfolgen. Außerdem ist in diesem Zusammenhang ein Eiweißmolekül wichtig, das die Hormone wie ein Frachtkahn trägt: das SHGB (Sexualhormon-bindendes Globulin). Ist zu viel davon vorhanden, können zu wenig »frei schwimmende« Hormone an den Rezeptoren andocken. In diesem Fall mag der Gesamthormonspiegel dann zwar vorhanden sein, er zeigt allerdings nur wenig Wirkung. Wenn Frauen die Anti-Baby-Pille nehmen, ist SHBG meist (erwünscht) erhöht und senkt damit auch den freien Testosteronspiegel. Umgekehrt ist der freie Testosteronspiegel bei einem niedrigen SHBG-Wert erhöht, etwa beim Polyzystischen Ovarsyndrom (PCOS).

Die Testosteron-geprägte Frau: die Unabhängige

Zu diesem weiblich-athletischen Hormontyp gehören etwa 15 Prozent der Frauen.

Körperbau

Schmale Hüften, kaum Po, schlanke Oberschenkel und eine wenig definierte Taille, dafür aber ausgeprägte Schultern und ein mittelgroßer bis großer Busen verleihen der Testosteron-geprägten Frau eine sportlich-athletische Erscheinung. Dies hängt nicht zuletzt mit der aufgrund des höheren Testosteronspiegels stärker ausgeprägten Muskelmasse zusammen, die auch leicht antrainiert werden kann. Frauen mit einem hohen Testosteronspiegel neigen außerdem zu stärkerer Körperbehaarung – auch im Gesicht.

Im Gegensatz zu den beiden anderen Hormontypen legt die klassische »Nomadin und Jägerin« bei einer fettbetonten Gewichtszunahme immer zuerst am Bauch zu. Beine, Hüften und Po bleiben dabei eher schlank.

Stoffwechsel

Wenn eine Testosteron-geprägte Frau zunimmt, sollte sie unbedingt ihre Taille im Auge behalten. Und dies nicht unbedingt nur aus ästhetischen Gründen: Frauen dieses Typs neigen nämlich zu einer Körperfettverteilung, die im Zweifelsfall ernste Gesundheitsrisiken in Richtung Stoffwechselstörungen und/oder Gefäßerkrankungen birgt. Weil das Insulin die Fetttröpfchen nicht dauerhaft in die Bauchfettzellen einschließen kann, fließen sie schon wenige Stunden nach dem Essen wieder ins Blut zurück und werden den ohnehin schon überernährten Muskel- und Leberzellen erneut angeboten. Die Leber verfettet und kann sich sogar entzünden. Die viel zu lange im Blut zirkulierenden Cholesterinfette lagern sich als Plaques an den Gefäßwänden ab, was im schlimmsten Fall zu einem Herzinfarkt oder Schlaganfall führen kann. Da sich das Bauchfett jedoch im Gegensatz zu den Fettspeichern an Po und Oberschenkeln relativ leicht mobilisieren lässt, hilft neben einer eiweißreichen Ernährung, wie sie die Insulintrennkost für diesen Hormontyp vorsieht, vor allem ein gezieltes Muskelaufbautraining, um den Bauch flach zu halten. Gezielte Übungen finden Sie ab Seite 152. Testosteron-geprägte Frauen nehmen übrigens schnell ab und fühlen sich generell leistungsfähiger, wenn sie schon mittags auf Kohlenhydrate verzichten und stattdessen eine reine Eiweißmahlzeit zu sich nehmen.

Psyche

Die Testosteron-geprägte Frau ist nicht nur vom Aussehen und Auftreten her die klassische Amazone, das Cowgirl oder die Kriegerin. In Urzeiten war sie die Anführerin der Sippe, die matriarchale Jägerin und Verteidigerin der Höhle – und stand im Zweifelsfall ihren Mann. Tatsächlich fördert ein hoher Testosteronspiegel die Wettkampfbereitschaft, macht Lust auf Erfolg und mindert im Gegenzug die »Begeisterung« für Windelnwechseln und Familie. So zeigen Studien, dass Frauen, die im Beruf erfolgreich sind, einen erhöhten Testosteronspiegel aufweisen; allerdings ist nicht ganz klar, ob dieser tatsächlich die Ursache des Erfolgs ist oder seine Folge.

Ein höherer Testosteronspiegel sorgt in jedem Fall für Eigenschaften wie Selbstbewusstsein, Unabhängigkeitsstreben, Rücksichtslosigkeit und eine eher körperlich betonte Aggressivität, die ansonsten mehr dem männlichen Geschlecht zugeschrieben werden. Er ist im Gegenzug aber auch dafür verantwortlich, dass Frauen dieses Typs verstärkt Verantwortungsbewusstsein und Führungsqualitäten zeigen und den Mut haben, manchmal gegen den Strom zu schwimmen. Testosteron-geprägte Frauen können mit einer teilweise unverhüllt zur Schau gestellten Libido sehr sexy wirken, so manchem Mann damit allerdings auch den Angstschweiß auf die Stirn treiben. Denken Sie an den männermordenden Popstar Grace Jones aus den Achtzigerjahren oder die Lara-Croft-Darstellerin und Mega-Mama Angelina Jolie: Sie dürfte rein vom Körperbau her gesehen über eine ordentliche Portion Testosteron verfügen.

HORMONTYP **Testosteron**

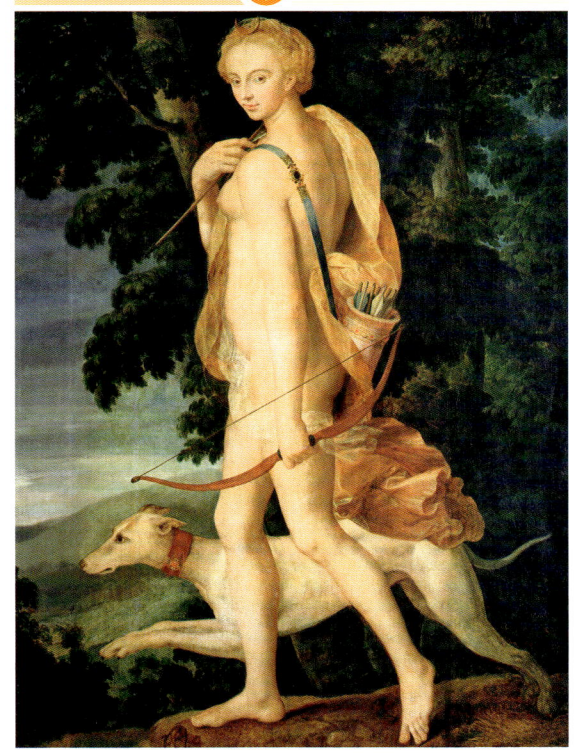

Schmale Hüften, dafür aber ein größerer Busen und eine Neigung zum Bauch – die Testosteron-geprägte Frau wirkt insgesamt eher athletisch.

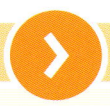

TEST: WELCHER HORMONTYP SIND SIE?

Dieser Orientierungstest unterstützt Sie dabei, Ihren Hormontyp zu bestimmen und herauszufinden, welches Hormonformel-Programm Ihnen am besten hilft. Nehmen Sie sich eine Viertelstunde Zeit und kreuzen Sie die Aussagen an, die am ehesten auf Sie zutreffen.

1. Gemeinsame Mahlzeiten mit dem Partner oder der Famile sind für mich wichtige Tagesrituale. ○
2. Ich habe keine Essgewohnheiten im klassischen Sinn. Also esse ich, wenn ich hungrig bin. Mitunter gibt es dann auch Junkfood oder was eben gerade so da ist. □
3. Ich ernähre mich sehr bewusst und nehme nicht an allen Mahlzeiten meiner Familie teil. △
4. Ich könnte mir gut vorstellen, ganz auf Fleisch zu verzichten und mich rein vegetarisch zu ernähren. △
5. Ich esse gerne Brot, Kartoffeln, Nudeln und Reis. Auch bei Süßigkeiten jeder Art kann ich ganz schwer nein sagen. ○
6. Ich esse gerne und häufig Fleisch, Eier und/oder Fisch. □
7. Ich frühstücke meist nicht und trinke erst im Büro eine Tasse Kaffee. □
8. Ich frühstücke mal richtig gemütlich und viel, dann wieder gar nicht. Das hängt ganz davon ab, wie ich mich an diesem Tag fühle. △
9. Ich esse morgens gerne und kann mir nicht vorstellen, auf mein Frühstück zu verzichten. ○
10. Ich verwöhne mich gerne zwischendurch einmal mit kleinen süßen oder herzhaften Leckereien. ○
11. Mein tägliches Abendritual mit einem Glas Prosecco oder gutem Wein hilft mir dabei, mich nach einem langen, anstrengenden Tag zu entspannen. □
12. Ich bin beim Essen diszipliniert und achte sehr darauf, was ich wann zu mir nehme. △
13. Wenn ich Ärger mit jemandem habe, versuche ich, die Ursache dafür möglichst schnell aus dem Weg zu räumen. Man kann ja über alles reden. △
14. Ich streite mich nicht gerne und versuche daher, Konflikte möglichst zu vermeiden. Lieber schlucke ich den Ärger hinunter. ○
15. Emotionen und gelegentlich auch mal ein Wutausbruch sind wichtig, um Dampf abzulassen. Ich halte nichts davon, die eigenen Gefühle zu unterdrücken. □
16. Ich bin ein kreativer Mensch und brauche einen gewissen Freiraum, um zu arbeiten und etwas Neues zu entwerfen. △
17. Eine solide Ausbildung ist wichtig, ohne Zweifel. Wenn Kinder da sind, möchte ich aber lieber zu Hause bleiben und diese Aufgabe verantwortungsbewusst erfüllen. Dazu gehört es auch, dass ich meinem Partner den Rücken frei halte. ○

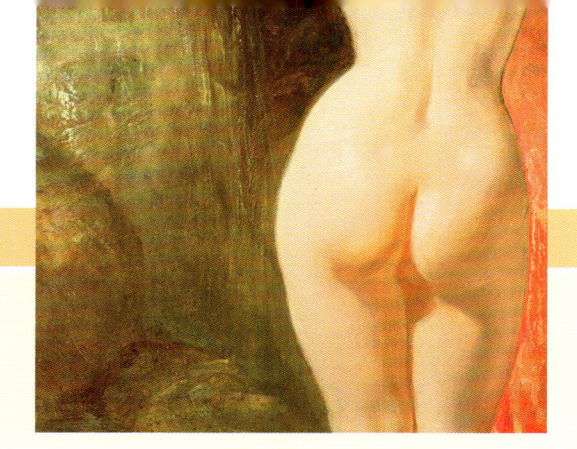

18. Ich habe einen großen Verantwortungsbereich und bin sehr erfolgreich in dem, was ich tue. ☐
19. Ich bin sehr selbstständig bei allem, was ich mache. ☐
20. Ich bin eher eine Einzelspielerin und gebe den Ball erst ab, wenn ich ein Team brauche, um ein Projekt erfolgreich durchzuführen. △
21. Ich stehe nicht gerne im Mittelpunkt und dränge mich auch nicht gerne vor. ○
22. Ich erledige meine Aufgaben und Pflichten, so gut es geht. Wenn einmal etwas liegen bleibt, habe ich kein Problem damit. ○
23. In meiner Arbeit bin ich genau und beständig, bis ein Projekt abgeschlossen ist. △
24. Ich habe keine Probleme damit, auch vor großem Publikum Vorträge zu halten oder im Mittelpunkt einer Gesellschaft zu stehen. ☐
25. Herausforderungen ziehen mich an. Ich stelle mich ihnen gerne. ☐
26. Mir ist es wichtig, dass ich im Leben gut vorankomme und meine eigenen Ziele erreiche. △
27. Ich lege Wert darauf, dass es den Menschen um mich herum gut geht. ○
28. Ich möchte unbedingt eine eigene Familie gründen. ○

29. Familie ist wichtig. Sie ist aber nur ein Aspekt des Lebens. ☐
30. Familie und Beruf sind vereinbar, auch wenn es viel Disziplin und ein gewisses Organisationstalent erfordert. Ich möchte auf keines von beiden verzichten. △
31. Eine gute Paarbeziehung ist mir absolut wichtig. Dafür stecke ich auch mal selbst zurück. ○
32. Ich brauche eine lebendige Beziehung. Wenn die Liebe geht, finde ich es besser, dass man sich trennt und den Weg für eine neue Partnerschaft frei macht. ☐
33. Ich bin eine Romantikerin und glaube an die große Liebe. Wichtig ist mir aber auch der partnerschaftliche Aspekt einer Beziehung. △
34. Ich brauche morgens einige Zeit, um in die Gänge zu kommen. △
35. Ich bin ein absoluter Morgenmensch und nach dem Aufstehen gleich fit und unternehmungslustig. ☐
36. Ich schlafe sofort ein, nachdem ich mich hingelegt habe, und bin morgens in aller Regel gut gelaunt. ○
37. Ich komme normalerweise mit relativ wenig Schlaf aus. ☐
38. Ich schlafe gut und brauche mindestens acht Stunden Schlaf, um mich zu erholen. △

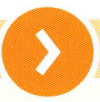

TEST: WELCHER HORMONTYP SIND SIE?

39. Ich komme während der Woche mit wenig Schlaf aus und ruhe mich dafür am Wochenende aus. ☐

40. Ich kann mich und meine Interessen gut zurücknehmen, wenn es der gemeinsamen Sache dient. Dadurch ziehe ich allerdings gelegentlich den Kürzeren. ○

41. Ich kann mich und meine Interessen deutlich zum Ausdruck bringen, auch wenn ich mich damit gelegentlich unbeliebt mache. ☐

42. Ich kann meine Interessen gut zum Ausdruck bringen, allerdings drücke ich sie nicht um jeden Preis durch. △

43. Ich achte auf meine Gesundheit und gehe regelmäßig zu allen notwendigen Vorsorgeuntersuchungen. △

44. Wenn ich krank bin, sehe ich zu, dass ich so rasch wie möglich wieder auf die Beine komme. Wozu gibt es Medikamente? ☐

45. Wenn ich krank bin, greife ich auch mal zu naturheilkundlichen Maßnahmen wie Homöopathika. ○

46. Es gibt in meinem Leben gelegentlich Phasen von Niedergeschlagenheit oder Depressionen, in denen es mir an Lebensmut fehlt. △

47. Stresssituationen machen mir Angst. Ich fühle mich dann oft ohnmächtig und hilflos. ○

48. Es gibt Phasen, in denen ich mich ziemlich ausgebrannt fühle. In der Regel schaffe ich es aber, mich wieder allein aufzuraffen und mit neuem Schwung weiterzumachen. ☐

49. Auszeiten sind wichtig, damit es mir gut geht. Ich sorge daher gut für meine Work-Life-Balance und sehe zu, dass sich Phasen der Anspannung und Entspannung abwechseln. △

50. In meiner Freizeit unternehme ich am liebsten etwas mit meiner Familie oder guten Freunden. ○

51. Klar sind Auszeiten ein Thema, aber ich nehme sie mir sicher viel zu selten. Etwas anderes ist bei meinem extremen Arbeitspensum aber auch nicht möglich. ☐

52. Wenn ich krank bin, bin ich krank – das ist kein großes Drama. Ich bleibe daheim, ruhe mich ein paar Tage richtig aus und mache erst dann wieder weiter, wenn ich ganz auf den Beinen bin. △

53. Wenn ich krank bin, sehe ich trotzdem zu, dass ich meine Arbeiten erledige. Ich bleibe erst dann zu Hause, wenn es gar nicht mehr anders geht. ☐

54. Krankheit ist immer ein Signal des Körpers, dass er eine Auszeit braucht. Ich sehe zu, dass es gar nicht erst so weit kommt. ○

55. Ich bewege mich wohl etwas zu wenig, weil mich der Alltag und meine Familie so sehr fordern und einfach keine Zeit für Sport bleibt. ○

56. An Sport finde ich vor allem gut, dass Bewegung sich so positiv auf die Gesundheit auswirkt. △

57. Bewegung tut mir gut, aber nur, wenn ich mich dabei auch so richtig auspowern kann. ☐

Die Macht der Hormone

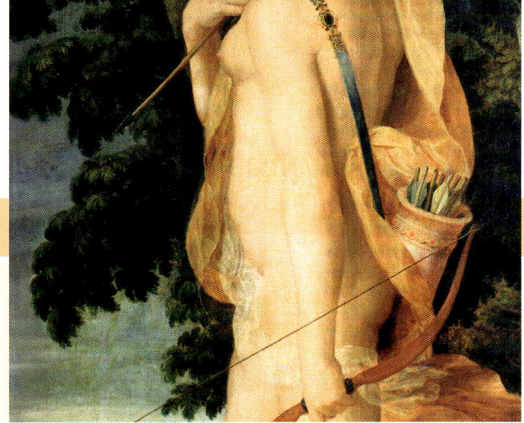

58. Ich kann mir gut vorstellen, dass mir Sport in einer Gruppe Gleichgesinnter Spaß macht. Es darf nur nicht zu schweißtreibend sein. ○
59. Beim Sport kann ich optimal abschalten und runterkommen. ☐
60. Ich mag Sportarten wie Yoga oder Tai Chi, die für mehr Beweglichkeit und für Entspannung sorgen. △
61. Wenn ich mir frei nehme, kann ich wunderbar abschalten. Ich schlafe aus, lese vielleicht etwas und ruhe mich einfach aus. ○
62. Eine Entspannungstechnik wie Yoga, Autogenes Training oder Qi Gong beherrsche ich nicht. Ich kann mir auch nicht vorstellen, dass das überhaupt etwas für mich ist. ☐
63. Ich fühle mich oft erschöpft und von meinem Alltag überfordert. △
64. Ich habe eine glatte, feste Haut, neige aber auch im Erwachsenenalter noch zu Hautunreinheiten. ☐
65. Ich habe eine eher weiche und glatte Haut mit samtigem Hautbild. ○
66. Ich neige zu Fältchen und Krähenfüßen und habe eine trockene, empfindliche Haut. △
67. Ich habe seidiges, aber leider auch wenig fülliges Haar. △
68. Ich habe kräftiges Haar und neige auch ein wenig zum Damenbart. ☐
69. Ich habe volles Haar, bin am Körper aber eher wenig behaart. ○
70. Ich neige zu Wassereinlagerungen an Fingern und Füßen sowie zu Cellulite an den Oberschenkeln und am Po. ○
71. Ich neige zu Besenreisern und Krampfadern. △
72. Ich neige zu einer stärkeren Körperbehaarung. ☐
73. Mein Monatszyklus ist regelmäßig. ○
74. Mein Monatszyklus ist recht regelmäßig. Er setzte aber relativ spät ein (mit 13/14 Jahren) – und vergleichsweise auch recht früh wieder aus (zwischen dem 39. und 45. Lebensjahr). △
75. Mein Monatszyklus war besonders als Teenager häufig unregelmäßig. Mit der Anti-Baby-Pille war es dann kein Problem mehr. ☐
76. Meine Figur ist …
   - schlank und eher gleichmäßig von oben bis unten proportioniert. Weder der Brustkorb noch das Becken sind besonders ausladend, die Taille ist nicht auffällig schmal. △
   - schlank und mit eher eckigem Oberkörper mit starken Muskeln und Neigung zum Bauchansatz. Wenn ich Sport treibe, setze ich ziemlich rasch Muskeln an – was ich eigentlich gar nicht möchte. ☐
   - ausgeglichen, mit einer schmalen Taille und rundlicher im unteren Körperbereich. Ich hätte gern weniger Po-Umfang. ○

TEST: WELCHER HORMONTYP SIND SIE?

77. Meine BH-Größe beträgt ...
    - 75 B. ○
    - 70–80 (oder mehr) B, C oder D (oder mehr). □
    - 65–70 A oder B. △

78. Meine Taille ...
    - war und ist sehr schlank (60–80 cm). ○
    - war eigentlich nie richtig vorhanden (90–100 cm). □
    - ist nur leicht ausgeprägt. △

79. Mein Becken ist ...
    - rundlich und eher breit. ○
    - nicht so breit und im Vergleich zur Taille nur wenig ausladend. △
    - eher schmal, bei recht kleinem Po (passt gut in Jeans). □

80. Meine Schultern sind ...
    - eher schmal mit einer schlanken Silhouette. △
    - rund mit sanften Konturen. ○
    - kräftig und eher muskulös eckig; ich kann gut zupacken. □

Auswertung

HORMONTYP ○ Östrogen

Die Fürsorgliche

Sie haben am meisten ○ angekreuzt.

Körperbau: Typische »Sanduhrfigur« oder »Birnenform« (gynoide Fettverteilung) mit schmalem Oberkörper, »normal« großem Busen und schlanker Taille, dafür aber überproportional ausladenden Hüften und festen Oberschenkeln

Haut: Glatt und rosig, festes Bindegewebe, neigt zu blauen Flecken

Haar: Voll und kräftig

Knochenbau: Eher zierlich, nicht sehr hoch gewachsen

Muskulatur: Normal

Gesundheit: Gut, robust

Gewichtsfalle: Wassereinlagerungen vor der Menstruation, Cellulite

Was für Sie wichtig ist: Muskelaufbautraining, viele Alltagsaktivitäten, Yoga für die Hormonbalance, Ernährung aus reichlich Kohlenhydraten, tagsüber weniger tierisches Eiweiß und Fett

Ihr Hormonformel-Programm: Insulintrennkost, Yoga und Muskelaufbautraining für den Östrogen-geprägten Typ, regelmäßige Entspannungseinheiten

Die Macht der Hormone 45

HORMONTYP Gestagen	HORMONTYP Testosteron
Die Ehrgeizige	**Die Unabhängige**
Sie haben am meisten △ angekreuzt.	Sie haben am meisten ☐ angekreuzt.
Körperbau: Eher schmaler Mitteltyp zwischen Östrogen- und Testosteron-geprägter Frau; schmale Taille, kleiner bis mittelgroßer Busen, schmale bis mittelbreite Schultern, breiteres Becken, eher schlanke Schenkel	**Körperbau:** Sportlich, athletisch, breite Schultern, großer Busen, wenig ausgeprägte Taille, schmales Becken und kaum Po, lange, muskulöse Beine
Haut: Trocken, empfindlich, neigte in der Pubertät zu Akne	**Haut:** Unreine oder Mischhaut, eventuell Neigung zu Pubertätsakne
Haar: Fein, dünn	**Haar:** Voll, kräftig
Knochenbau: Langgliedrig, hoch gewachsen. Diese Frauen sind oft sehr groß (späte Menarche bedingt späten Wachstumsfugenschluss)	**Knochenbau:** Stark
Muskulatur: Längliche, schlanke Muskeln	**Muskulatur:** Ausgeprägt, voluminös, lässt sich leicht antrainieren
Gesundheit: Sensibel, eher infektanfällig	**Gesundheit:** Starkes Immunsystem, aber Neigung zu Bluthochdruck, Arteriosklerose und bei Übergewicht Typ-2-Diabetes
Gewichtsfalle: Kohlenhydrate zwischendurch, zu wenig Bewegung	**Gewichtsfalle:** Mischkost. Das Gewicht steigt auch durch regelmäßiges Krafttraining, weil die Muskelmasse zunimmt. Da diese aber Körperfett ersetzt, sinkt der Bauchumfang.
Was für Sie wichtig ist: Ausdauertraining, Yoga für die Hormonbalance, Ernährung aus wenig Kohlenhydraten und Fett und reichlich hochwertigem Eiweiß	**Was für Sie wichtig ist:** Ausdauer- und Muskelaufbautraining, Yoga für die Hormonbalance, eiweißbetonte Ernährung
Ihr Hormonformel-Programm: Insulintrennkost, Yoga und Ausdauertraining für den Gestagen-geprägten Typ, regelmäßige Entspannungseinheiten	**Ihr Hormonformel-Programm:** Insulintrennkost, Yoga, Ausdauer- und Muskelaufbautraining für den Testosteron-geprägten Typ, regelmäßige Entspannungseinheiten

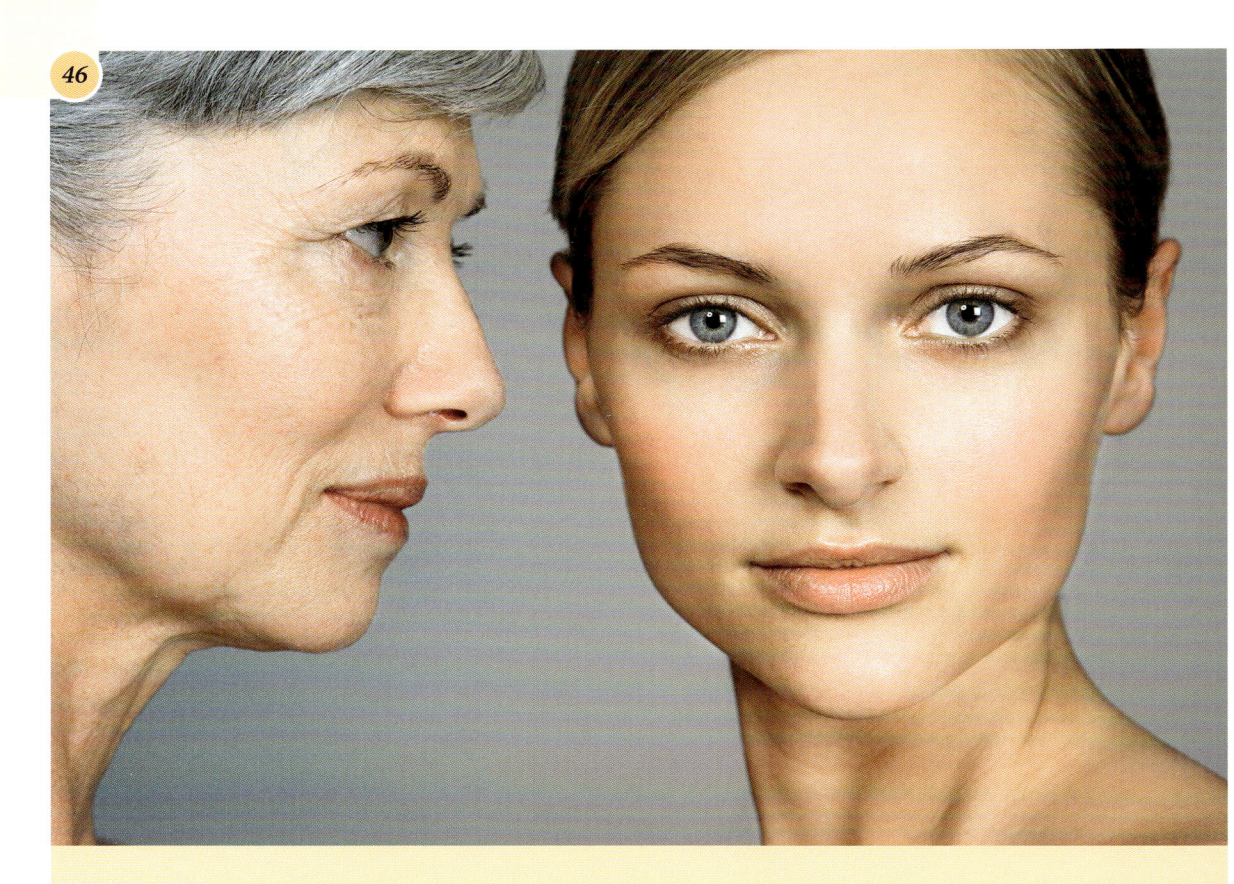

Was die Jahre mit sich bringen

Sie haben auf den vorangegangenen Seiten viel darüber erfahren, wie die Hormone Ihren Körper, Ihren Stoffwechsel und Ihren Gefühlshaushalt beeinflussen. Sie wissen nun auch, dass Frauen nicht nur aus anderen Gründen und an anderen Körperpartien zu- und abnehmen als Männer, sondern dass sie sich zudem in drei unterschiedliche Hormon- beziehungsweise Körperbautypen unterscheiden lassen. Hinzu kommt noch, dass der weibliche Körper aufgrund seiner spezifischen Entwicklungsphasen über die Jahre hinweg vielen Veränderungen unterworfen ist.

Geburt, Kindheit, Pubertät, Zyklus, Schwangerschaft, Wechseljahre und Menopause sorgen im Hormonhaushalt einer Frau ein Leben lang für mehr oder minder radikale Schwankungen, die sich auf Körper und Seele auswirken. Jede Phase kann – je nach Hormontyp – zu einer hormonell bedingten oder ausgelösten Gewichtszunahme führen. Dabei geht das Gewicht zumeist schleichend in die Höhe, bis eine in jungen Jahren normalgewichtige Frau als Seniorin schließlich 20 Kilogramm mehr auf die Waage bringt. Denn erinnern Sie sich: Als Frau sind Sie rein biologisch gesehen darauf programmiert, Vorräte zu sammeln und festzuhalten. Eine besondere Rolle kommt dabei dem Hormon Insulin zu (siehe Seite 17 ff.). Es begleitet Frauen in allen Lebensphasen und entscheidet ganz wesentlich darüber, ob Sie an Fettmasse zulegen. Zum Glück jedoch können Sie gerade auf die Produktion dieses Hormons ganz gezielt Einfluss nehmen, indem Sie Ihre Nahrung so auswählen und zusammenstellen, dass Ihr Blutzuckerspiegel auf einem gleichmäßigen Niveau bleibt und dick machende Insulinspitzen vermieden werden. Die typgerechte Insulintrennkost hilft Ihnen dabei (siehe ab Seite 66).

FRÜHE PRÄGUNG

Die Entscheidung über Dick oder Dünn fällt bei immer mehr Frauen (und Männern) schon sehr früh – im Bauch ihrer Mutter. Während Kinder von normalgewichtigen Frauen in der Regel ohne Gewichtsprobleme heranwachsen, werden Babys von deutlich übergewichtigen Müttern später ebenfalls leichter dick. Dasselbe gilt übrigens auch für Babys, deren Mütter in der Schwangerschaft sehr wenig essen. Denn wenn eine Frau in den 40 Wochen ihrer Schwangerschaft weniger als 6 Kilogramm zunimmt, hungert auch der Fötus über Monate. Die Folge: Der Hypothalamus des Ungeborenen programmiert das Hungerzentrum um, Hunger- und Sättigungsgefühl geraten aus der Balance. Das Kind leidet später unter einem überstarken Hunger auf besonders fetthaltige Lebensmittel – ein Phänomen, das bis ins hohe Erwachsenenalter anhält. Der Grund dafür: Im Gehirn produzieren bestimmte Nervenkerne, die für das Hungergefühl zuständig sind, verschiedene Nervenbotenstoffe (Neurotransmitter). Diese wiederum machen Hunger auf unterschiedliche Nährstoffe – also entweder auf Süßes, auf Eiweiß oder auf Fettes. Derjenige Neurotransmitter beispielsweise, der Lust auf Fett macht, heißt Galanin, ein Neuropeptid, das die Nahrungsaufnahme (ähnlich wie das vom Magen gebildete Ghrelin, siehe Seite 25) stimuliert. Galanin und Ghrelin bewirken bei Tieren eine aktive Stimulation des Fressverhaltens. In Versuchen mit hungernden Rattenmüttern etwa hatten die Jungen besonders dicke Nervenkerne für Galanin entwickelt.
Ob sich das in ähnlicher Weise auf den Menschen übertragen lässt, ist nicht geklärt. Allerdings weiß man, dass Kinder, die bei der Geburt weniger als 3200 Gramm wiegen, ein drei- bis sechsfach erhöhtes Risiko tragen, als Erwachsener dick zu werden und an Diabetes zu erkranken.
Der andere Muttertypus ist durch genetisch bedingte Insulinmast (Testosteron-geprägter Typ) und falsche Nahrungszusammenstellung oft schon vor der Schwangerschaft übergewichtig. Durch die Gestagene, die die Schwangerschaft sichern, kommt es bei diesen Frauen zu einer zusätzlichen Insulinresistenz: Die Muskeln der übergewichtigen Schwangeren nehmen weniger Nährstoffe auf; überschüssige Kalorien aus Nahrungszucker und -fett werden daher in die Unterhautspeicher verfrachtet. Die Folge ist häufig eine intensive Gewichtszunahme zwischen 15 und 25 Kilogramm. Aus biologischer Sicht machte das über Jahrtausende betrachtet durchaus Sinn: Die Fettdepots sollten später als Still- und Energiereserve dienen. Für die Steinzeitmama war es (überlebens-)wichtig, viele Reserven für die Schwangerschaft, die Geburt und die beginnende Stillperiode zuzulegen. Denn man hat berechnet, dass der Kalorienbedarf für diese Phasen im Leben einer Frau insgesamt etwa 140 000 Kalorien beträgt – das entspricht rund 18 bis 20 Kilogramm Fett. Dieses Fett meldet über den Botenstoff Leptin (siehe Seite 15) an die Eierstöcke: Jetzt kann es funktionieren, Mutter und Kind könnten einen Winter überleben. Weil heute jedoch Lebensmittel fast überall in unbegrenzten Mengen zur Verfügung stehen, müsste der Körper keine Extradepots mehr anlegen.

Auf die Insulinresistenz reagiert die Bauchspeicheldrüse der werdenden Mutter erneut mit einer erhöhten Produktion an Insulin, sodass das Kind im Mutterleib von vielen Nährstoffen regelrecht überflutet wird. Ab der zweiten Schwangerschaftshälfte produziert dann oft auch die Bauchspeicheldrüse des Fötus zu viel Insulin – unter anderem, um den Zucker der eventuell schon diabetischen Mutter zu senken. Diese Kinder werden riesig (»big babies«) und wiegen bei der Geburt 4500 bis 5000 Gramm. Hinzu kommt, dass sie aufgrund des Insulinüberschusses wenige Stunden nach der Geburt einen hypoglykämischen Schock erleiden können – wie ein Diabetiker. Schließlich war das Baby an eine überhöhte Traubenzuckerversorgung gewöhnt, die mit dem »nährstoffreichen« Körper der Mutter plötzlich wegfällt. Fehlt den Kraftwerken der Nervenzellen bei starker Unterzuckerung der Zuckernachschub, können sie absterben. Die Folge sind irreparable Hirnschäden. Um dies zu vermeiden, legen Geburtshelfer und Kinderärzte oft hochprozentige Zuckerinfusionen an, die erst nach und nach reduziert werden. Vermutlich trinken die großen Babys als Säuglinge auch mehr als »normale« Kinder und bleiben daher bis ins Kindergartenalter übergewichtig. Dabei können sie gar nichts dafür, dass sie ständig Appetit haben. Schließlich wurde ihr Gehirn schon vor der Geburt auf Futtern programmiert, denn höhere Insulinspiegel lösen Unterzuckerhunger aus.

Dicke Kinder, arme Kinder

Mädchen und Jungen stehen heute ernährungsbedingt unter reinstem Insulinstress. Zu jeder Tageszeit steht eine Mischkost aus Milch, Schokolade, Fruchtjoghurts, Döner oder Pizza bereit, dazu gibt es viel vermeintlich gutes Obst und Saft. Der Organismus der Heranwachsenden wird so vom ersten Lebensjahr an mit einem Überschuss an Insulin bombardiert. Entsprechend dick plustern sich die Inselzellen in der Bauchspeicheldrüse auf, in denen das Insulin produziert wird. Die noch wenigen Muskelzellen werden bereits jetzt stark überfüllt und leiden durch zu hohen Energieumsatz an oxidativem Stress, der Membranschäden in den Zellkraftwerken (Mitochondrien) verursacht. Um sich zu schützen, ziehen die jungen Zellen den Großteil ihrer Insulinrezeptoren ein. Die Kinder selbst spüren den hohen Insulinspiegel in Form von Heißhunger infolge der häufigen Unterzuckerung. Weil sie – hormonell (Insulin) bedingt – ständig Appetit vor allem auf Zucker und Fett haben, liegt die Nahrungsaufnahme nicht selten über dem eigentlichen Bedarf; die Kinder werden dick. Und das hat Folgen: Sie tun sich schwer beim Schulsport, was ihnen wiederum die Freude an der Bewegung als natürlichem Regulationsmechanismus verleidet. Sie werden von anderen Kindern ausgelacht und gemobbt – und essen daraufhin oft erst recht, um sich zu trösten. Irgendwann ist die maximale Aufnahmekapazität der Fettzellen in der Unterhaut erreicht: Bindegewebszellen (Fibroblasten) bilden dann neue Fettzellen aus. So bleibt das dicke Kind bis zur Pubertät übergewichtig und wird seinen Babyspeck einfach nicht los. Hat sich dazu noch eine besondere Vorliebe für Käse, Wurst und Fleisch entwickelt – vor allem durch das Vorbild der Eltern –, füllt das Insulin diese gesättigten tierischen Fettsäuren in die noch zarten Muskelzellen. Dadurch

> **+ TIPP**
>
> **Wenn Kinder abnehmen sollen**
>
> Zu dicke Kinder können mit der Insulintrennkost auf gesunde Art abnehmen. Dabei gilt die Regel: vier Mahlzeiten am Tag – und zwar im Rhythmus Kohlenhydrate, Mischkost, Mischkost, Eiweiß. Dazwischen gibt es keine Snacks oder Säfte und Limos.

verfetten die restlichen inneren Insulinrezeptoren und werden funktionslos. Die Muskelzellen nehmen keinen Zucker mehr auf – ein Typ-2-Diabetes bildet sich aus; bereits tausende von Kindern sind davon in Deutschland und weltweit betroffen. Dann hilft nur eines: Die ganze Familie muss mithilfe einer angepassten Insulintrennkost gegen die Kilos angehen. Beugen Sie als Eltern lieber vor. Forscher der Universität Göttingen bestätigten 2008, dass Eltern nicht nur die Veranlagung für eine bestimmte Gewichtsklasse an ihre Kinder weitergeben, sondern auch eine immense Vorbildfunktion in puncto Essen und Bewegung haben.

PUBERTÄT: DIE WEICHEN WERDEN GESTELLT

Etwa um das Ende des ersten Lebensjahrzehnts herum läuten Hormone aus dem Hypothalamus bei Mädchen das Ende der Kindheit ein. Dabei beeinflussen sich die Reifung des Gehirns (Entwicklung der Sozialkompetenz, des Körperbilds und der Sexualität), die Reifung der Hormondrüsen (Hypophyse, Nebennieren, Eierstöcke) und die körperliche Entwicklung (Längen- und Muskelwachstum, Brüste, Schambehaarung und Menstruation) gegenseitig. In den Eierstöcken reifen Eifollikel heran; sie produzieren die Östrogene, welche die erste Regelblutung (Menarche) auslösen und den Körper des Mädchens verändern und fraulich werden lassen.

Die erste hormonelle Insulinresistenz

Als völlig normaler Entwicklungsschritt entsteht mit der Pubertät beim gesunden, bis dahin gertenschlanken Mädchen durch die Hormonblockade der Insulinrezeptoren an den Muskeln eine Insulinresistenz. Die nicht mehr verbrauchte Energie wird von dem ansteigenden Insulin in die Fettzellen gelenkt. Dadurch kann der Körper auch ein Energiepolster für die erste Schwangerschaft anlegen, während sich der wachsende Muskel- und Skelettapparat tüchtig kräftigt, um ein Kind tragen zu können. Mädchen brauchen zwischen dem 12. und 17. Lebensjahr erheblich mehr Energie (600 bis 1000 Kilokalorien extra pro Tag) und haben deshalb oft starken Hunger – auch auf Eiweiß wie Fleisch, Geflügel, Käse und Ei.

> **INFO**
>
> ### Wenn Mädchen unter ihrem Körper leiden
>
> Neuere Gender-Studien (Geschlechterforschung) zeigen, dass Mädchen ihre körperliche Entwicklung in der Pubertät mit zunehmender Unzufriedenheit wahrnehmen. Hinzu kommt, dass weibliche Jugendliche ihren Körper als weniger kontrollierbar erleben, ihm aber gleichzeitig wesentlich mehr Aufmerksamkeit schenken als gleichaltrige Jungen. Zwar sind bei beiden Geschlechtern Zufriedenheit mit dem eigenen Körper und Selbstwertgefühl eng miteinander verknüpft; bei Mädchen ist diese Abhängigkeit jedoch stärker ausgeprägt. Und sie legen eher äußere, also durch die Familie oder Gesellschaft vorgegebene Maßstäbe an ihr Erscheinungsbild an. Wenn man heranwachsenden Mädchen nicht erklärt, dass ihr Appetit normal und berechtigt ist, starten sie in diesen Jahren häufig die erste Hungerdiät. Der wachsende und reifende Körper wehrt sich dagegen mit Heißhungerattacken: Der erste Schritt in eine unglückliche Diätkarriere ist getan.

Gegen Ende der Pubertät haben die meisten Mädchen dann einen regelmäßigen Eisprung und einen Zyklus zwischen 26 und 28 Tagen. Ab jetzt beeinflussen erlernte Essgewohnheiten, der tägliche Kalorienverbrauch durch Alltagsbewegung sowie der individuelle Östrogenspiegel und natürlich die Insulinreaktionen das weitere Gewicht und die Körperproportionen wesentlich.

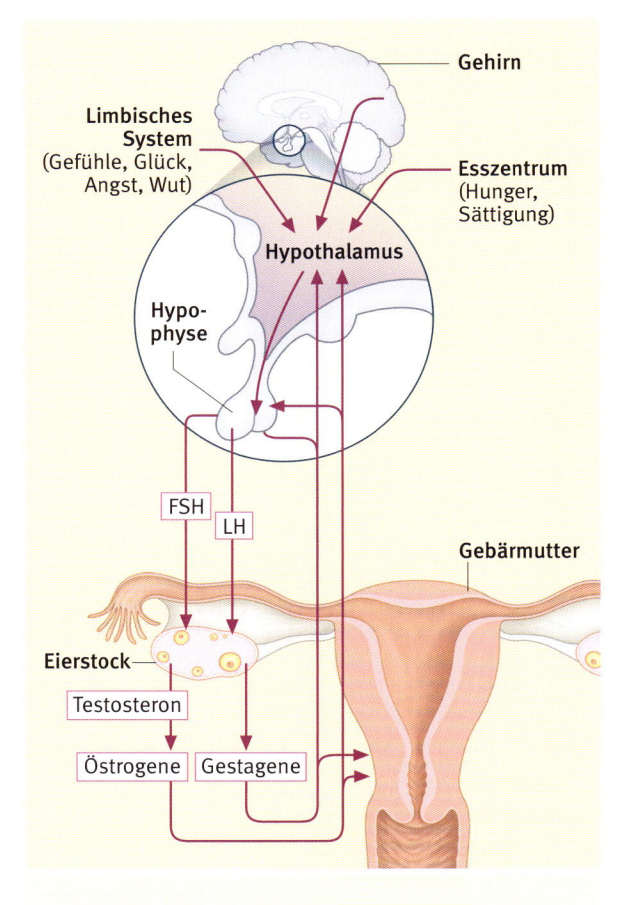

Weil Gebärmutter und Eierstöcke über einen Rückkopplungskreislauf mit dem Gehirn verbunden sind, beeinflussen ihre Hormone auch das Essverhalten.

Die Hormontypen entstehen

Sind die ersten Weichen in Richtung Körpergewicht gestellt, kommt es in der Pubertät zu einer nächsten Typdifferenzierung. Dabei entscheiden die Erbteile von Mutter und Vater sowie der Großeltern wesentlich darüber, welche Art von Hormonandockstellen sich an den Körperzellen des jungen Mädchens ausbilden. Handelt es sich stärker um Gestagenrezeptoren (Hormontyp: Gestagen-geprägte Frau), eher um Östrogenrezeptoren (Hormontyp: Östrogen-geprägte Frau) oder – was für viele neu klingen mag – um Testosteronrezeptoren (Hormontyp: Testosteron-geprägte Frau)? Und was bedeuten die unterschiedlichen Typenmerkmale für das Körperbild?

- **Bei Östrogen-geprägten Mädchen** tritt die Menstruation bereits im Alter von zehn bis zwölf Jahren ein und die Periode ist dann meist schon früh regelmäßig.
- **Gestagen-geprägte Mädchen** neigen aufgrund des Östrogenmangels in der Pubertät zu Akne. Die Menarche tritt erst mit 12 bis 14 Jahren ein.
- **Testosteron-geprägte Mädchen** leiden häufig unter Pubertätsakne, weil die relativ starke Testosteronwirkung zu einer Überproduktion der Talgdrüsen führt. Ihre Menstruationszyklen sind eher unregelmäßig. Dabei bleibt die Regel immer wieder einmal aus und die Mädchen haben keinen Eisprung. Mädchen dieses Hormontyps entwickeln oft einen kräftigen Appetit auf Fleisch, Käse oder Eier. Aufgrund des hohen Muskelanteils und des kräftigen Knochenbaus wiegen sie relativ viel, auch wenn sie kein (Fett-)Übergewicht haben.

DIE ERWACHSENE FRAU

Ab der Pubertät mit der ersten Blutung (Menarche) bis zu den Wechseljahren (Menopause) stößt die Gebärmutterhöhle Monat für Monat ihre Schleimhaut ab: Dies ist die Menstruation. Der Zyklus dauert im Durchschnitt 28 Tage und kommt durch das Wechselspiel verschiedener Geschlechtshormone zustande (Östrogen, Progesteron sowie bestimmte Botenstoffe im Gehirn).

Nach jeder Monatsblutung beginnt ein neuer Zyklus. Dabei wird im Hypothalamus der Botenstoff GnRH (Gonadotropin-Releasing-Hormon) freigesetzt. Er regt die Hypophyse an, Luteinisierendes Hormon (LH) und Follikel-stimulierendes Hormon (FSH, siehe zu beiden auch Tabelle Seite 26/27) auszuschütten. Beide Botenstoffe sind in der Zyklusmitte kurzzeitig erhöht und entscheidend für den Eisprung. Sobald sie in den Eierstöcken angedockt haben, regt das FSH die Bildung von Östrogenen (Östradiol) aus Androgenen an: Eizellen in den Eibläschen (Follikeln) reifen heran und die granulose (körnige) Zellschicht wird ihrerseits aktiviert, weiter aus Testosteron Östrogen zu bilden, um den Eifollikel zu nähren. In dieser Wachstumsphase sorgt zirkulierendes Östradiol für den Aufbau der Gebärmutterschleimhaut und bereitet damit die Einnistung einer befruchteten Eizelle vor.

Beim Eisprung verlässt die gereifte Eizelle das Eibläschen und wandert über den Eileiter in

TIPP

So vermeiden Sie einen Gewichtsanstieg nach dem Eisprung

Weil durch den Anstieg des Gelbkörperhormons (Gestagen) die Insulinresistenz wächst, können Sie nach dem Eisprung leicht bis zu zwei Kilogramm zunehmen. So können Sie bei starkem Übergewicht gegensteuern:

- **Setzen Sie auf proteinreiche Nahrung:** Selbst wenn Sie aufgrund Ihres Hormontyps mittags durchaus Mischkost verzehren könnten, sollten Sie nach dem Eisprung für 10 bis 14 Tage auch beim Mittagessen auf Eiweiß pur setzen.
- **Trinken Sie ausreichend:** Nehmen Sie täglich mindestens 1,5 Liter Flüssigkeit in Form von Tee, Mineralwasser oder klarer Bouillon zu sich. Das entwässert.
- **Ab ins Wasser:** Schwimmen und Aquafitness straffen das Gewebe an Po und Oberschenkeln und fördern die Durchblutung. Wenn Sie keine Wasserratte sind, helfen Radfahren, Walking oder Rollerbladen, die Problemzonen zu festigen.
- **Lymphdrainage:** In der Lymphe sammeln sich Stoffwechselprodukte und Fette, die den Lymphfluss behindern und zu Wasseransammlungen führen (Lipoödeme). Mithilfe einer Lymphdrainage wird die gestaute Flüssigkeit schneller durch die Bauchlymphgefäße abgeführt, wobei gleichzeitig die Darmfunktion angeregt wird. Gönnen Sie sich einmal pro Monat einen Besuch bei einer entsprechend ausgebildeten Kosmetikerin oder Physiotherapeutin.
- **Kneippsche Güsse:** Um das Gewebe zu straffen und den Blutkreislauf anzuregen, duschen Sie Ihre Beine morgens und abends kalt ab – immer von den Knöcheln aufwärts bis zur Leiste und wieder zurück.
- **Peeling für die Haut:** Massieren Sie in sanften Kreisbewegungen ein Peelingprodukt auf die Beine. Nach dem Abspülen tragen Sie in großen Bewegungen eine Feuchtigkeitscreme auf und beenden die Behandlung mit einer Massage – wieder von den Fußgelenken bis hinauf zu den Oberschenkeln.
- **Werden Sie aktiv:** Bewegen Sie sich regelmäßig. Gehen Sie so viel wie möglich zu Fuß und steigen Sie Treppen. Legen Sie zwischendurch die Füße hoch. Sortieren Sie zu enge Schuhe aus und tragen Sie High Heels und Co. nur ein paar Stunden am Tag. Auch enge Jeans behindern den Lymphfluss und verursachen Wasseransammlungen.

Richtung Gebärmutter. Wird die Eizelle auf ihrem Weg durch ein Spermium befruchtet, nistet sie sich in der Gebärmutter ein. Das im Eierstock verbliebene Eibläschen wandelt sich jetzt zum Gelbkörper um, der Progesteron (ein Gestagen) herstellt. Dieses Hormon sorgt während einer Schwangerschaft unter anderem dafür, dass keine anderen Eizellen heranreifen.

Wird die Eizelle nicht befruchtet, geht sie zugrunde; der Gelbkörper bildet sich zurück. Damit sinkt zunächst der Progesteronspiegel stark, später fällt auch der Östrogenspiegel ab. Die Gebärmutterschleimhaut wird nicht mehr ernährt und als monatliche Regelblutung ausgeschieden. So gesehen liegt die Ursache für die weibliche Menstruation in einem Hormonentzug.

Gewichtsfalle prämenstruelles Syndrom

Ist die erste Zyklushälfte noch Östrogen- und die zweite Progesteron-dominiert, fallen kurz vor der Regelblutung beide Hormonspiegel ab. Viele Frauen bemerken dies an Spannungsgefühlen und Schmerzen in den Brüsten; auch Stimmung, Appetit und Essverhalten ändern sich. Außerdem lagert sich aufgrund des relativen Östrogenüberschusses (das Progesteron fällt schneller ab) in dieser Zyklusphase verstärkt Wasser ein. Dies führt dazu, dass so manche Frau schnell einmal ein bis zwei Kilogramm zunimmt.

Sinkt dann auch das Östrogen, nimmt vermutlich auch die Produktion des Neurotransmitters Serotonin im Gehirn ab. Sobald eine Frau Mangel an diesem »Wohlfühlhormon« hat – ein Umstand, der auch die Stimmung trübt –, entwickelt sie Heißhunger auf Kohlenhydrate (Zucker), der oft nur durch ein oder zwei Tafeln Schokolade oder einen großen Becher Nusseis gestillt werden kann. Um den Blutzuckerspiegel nach diesem Exzess wieder zu regulieren, produziert die Bauchspeicheldrüse Insulin und blockiert die Körperentwässerung. Der Grund dafür: Das auszuscheidende Salzwasser wird von den Nieren wieder zurückgeschickt, um die Verflüssigung und Verdünnung der konzentrierten Lebensmittel zu erleichtern. Dies führt ebenfalls zu Wassereinlagerungen (Ödemen) und Cellulite – und sorgt dafür, dass die Zeiger der Waage nach oben schnellen.

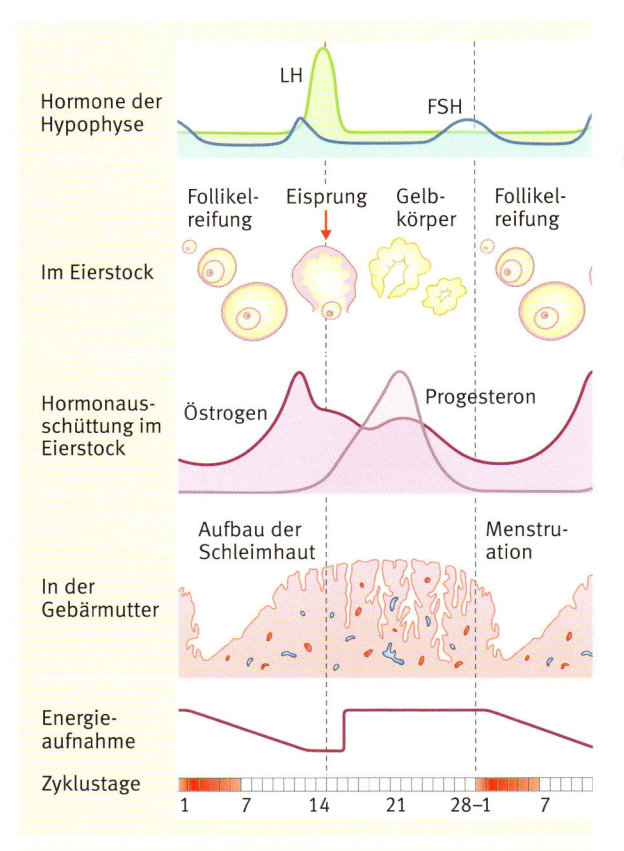

Der weibliche Menstruationszyklus wird geprägt von den Hormonen, die in der Hypophyse (Luteinisierendes Hormon/LH und Follikel-stimulierendes Hormon/FSH) sowie in den Eierstöcken selbst gebildet werden (Östrogen, Progesteron). Dabei bestimmt der Hormonstatus auch den Hunger und den Gewichtsverlauf der Frau.

Den Pfunden den Kampf ansagen

All diese Schwankungen sind normal und regulieren sich nach der Blutung wieder. Da es im Lauf des prämenstruellen Syndroms häufig zu Heißhunger auf Süßes und Schokolade kommt, führen sie in manchen Fällen und im Lauf der Zeit jedoch zu einer schleichenden Gewichtszunahme. Das Gemeine dabei ist: Übergewicht, das durch die Wirkung von Hormonen aufgebaut wurde, lässt sich weder durch Hungerkuren noch durch exzessiven Sport einfach so abbauen. Was dagegen hilft, ist die typgerechte Insulintrennkost.

Die zweite hormonelle Insulinresistenz

Die Bestätigung einer Schwangerschaft ist sicher einer der bewegendsten Momente im Leben einer Frau – vor allem, wenn es sich um ein Wunschkind handelt. Dabei bekommt die werdende Mutter den Umbruch und Wandel in ihrem Leben, der sich mit jedem Kind einstellt, hautnah zu spüren: Ihr Hormonhaushalt schaltet jetzt auf »noch weiblicher«. Das Immunsystem verändert sich und der Mutterkuchen, der das Ungeborene mit Nahrung und Sauerstoff versorgen wird, produziert selbst Hormone (etwa Progesteron). Nicht zuletzt ändern sich auch das Gewicht und die Körpersilhouette.

Zuzunehmen ist jetzt ganz normal

Das befruchtete Ei leitet nun die zweite bedeutsame »normale« Insulinresistenz am Muskel der Mutter ein (nach der ersten während der Pubertät), der eine entsprechende Hyperinsulinämie nachfolgt. Der Muskel soll nicht mehr selbst alle Kalorien verbrauchen, damit der Körper genug Fett als Still-, Wärme- und Kraftreserve anlegen kann.

- Im ersten Schwangerschaftsdrittel nimmt die werdende Mutter, sofern sie vorher normalgewichtig war, in der Regel aber erst einmal etwas ab. Zum einen benötigt sie jetzt noch nicht mehr Energie als vor der Schwangerschaft. Zum anderen kann Schwangerschaftserbrechen zu einem Gewichtsverlust führen (bedingt durch den Effekt des Schwangerschaftshormons hCG, das sogar zur Schilddrüsenüberfunktion führen kann).
- Im zweiten Drittel ist es normal, wenn die Schwangere 250 bis 400 Gramm pro Woche zunimmt.
- Im letzten Drittel können es sogar 500 bis 600 Gramm wöchentlich sein. Sicherheitshalber sollten Sie bei einer Zunahme von 500 Gramm und mehr pro Woche unbedingt Ihren Arzt zu Rate ziehen, weil der Verdacht auf Schwangerschaftsdiabetes oder Präklampsie besteht (Schwangerschaftsvergiftung mit folgenden Symptomen: starke Ödeme, Bluthochdruck und Krämpfe – besonders im achten und neunten Monat).

Zunächst hängt die Gewichtszunahme mit den Veränderungen des eigenen Körpers zusammen, später dann auch mit der Entwicklung des Kindes. Kurz vor der Geburt wiegen allein Gebärmutter und Fruchtwasser je etwa 1000 Gramm, die Plazenta rund 500 Gramm und das Baby 3000 bis 3500 Gramm. Zudem wachsen die Brüste der Mutter, ihre Blutmenge vermehrt sich und ihr Gewebe lagert Wasser ein. Diese Reserven dienen als Puffer und werden dem Gewebe im Notfall entzogen – beispielsweise um einen akuten Blutverlust auszugleichen. Sie sorgen auch dafür, dass

> **+ TIPP**
>
> **Wenn Hormone dick machen**
>
> Bei hormonell bedingtem Übergewicht hilft keine Diät. Sie können sich nur durch konsequente beziehungsweise intensivierte Insulintrennkost von den überflüssigen Kilos befreien, zum Beispiel mit einer Kohlenhydratmahlzeit um 8 Uhr sowie je einer Eiweißmahlzeit um 13 Uhr und zwischen 19 bis 20 Uhr. Mehr zum Biorhythmus der Ernährung erfahren Sie ab Seite 78.

Frauen nach der Geburt stillen können, ohne viel zu trinken.

Ab der 40. Woche sollte sich das Gewicht dann nicht mehr ändern. Denn Übergewicht wird oft von Bluthochdruck begleitet, was Mutter und Kind schaden kann. Lassen Sie sicherheitshalber regelmäßig Ihren Bludruck messen und achten Sie auf Wassereinlagerungen, die sich durch schwere Füßen oder dicke Finger bemerkbar machen.

Vorsicht, überflüssige Pfunde

Das Problem: Viele Frauen entwickeln in der Schwangerschaft einen deutlich stärkeren Appetit als zuvor. Denn unter dem Einfluss der Hormone, der physiologischen Insulinresistenz und Hyperinsulinämie sowie mit dem Bewusstsein der Schwangerschaft ändern sich auch das bewusste und unbewusste Essverhalten. Schließlich muss Frau nun nicht mehr mit schlanker Taille den Mann bezirzen. Hinzu kommt: Damit es ihrem werdenden Kind gut geht, steht jetzt vermehrt Kalorienreiches auf dem Speiseplan. Vieles davon sind versteckte Dickmacher, wie Malzbier, Fruchtsäfte und Schorle, aber auch Obst oder Fruchtjoghurts, die dem Körper eine Extraportion Vitamine und Kalzium für die Knochen liefern sollen. Deshalb schlägt – wie schon in der Pubertät – die Insulinfalle doppelt zu.

Wenn beispielsweise eine Testosteron-geprägte Frau seit dem Kindergartenalter mit extrem insulintreibender Mischkost ernährt wurde – also der verhängnisvollen Mischung aus tierischem Protein plus Kohlenhydrate (Stärke und Zucker), hat sich das Insulin bereits auf ein stark überhöhtes Niveau aufgeschwungen. Fruchtjoghurts, Obstquark, Käsebrote, Schokoriegel, Eiscreme, Pizza und Burger haben ihre aggressiven Spuren hinterlassen.

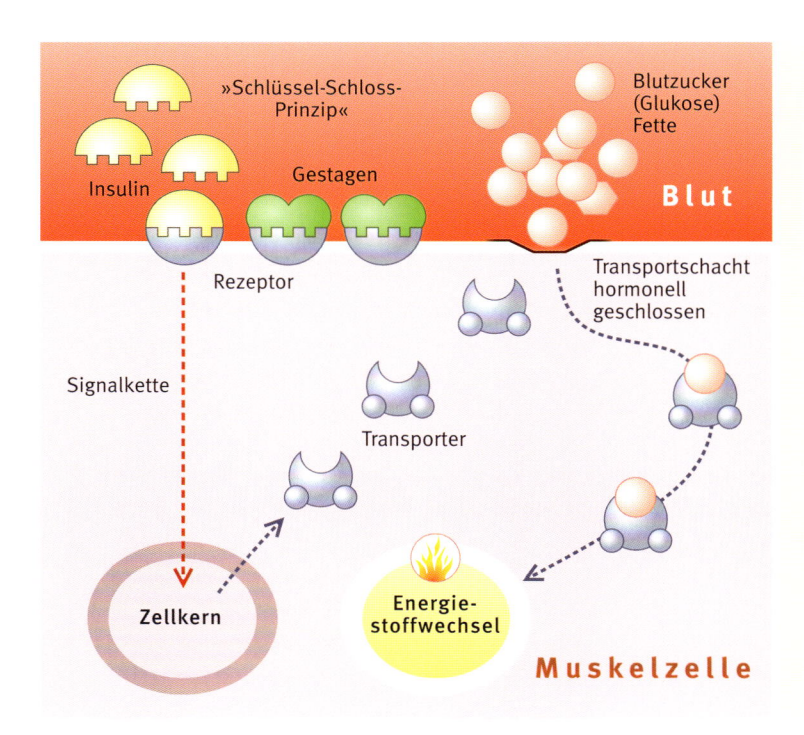

In der Schwangerschaft blockieren Gestagene die Insulinrezeptoren der Muskelzellen und führen so zu einer hormonell bedingten Insulinresistenz. Dadurch steigt der Insulinpegel im Blut und das Hormon lenkt die überschüssige Energie als Stillreserve und Brennstoffspeicher für kalte Winter ins Fettgewebe.

Vom rundlichen Kindergartenmädchen über das übergewichtige Schulkind wächst die Teenagerin deutlich in Höhe und Breite. Schuld daran ist das massiv einsetzende Wachstumshormon, das Knochenlängen- und Muskelzunahme antreibt und einen neuen Mitspieler ins Feld führt: das IGF1 (Insulin-growth-Faktor 1). Dieser Extrafaktor lässt die Fettzellen zusätzlich anschwellen und verhindert sogar, dass sie wie andere Zellen auch nach einer gewissen Zeit absterben (Apoptose) – obwohl dieser Zelltod eigentlich genetisch programmiert ist. Dies gilt im Besonderen für Testosteron-geprägte Frauen, in eingeschränktem Maße aber auch für die beiden anderen Hormontypen. Daher ist es gar nicht so selten, dass Schwangere selbst 20 bis 30 Kilo Zusatzgewicht nicht als übermäßig, geschweige denn als problematisch ansehen. Kommt zur angegessenen auch noch die hormonelle Insulinresistenz, führt dies zur völligen Verfettung der Muskelzellen; die Rezeptoren werden funktionslos. Die Folge: Schwangerschaftsdiabetes.

Gesund essen und trotzdem abnehmen

Häufig verschwinden die 10 bis 15 überschüssigen Kilos auch nach der Geburt nicht mehr. Der Grund: Normalerweise ist der weibliche Körper so gebaut, dass die Mutter während der Stillzeit gut versorgt ist. Sie könnte sogar Hungerzeiten ausgleichen, indem die Fettreserven an den Oberschenkeln abgebaut und Kalzium aus ihren Knochen abgezogen würden. Extra dafür werden von der ersten Periode an bis ins 23. Lebensjahr Reserven angelegt. Hat eine Frau jedoch zu gut vorgesorgt, bleibt der Stoffwechsel auch nach der Geburt ganz der alte: Was nicht verbrannt wird, beispielsweise durch kräftige regelmäßige Bewegung oder Sport, bleibt in den Fettdepots. Das ist umso wahrscheinlicher, weil mit dem Baby kaum Zeit für die Fitness bleibt. Und wenn das Neugeborene tagsüber schläft, nutzen viele Mütter diese Zeit auch selbst lieber für eine Extraeinheit Schlaf.

Mithilfe der Insulintrennkost (siehe Seite 66 ff.) können Übergewichtige ihr Gewicht selbst während der Schwangerschaft sehr gut regulieren. Schließlich geht es gerade in dieser Phase darum, nicht zu schnell und zu stark zuzunehmen. Zudem müssen werdende Mütter darauf achten, dass sie mit der Nahrung genügend Mineralstoffe, Spurenelemente, Vitamine und Eiweiße aufnehmen, denn jetzt werden an den weiblichen Körper besondere Ansprüche gestellt.

Übergangszeit Wechseljahre

Meist zwischen dem 45. und 55. Lebensjahr beginnt der Lebensabschnitt der Wechseljahre (Klimakterium). Nach Pubertät und Schwangerschaft ist dies die dritte große Übergangszeit im Leben der Frau, in der sich der Hormonhaushalt noch einmal grundlegend verändert: Die Funktion der Eierstöcke lässt langsam nach. Zuerst fällt das Progesteron mehr und mehr ab. Entsprechend erhöht sich erst einmal der Östrogenspiegel relativ. Nach und nach tendiert aber auch das Östrogen gegen Null; die letzte Monatsblutung stellt sich ein.

- In der ersten Phase, der Prämenopause, treten aufgrund des ausbleibenden Eisprungs und des damit einhergehenden Progesteronausfalls eher unspezifische Beschwerden auf, wie Schlafstörungen, Stimmungsschwankungen und Nervosität.
- In der Perimenopause können dann die typischen Wechseljahrssymptome auftauchen, wie heftige Hitzewallungen und Schweißausbrüche. Andere Symptome sind Depressionen, Herzrasen, Herzrhythmusstörungen sowie trockene Schleimhäute und Schmerzen beim Geschlechtsverkehr.
Meist ist die Periode in beiden Phasen schon unregelmäßig: Ab dem 45. Lebensjahr fällt erst jeder dritte, dann jeder zweite Eisprung aus – zuletzt dann alle. Bei Gestagen-geprägten Frauen beginnt diese Phase nicht selten schon zehn Jahre früher (Früh-Menopause). Doch Vorsicht: Solange Sie

noch einen Eisprung haben, können Sie auch noch schwanger werden. Wenn Sie keine Kinder (mehr) möchten, sollten Sie daher nach wie vor verhüten.
- Das Jahr im Anschluss an die letzte Monatsblutung bezeichnet man als Menopause.
- Der Zeitraum danach bis etwa zum 65. Lebensjahr wird Postmenopause genannt.

Begleitende Wechseljahrsbeschwerden

Ungefähr 20 Prozent der Frauen haben während des Klimakteriums überhaupt keine oder kaum Beschwerden; ihr Körper kann auf Hilfe von außen verzichten. Bei einem Großteil der Frauen allerdings sinkt der Hormonspiegel so schnell, dass sie diesen Prozess durchaus als körperliche und seelische Belastung empfinden. Schließlich hat sich ihr Körper über Jahrzehnte an die positive Kraft der Hormone gewöhnt.

Wer weiß, wie sich das prämenstruelle Syndrom (siehe Seite 52 f.) anfühlt, erhält eine schwache Ahnung davon, wie sich die Wechseljahre äußern können. Trotzdem: Wie eine Frau mit den begleitenden Symptomen umgehen wird, lässt sich in jungen Jahren nicht sagen. Nicht selten kommt es anders als erwartet. Daher ist es schwierig, sich im Voraus auf das Klimakterium vorzubereiten: Die Wechseljahre stellen sich ein, ohne dass eine Frau diesen Prozess willentlich beeinflussen kann. Denn ihr Körper beschließt selbst, wann der geeignete Zeitpunkt gekommen ist.

Gewichtsphase 1: Der Progesteronspiegel sinkt

Sinkt in der Prämenopause der Progesteronspiegel, stellen sich bei den meisten Frauen zunächst Schlafstörungen ein; auch die Merkfähigkeit lässt nach. Weil zugleich in der zweiten Zyklushälfte

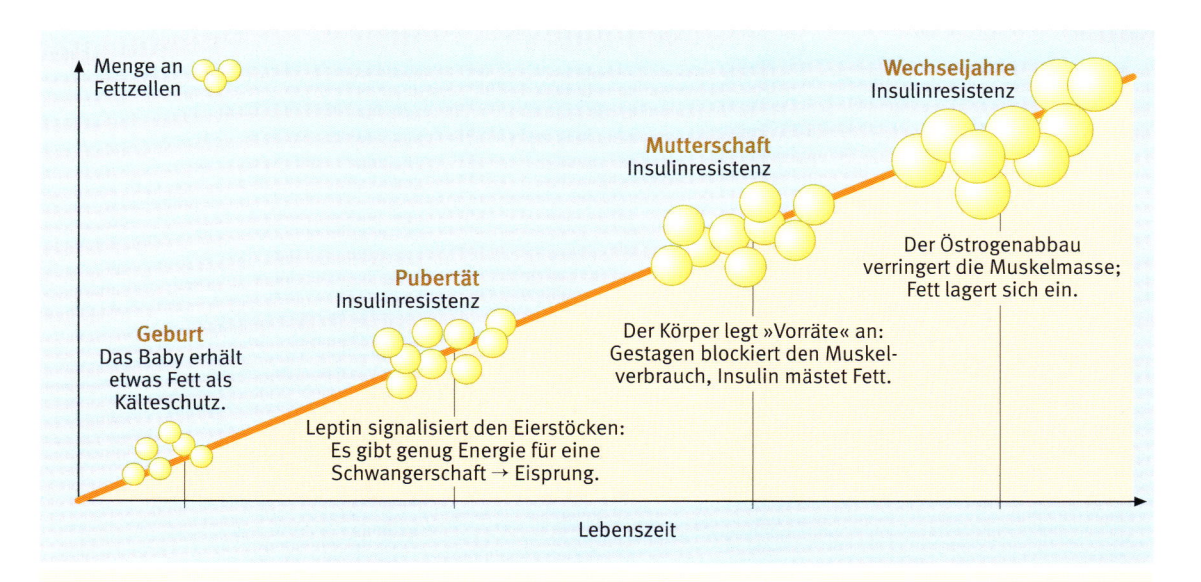

Der typische Gewichtsverlauf im Leben einer Frau ist Insulin-gesteuert. Die drei Phasen im Leben einer Frau, in denen sich ihr Hormonstatus massiv verändert, sind geprägt von einer Insulinresistenz und Hyperinsulinämie.

phasenweise der Östrogenspiegel überwiegt, legen Frauen aber noch nicht zwangsläufig an Gewicht zu. Dennoch: Bleibt das Essverhalten gleich, verändert sich der Körper. Sinkt danach auch das muskelstimulierende Östrogen, wird die Frau insgesamt fülliger. Bei Gestagen-geprägten Frauen beginnt diese Phase bereits mit Mitte 40, bei Testosteron-geprägten Frauen um das 50. Lebensjahr, bei Östrogen-geprägten sogar erst ab Mitte 50.
Bei starken Periodenblutungen kann der Gynäkologe Gestagenhormone verschreiben, um den Östrogenspiegel zu kompensieren. Das spielt insbesondere bei Myomen in der Gebärmutter und bei einer durch die Blutungen ausgelösten Anämie (Blutarmut) eine wichtige Rolle. Progesteron gilt als ungefährlich und schützt zudem sehr gut vor Gebärmutterkrebs (beispielsweise als vaginal eingeführte Kügelchen).
Auch wenn die Wechseljahre psychische Probleme wie Depressionen und Ängste mit sich bringen, sollten Sie professionelle Hilfe annehmen, um sich das Leben zu erleichtern. Wird der Mangel an dem auf die Psyche wirkenden Progesteron ausgeglichen, ist der Schlaf erholsamer. Albträume, Angst und Gefühlsschwankungen lassen nach und das Selbstwertgefühl steigt wieder.

Gewichtsphase 2: Der Östrogenspiegel fällt ab ...
In der zweiten und eigentlichen Phase der Wechseljahre (Perimenopause) bilden die Eierstöcke keine Follikel und schließlich auch keine Östrogene mehr. Den einsetzenden Östrogenmangel beantwortet der Körper, indem zunächst Luteinisierendes Hormon (LH), dann auch Follikel-stimulierendes Hormon (FSH) ansteigen. Der klassische Menopausen-Hormonstatus, der sich anhand eines Blutbildes nachweisen lässt, sieht immer folgendermaßen aus: hohes LH und FSH sowie niedriges Progesteron und Östrogen. FSH ist jetzt zwei- bis viermal so hoch wie im »normalen« Zyklus und heizt das Temperaturzentrum im Gehirn richtig an: Es kommt zu den berühmt-berüchtigten Hitzewellen ohne Fieber. Jetzt können auch die typischen Menopausensymptome auftreten: Die Haut wird schlaffer, der Haarwuchs lässt nach, zuweilen kommt es gar zu Haarausfall.

> **INFO**
>
> ### Ein heikles Thema: Inkontinenz und genitale Schmerzen
>
> Obwohl Inkontinenz (Blasenschwäche mit unfreiwilligem Harnabgang) und Scheidentrockenheit in und nach den Wechseljahren neben dem Selbstwertgefühl auch das Liebesleben und damit die Partnerschaft empfindlich stören können, werden sie häufig als unabwendbar hingenommen und verschwiegen. Dabei leiden, bedingt durch den Östrogenmangel, vier von zehn Frauen unter den Beschwerden.
> Der Grund: In der Scheidenhaut sowie im Bindegewebe des Beckenbodenbereichs befindet sich eine Vielzahl von Östrogenrezeptoren. Das Weiblichkeitshormon regt im Vaginalbereich die Zellerneuerung, Durchblutung und Feuchtigkeitssekretion an. Unter Östrogenmangel verlangsamen sich diese Prozesse oder werden sogar gestoppt. Die Vaginalhaut wird dünner und empfindlicher. Der pH-Wert in der Scheide verändert sich, es kommt zu Infektionen. Wenn Sie unter den genannten Beschwerden leiden, kann Ihnen der Arzt Scheidenzäpfchen oder eine Vaginalcreme mit dem körpereigenen natürlichen Östrogen Östriol verschreiben. Allerdings: Bis sich das Scheidengewebe vollständig erholt hat und die Inkontinenz beseitigt ist, können drei bis sechs Monate vergehen.

Die Schleimhäute in der Scheide bilden sich zurück, die Scheide wird trocken, die Beckenbodenmuskulatur lässt nach (siehe Kasten Seite 57). Die Knochenarchitektur vermindert sich. Herz-Kreislauf-Beschwerden nehmen zu und das Risiko, an porösen Knochen (Osteoporose) oder Arteriosklerose (Arterienverkalkung) zu erkranken, steigt.

... und der Cortisolspiegel steigt

Laut einer Studie der University of Greenwich von 2002 reduziert Östrogen die Produktion der Stresshormone Cortisol und Adrenalin. Aufgrund dieser schützenden Wirkung sind Frauen zumindest in jüngeren Jahren grundsätzlich weniger stressanfällig als Männer. Allerdings schwankt auch bei jüngeren Frauen der Östrogenspiegel um die Menstruation herum, was sie zum einen stressempfindlicher und reizbarer macht, zum anderen aufgrund stressbedingter Essgewohnheiten auch zu Gewichtsschwankungen führen kann (siehe auch Seite 52 f.). Dies trifft umso stärker auf die Wechseljahre zu, in denen das Östrogen immer mehr sinkt. Denn entsprechend steigt der Cortisolspiegel immer weiter an. Hinzu kommt, dass sich jetzt auch der DHEA-Spiegel (Dehydroepiandrosteron) in der Nebenniere verändert. Dieses Androgen (Vorstufe des männlichen Geschlechtshormons) ist ebenfalls ein Gegenspieler des Cortisols: Es senkt die Stressbereitschaft und mindert die Fettansammlung am Bauch. Fehlt DHEA, kann Dauerstress unzählige »Frustpfunde« und einen »Menopausenbauch« fördern. Tatsächlich sind Stress und die Unfähigkeit abzunehmen bei vielen Frauen eng miteinander verzahnt und ein wohlbekannter Faktor in ihrer Gewichtsbiografie. Das Hormonformel-Entspannungsprogramm ab Seite 156 trägt viel dazu bei, diesem Teufelskreis zu entkommen.

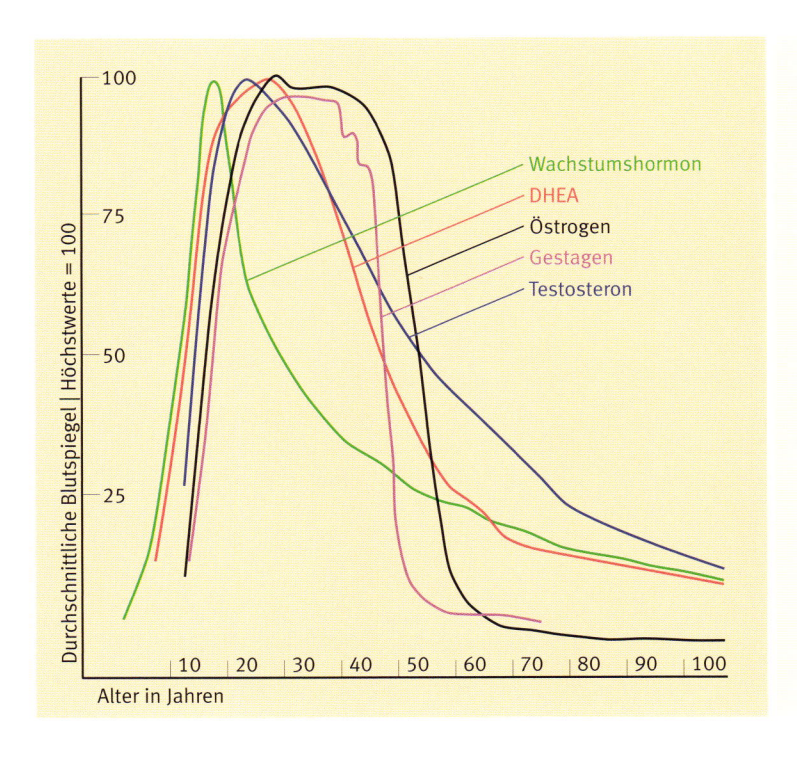

So positiv die Wirkung der Geschlechtshormone auf Körper und Psyche auch sein mag: Sie hält nicht ein ganzes Frauenleben lang an. Schon mit 30 nimmt die Produktion von Östrogen, Gestagen und Testosteron je nach Hormontyp mehr oder weniger deutlich ab. Jetzt können natürliche, geringe Hormonmengen, die mittels eines Gels durch die Haut eingebracht werden, helfen, das Altern der Haut, der Gefäße, der Schleimhäute und der Knochen bei fehlendem Risiko um ein Jahrzehnt nach hinten zu verschieben (siehe auch Kasten Seite 61).

Der Menopausenbauch entsteht

Kaum sind Progesteron und Östrogen auf dem Nullpunkt, herrscht dafür ein Androgenüberschuss aus den Nebennieren: Zusammen mit einem zu hohen Insulinspiegel entgleist jetzt selbst bei bisher normalgewichtigen Frauen die Anzeige auf der Waage. Der Taillenumfang kann je nach Hormontyp um 10 bis 20 Zentimeter zunehmen. Die Bauchfettzellen haben allerdings auch etwas Gutes: Ihnen stehen sogenannte Aromatasen zur Verfügung, körpereigene Enzyme, die einen großen Teil des Androgens wieder zu Östron umwandeln. So bleibt das weibliche Erscheinungsbild erhalten, das sich unter starkem Androgeneinfluss ansonsten ungehindert vermännlichen würde. Der Bauch der reiferen Frau ersetzt also gewissermaßen den Eierstock.

Das bedeutet aber keineswegs einen Freischein für zusätzliche Pfunde. Zwei bis drei Kilos zusätzlich zum durchschnittlichen Körperfettgehalt von 20 Kilogramm (BIA-Messung, siehe Seite 11) – mehr sollte es nicht sein, um den positiven Effekt der Bauchfettzellen zu nutzen.

Meist schon ab dem 40. Lebensjahr und mit jedem weiteren Jahr verringert sich die aktive Muskelmasse jährlich um ein Prozent. Das macht sich in der Kraftleistung, der Verletzungsanfälligkeit und auch im Energieverbrauch bemerkbar. Somit sind die Wechseljahre der dritte Hormonabschnitt im Leben einer Frau, der geprägt wird von einer Insulinresistenz und Hyperinsulinämie – einfach weil die Muskulatur stetig abnimmt, wenn sie nicht genug gefördert wird (siehe auch Grafik Seite 56). Ab nun nehmen Folgekrankheiten wie Diabetes mellitus, Bluthochdruck, Durchblutungsstörungen der Beine, Herzinfarkt und Schlaganfall zu. All dem können Frauen jedoch sehr effektiv Einhalt gebieten. Es lässt sich gar nicht oft genug wiederholen, wie wichtig und wertvoll in diesem Alter eine stoffwechselgerechte und eiweißreiche Insulintrennkost bei gleichzeitig regelmäßigem

INFO

Pflanzliche Hormone

Frauen, die aufgrund einer familiären Veranlagung ein erhöhtes Risiko für Krebs oder Stoffwechselkrankheiten haben, fürchten meist die Hormonersatztherapie und greifen eher zu aus Pflanzen gewonnenen Hormonen (Phytoöstrogenen). Doch es gibt bislang keine Studien, die belegen, dass Östrogene aus Soja oder Rotklee an den Östrogenrezeptoren schonender wirken als synthetische Hormone. Hinzu kommt, dass pflanzliche Hormone nur bei schwächeren Wechseljahrssymptomen Erleichterung schaffen, die ein gesunder Lebensstil ebenfalls gut lindern kann (ausgewogene Ernährung, wenig Tee, Kaffee und Alkohol, viel Bewegung, Yoga und Entspannung).

In Studien zur Wirksamkeit in den Wechseljahren wurden bisher hauptsächlich Sojaextrakte geprüft. Der Grund: Asiatinnen, deren Nahrung einen wesentlich höheren Sojaanteil aufweist, leiden deutlich weniger an hormonell bedingten Alterserscheinungen und Gewichtszunahme als Frauen in der westlichen Welt. Allerdings essen sie von Kindheit an sojareich und versorgen ihren Körper nicht erst im fortgeschrittenen Alter mit den gesunden Inhaltsstoffen. Daher heißt es in einer neueren Studie der Uni Göttingen, sich nicht allzu viel von Sojapräparaten zu erhoffen. Auch das Versprechen, dass Phytoöstrogene die Knochen stärken, konnte bisher nicht ausreichend belegt werden. Dass pflanzliche Mittel nicht immer harmlos sind, zeigen Präparate mit Traubensilberkerze: Sie können in Einzelfällen zu schweren Leberschäden führen.

Training zum Muskelaufbau ist. Tatsächlich lässt sich durch ein einfaches Übungsprogramm (wie dem Hormonformel-Krafttraining ab Seite 144) der sukzessive Muskelabbau stoppen und sogar wieder rückgängig machen.

Die Hormontypen im Überblick

- **Östrogen-geprägte Frauen** leiden in der Anfangsphase der Wechseljahre oft unter dem überhöhten Östrogenspiegel, der sich durch Wassereinlagerungen, Spannungsgefühl und überempfindliche Haut bemerkbar macht. Um diese Beschwerden sowie Schlafstörungen und Stimmungsschwankungen auszugleichen, kann der Arzt für die zweite Zyklushälfte Progesteron verschreiben, etwa in Form eines Progesterongels.
  In der zweiten Phase der Wechseljahre haben Östrogen-geprägte Frauen in der Regel weniger Probleme als andere Hormontypen, da sie durch Östrogen aus dem Fettgewebe weiterhin relativ gut versorgt sind. Bei starkem Übergewicht besteht jedoch genau aus diesem Grund auch ein erhöhtes Brustkrebsrisiko (Mammakarzinom).
- **Gestagen-geprägte Frauen** kommen relativ früh in die Wechseljahre, daher besteht das höchste Altersrisiko. Weil teilweise schon ab Mitte 30 kein Eisprung mehr stattfindet, reduziert sich der gewebepflegende und knochenschonende Östrogenzyklus um weitere Jahre. Vor allem die maximale Knochenmasse (peak-bone-mass) ist bei Gestagen-geprägten Frauen deutlich geringer als bei den anderen Hormontypen. Osteoporose und Arteriosklerose können die Folge sein, gerade wenn die Ernährung zu wenig Eiweiß enthält. Besonders gefährdet sind Raucherinnen und Untergewichtige.
- **Testosteron-geprägte Frauen** nehmen die Wechseljahre sehr unterschiedlich wahr. Überwiegen im Vorfeld die männlichen Hormone, gehen Akne und männliche Behaarung meist zurück, weil die Eierstöcke weniger produktiv sind. Allerdings steigt in dieser Lebensphase das Risiko für einen vermehrten Bauchumfang und damit für Herz-Kreislauf-Erkrankungen. Deswegen sollten gerade Testosteron-geprägte Frauen nicht rauchen und auf ihren Blutdruck achten, um weitere Risikofaktoren auszuschließen. Nicht zuletzt können die Wechseljahre bei diesem Hormontyp zu heftigen Stimmungsschwankungen führen, weil das mildernde Östrogen abfällt.

Die Chance nutzen: Achtsamkeit entwickeln

Neben den Umstellungen im Körper kommt es während der Wechseljahre häufig noch zu anderen Veränderungen im Leben einer Frau: Die Kinder werden erwachsen und verlassen das Haus. Endlich ist genug Zeit und Kraft vorhanden, um sich zum Beispiel beruflich (wieder) stärker zu engagieren. Manche Frauen empfinden diesen Wandel als schwere Belastung, fühlen sich unweiblich, unattraktiv und nutzlos. Andere blühen regelrecht auf und probieren Dinge aus, auf die sie schon immer Lust hatten: Sie machen Sport, schlagen einen zweiten Bildungsweg ein oder verreisen – kurzum, sie genießen ihr Leben in vollen Zügen. Das wirkt sich auch auf die Partnerschaft aus. In vielen Fällen entsteht eine neue Nähe, es können aber auch Probleme auftauchen.

Eins ist klar: Lässt die Funktion der Eierstöcke nach, bedeutet das auf keinen Fall den Verlust der Weiblichkeit. Schließlich handelt es sich um einen ganz natürlichen Vorgang und daher sollten Sie die Veränderungen mit Achtsamkeit, Selbstliebe und Gelassenheit betrachten.

- **Eine stoffwechsel- und hormontypgerechte Ernährung** und die Zufuhr von Vitaminen, Mineralstoffen und Spurenelementen sind jetzt besonders wichtig. Die Insulintrennkost-Rezepte ab Seite 89 versorgen Ihren Körper mit allem, was er braucht.
- **Hochwertiges Eiweiß** strafft Muskulatur und Bindegewebe, regt den Knochenstoffwechsel an und beugt Übergewicht vor. Auch dies berücksichtigt die Insulintrennkost.

- **Bewegung und Sport** helfen gegen zahlreiche Begleiterscheinungen der Wechseljahre – und dabei, das Gewicht zu halten. Wenn Sie sich viel bewegen, baut der Organismus außerdem weniger schnell ab. Lassen Sie sich durch das Hormonformel-Programm ab Seite 112 inspirieren. Es bietet Ihnen verschiedene Übungen zum Kraftaufbau und Anregungen für ein leichtes Ausdauertraining. Der Yogazyklus trainiert Ihre Beweglichkeit und wirkt zugleich positiv auf die hormonbildenden Drüsen. Er ist also ein perfektes Rundumprogramm.
- **Eine Hormonersatztherapie** kann, sofern Sie dies möchten, viele Wechseljahrsbeschwerden lindern. Mithilfe einer Blutuntersuchung kann Ihr Arzt dazu Ihren individuellen Hormonstatus ermitteln.
- **Naturheilkundliche Verfahren** wie Akupunktur können eine Hormontherapie wirksam ergänzen und unter Umständen sogar ersetzen.

INFO

Hormonersatztherapie: Fluch oder Segen?

In Deutschland nimmt nur jede zehnte Frau zwischen 40 und 79 Jahren synthetische Hormone gegen Wechseljahrsbeschwerden ein. Lange Zeit galt die Hormonersatztherapie (HRT: Hormone replacement therapy) von Beginn der Wechseljahre bis ans Lebensende als regelrechtes Verjüngungsmittel; selbst 60-Jährige hatten dank ihr glatte Haut und volles Haar. Dabei war der ursprüngliche Zweck der HRT ein ganz anderer: Sie sollte typische Wechseljahrsbeschwerden wie zum Beispiel Hitzewallungen, Schweißausbrüche und Scheidentrockenheit lindern sowie Herzinfarkt und Osteoporose vorbeugen.

»Anti-Aging-Kur« mit Folgen

Seit Ende der Neunzigerjahre zeigen jedoch einige große Studien, dass synthetische Hormone in Tablettenform das Risiko für Brustkrebs, Schlaganfall und Thrombosen erhöhen – vor allem bei älteren, übergewichtigen Frauen, die zudem noch rauchen. Ein besonders hohes Risiko geht dabei von Mitteln mit einer Östrogen-Gestagen-Kombination aus, insbesondere wenn Medroxyprogesteronacetat als Gestagen eingesetzt wird.

Heute verschreiben Ärzte daher vorwiegend natürliche Hormone mit sehr geringen Risiken, die in clevere »Transportsysteme« wie Pflaster oder Gel verpackt sind. Weil sie über die Haut wirken oder vaginal appliziert werden, wirkt im Kreislauf nur etwa ein Zehntel der oralen Dosis. Man nimmt zudem an, dass in der Postmenopause körperidentische Hormone besser geeignet sind als synthetische.

Das Ende des »Gießkannenprinzips«

Nicht zuletzt empfehlen die meisten Ärzte eine Hormonersatztherapie heute nur noch bei ausgeprägten Wechseljahrsbeschwerden und unter Berücksichtigung des individuellen Stoffwechsels.
Denn auch wenn die Hormonersatztherapie die wirksamste medikamentöse Behandlungsmöglichkeit gegen Hitzewallungen und Schwitzen darstellt: Hormone können zwar helfen, sie ersetzen aber nicht das persönliche Bemühen um einen gesunden, dem Alter angepassten Lebensstil. Dazu bedarf es einer ausgewogenen Ernährung, regelmäßiger Bewegung und Entspannungseinheiten für die Seele.

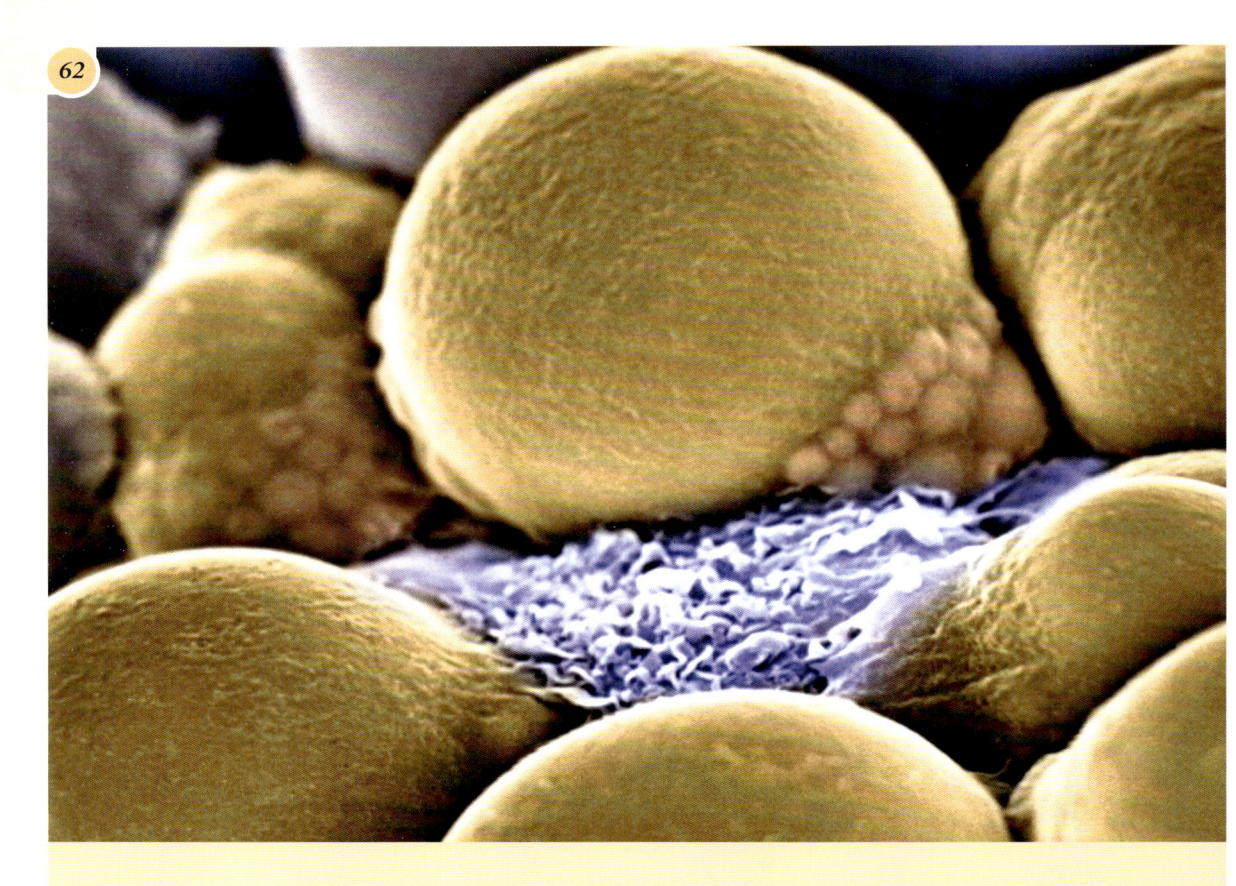

Risikofaktor Übergewicht

Dass ein paar Kilos zu viel das Seelenleben einer Frau beeinträchtigen und bei jüngeren Frauen nachgewiesenermaßen sogar für depressive Verstimmungen sorgen können, ist das eine. Langjähriges Übergewicht gilt bei Frauen aber mittlerweile als ein eigenständiger Risikofaktor für Brust- und Dickdarmkrebs – in Deutschland immerhin die beiden häufigsten Krebserkrankungen bei Frauen. Und auch die Prognose nach einem diagnostizierten Brustkrebs verschlechtert sich, wenn Sie sich falsch ernähren und dadurch der Insulinspiegel dauerhaft erhöht ist.

Problematisch werden die Fettpolster besonders dann, wenn sie sich am Bauch sammeln. Das betrifft vor allem Testosteron-geprägte Typen sowie Frauen nach den Wechseljahren, also in der Menopause. Denn die Fettzellen an Bauch und Taille haben es in sich. Sie sind weitaus aktiver als die im Unterhautgewebe an den Beinen, am Po und an den Hüften. Aus den Bauchfettzellen schwemmen ständig freie Fettsäuren, Entzündungsstoffe und blutdruckerhöhende Stoffe ins Blut. Im schlimmsten Fall kann dies zu einem Herzinfarkt oder Schlaganfall führen.

FETTZELLEN: WICHTIGE STEUEREINHEITEN

Fettzellen sind nicht per se schlecht, sondern haben, solange sich ihre Anzahl in einem verträglichen Rahmen bewegt, ihren biologischen Sinn als wichtige Steuereinheiten für viele Stoffwechselvorgänge. Sie beeinflussen die Funktion des Gehirns, der Leber, der Bauchspeicheldrüse und auch des Immunsystems. Das Fettgewebe spielt zudem eine bedeutende Rolle als Hormonproduzent und insbesondere bei Frauen auch bei der langfristigen Steuerung ihrer Fruchtbarkeit und ihres Energiehaushalts. So setzt beispielsweise erst ab einer bestimmten Körperfettmasse die Pubertät ein. Dies ist auch der Grund dafür, dass bei jungen Frauen, die hungern müssen oder magersüchtig sind, die Regelblutung ausbleibt.

Ein wichtiges Stoffwechselhormon, das in den Fettzellen gebildet wird und über Hunger, Sättigung und Fruchtbarkeit bestimmt, ist das Leptin (siehe Seite 15).

So wird aus Bauchfett ein Hormonstörfall

Ein Erwachsener hat – je nach Menge von Unterhautfett und Taillenumfang – 40 bis 120 Milliarden Fettzellen. In jeder von ihnen steckt neben einem Öltropfen als Energiespeicher für schlechte Zeiten eine Vielzahl an Hormonen, Boten- und Entzündungsstoffen sowie viele weitere Substanzen, die im Fettgewebe hergestellt, aus Vorstufen zusammengesetzt oder umgebaut werden. Über 100 davon konnten Wissenschaftler bis heute bereits identifizieren.

Gefahr Insulinresistenz

Bei starkem Übergewicht produzieren Fettzellen (Adipozyten) besonders große Mengen an sogenannten Adipokinen. Diese sind in höherer Konzentration schädlich, können Entzündungen an den Gefäßwänden hervorrufen, die Wirkung von Insulin schwächen, die Auflösung von Thromben verhindern und so die Verengung von Gefäßen begünstigen. Zudem scheint es sich bei vielen Adipokinen um Botenstoffe zu handeln, mit deren Hilfe Fettzellen mit anderen Organen kommunizieren. Gerät das bei Normalgewichtigen fein ausbalancierte System von körperinternen Anweisungen aus dem Rahmen, steigt die Menge der Botenstoffe aus dem Fettgewebe und bringt die Körpersignale durcheinander. Wenn dann

INFO

»Eva-Infarkt« durch Stress

In Deutschland sterben weit mehr Frauen an einem Herzinfarkt als an Brustkrebs. Dennoch gilt Herzinfarkt noch immer als typische Männerkrankheit und dementsprechend wissen die wenigsten Frauen über ihre besondere Gefährdung Bescheid. Die Hauptursache dafür, dass Frauen öfter am Infarkt sterben als Männer: Typische Beschwerden wie Engegefühl in der Brust und ausstrahlende Schmerzen in den linken Arm treten häufig überhaupt nicht auf. Deshalb wird die Gefahr nicht erkannt. Stattdessen klagen Frauen über spezifisch weibliche Anzeichen des sogenannten Eva-Infarkts: Sie zeigen meist weniger eindeutige Symptome, sind kurzatmig und ungewöhnlich müde, fühlen sich schwach, leiden unter Übelkeit und Erbrechen. Tatsächlich haben 65- bis 79-jährige Frauen ein dreifach höheres Risiko für Herz-Kreislauf-Erkrankungen als Männer. Zu den »weiblichen« Risikofaktoren für einen Infarkt zählen in den Jahren davor Bluthochdruck, Rauchen, Übergewicht, Stress und Diabetes mellitus.

eines Tages das Insulin an den Muskeln und der Leber nicht mehr richtig wirkt, ist der Stoffwechsel aus dem Ruder gelaufen.

Unter dieser Vorstufe von Typ-2-Diabetes leiden viele Übergewichtige – häufig ohne es zu wissen: Ihre Bauchspeicheldrüse produziert zwar noch immer jede Menge Insulin. Es kann aber nicht mehr richtig wirken, weil besonders in den Muskelzellen viele der Hormonandockstellen bereits durch den Insulinüberschuss blockiert sind (siehe auch Abbildungen Seite 18–20). Auf diese Weise versuchen die Zellen zu verhindern, dass sie noch mehr Nährstoffe aufnehmen müssen, weil sie doch schon übervoll sind.

Zu viel Fett macht krank

Neben dem regen Austausch unzähliger Botenstoffe startet in den übermäßig vergrößerten Fettzellen eine wahre Massenproduktion von Entzündungsstoffen (Zytokinen), wie zum Beispiel Tumor-Nekrose-Faktor-a (TNF-a) und Interleukin-6 (IL-6). Der Grund: Wohlgefüllte Fettzellen stellen jetzt Stoffe her, die die Fresszellen der Immunabwehr (Makrophagen) anlocken. Diese »Gesundheitspolizei« des Körpers vernichtet nämlich nicht nur Bakterien und andere Fremdkörper, sondern baut auch überladene und überalterte Fettzellen ab – eben mittels der genannten Entzündungsreaktionen.

INFO

Wie viel Bauch ist noch gesund?

Noch zuverlässiger als die Errechnung des BMI (siehe Kasten Seite 11) ist die Messung des Bauchumfangs – vor allem wenn es darum geht, ein erhöhtes Gesundheitsrisiko auszuschließen. So geht's:

- Bei einem regelmäßigen Menstruationszyklus messen Sie Ihren Taillenumfang am besten in der ersten Zyklushälfte. Denn zum Ende der zweiten Zyklushälfte leiden manche Frauen aufgrund des Progesteronabfalls am prämenstruellen Syndrom (PMS): Jetzt lagert sich im ganzen Körper und auch in der Bauchregion Flüssigkeit ein, die sich nach der Periode jedoch rasch wieder verflüchtigt.
- Tasten Sie seitlich die Weichteillücke zwischen der untersten zwölften Rippe und dem knöchernen Beckenoberrand. Führen Sie an dieser Stelle in gerader Linie ein Maßband um den Oberbauch; diese Linie liegt meist etwas oberhalb des Bauchnabels.
- Messen Sie Ihren Bauch zwischen zwei Atemzügen. Das Band darf eng am Körper anliegen, soll aber nicht einschnüren.
- Bei einem Bauchumfang unter 79 Zentimetern besteht allenfalls ein gefühltes oder »kosmetisches« Übergewicht, das jedoch keinesfalls gesundheitsgefährdend ist. Bei Männern sind 85 bis 94 Zentimeter ideal.
- Bei 80 bis 87 Zentimetern besteht bei Frauen ein leicht erhöhtes Risiko, eine Zuckerkrankheit (Diabetes mellitus Typ 2) und Herz- Kreislauf-Erkrankungen zu entwickeln. Bei Männern steigt das Risiko für diese Krankheiten bei einem Bauchumfang zwischen 95 und 102 Zentimetern.
- Ein Bauchumfang zwischen 88 und 95 Zentimetern gilt bei Frauen bereits als gesundheitlich bedenklich (bei Männern ab 102 Zentimetern).
- Ab einem Wert von 95 Zentimetern steigt das Risiko für Frauen deutlich.

Gefährliche Wechselwirkungen

Makrophagen stellen mengenmäßig die größte Gruppe an Entzündungszellen im Fettgewebe dar. Sie wandern aus dem Blut ins Fettgewebe und bilden hier einen ganz besonderen Zelltyp aus, der wesentlich dazu beiträgt, dass stark Übergewichtige ein höheres Herz-Keislauf- und Stoffwechselrisiko haben als Normalgewichtige. Der Grund: Die Fettgewebsmakrophagen stehen in einer intensiven Wechselwirkung zu den Adipozyten und verursachen so jede Menge Störungen, die zum einen zur bekannten Insulinresistenz führen und zum anderen die Produktion weiterer entzündlicher Zytokine fördern. Übergewicht führt so zu einem Zustand chronischer Entzündung. Als eine Ursache dafür haben Wissenschaftler Sauerstoffmangel ausgemacht, weil die immer größere Fettmasse nicht mehr an genügend Blutgefäße angeschlossen werden kann.

Um den Teufelskreis zu durchbrechen, der durch das fatale Zusammenspiel von Fress- und Fettzellen entsteht, gibt es nur eine erfolgversprechende Strategie: Ändern Sie Ihren Lebens- und Ernährungsstil, sodass er wirklich zu Ihnen passt. Steigen Sie um auf die typgerechte Insulintrennkost.

Erste Symptome beachten

Die wenigsten Frauen ahnen, dass Stimmungsschwankungen und allgemeine Schlappheit unter Umständen nicht nur mit der alltäglichen Belastung oder mit Schlafmangel, sondern auch mit ihrem Bauchumfang zusammenhängen. Nehmen Sie daher solche Signale Ihres Körpers ernst, vor allem wenn Ihr Taillenumfang im kritischen Bereich liegt (siehe Kasten Seite 64). Denn zu viel Fett um die Taille kann ernsthafte Erkrankungen nach sich ziehen, wie:

- Bluthochdruck
- Diabetes mellitus
- Arteriosklerose (entzündliche Gefäßverengung)
- Herzinfarkt
- Schlaganfall (Gehirninfarkt)
- Muskelschmerzen (Fibromyalgie-Syndrom)
- Thrombose und Lungenembolie
- Gallensteine
- Vorzeitigen Gelenkverschleiß (Hüften, Knie)
- Gicht
- Fettstoffwechselstörungen
- Depressionen
- Fettleber bis zur fettbedingten Leberentzündung
- Erhöhtes Tumorrisiko (siehe Kasten Seite 13)

Ziehen Sie die Bremse!

Bevor Sie nun ermattet das Buch zur Seite legen – vielleicht weil sich Ihr Taillenumfang bereits im riskanten Bereich bewegt –, sollten Sie noch diese gute Nachricht lesen: Die Produktion von Adipokinen in den Fettzellen lässt sich nicht nur stoppen, sondern sogar umkehren, indem Sie ab sofort stoffwechselgerecht essen und gezielt etwas für Ihren Hormonhaushalt tun. Mit der Lektüre dieses Buches haben Sie den ersten Schritt dazu bereits getan. Jetzt müssen Sie nur noch mit dem Hormonformel-Programm beginnen.

Hilfe mit dem Skalpell?

Eine Fettabsaugung (Liposuktion) hilft – an den Oberschenkeln oder am Gesäß – allenfalls kosmetisch. Mehr als zwei bis drei Kilogramm kann ein Schönheitschirurg nicht aus der Unterhaut beseitigen. Wenn Sie Ihren Lebensstil danach nicht umstellen, also gesund essen und sich mehr bewegen, kann es sogar gefährlich werden: Denn durch das Absaugen werden Zellen im Unterfettgewebe zerstört. An diesen Stellen kann sich also kein neues Fett anlagern. Stattdessen lagert es sich nun vermehrt im riskanteren inneren Bauchbereich an. Der zunächst sichtbare Erfolg des Absaugens ist also nur von kurzer Dauer – trotz des hohen finanziellen Aufwands. Setzen Sie also besser auf einen Ihrem Hormontyp entsprechenden Ernährungsstil. Das ist billiger und bringt mehr.

Schlank mit der Insulintrennkost

Ihre Hormone sind nicht nur dafür verantwortlich, ob Sie hungrig oder satt sind. Sie steuern auch, welche Nährstoffe Sie besonders gern mögen und gut vertragen – genauso aber auch, welche Kost sich bevorzugt in Form von Speckröllchen niederschlägt. Damit Sie nicht zunehmen, ist es wichtig, dass Sie bestimmte Nährstoffe nur zu bestimmten Tageszeiten essen. Dann müssen Sie auf nichts verzichten.

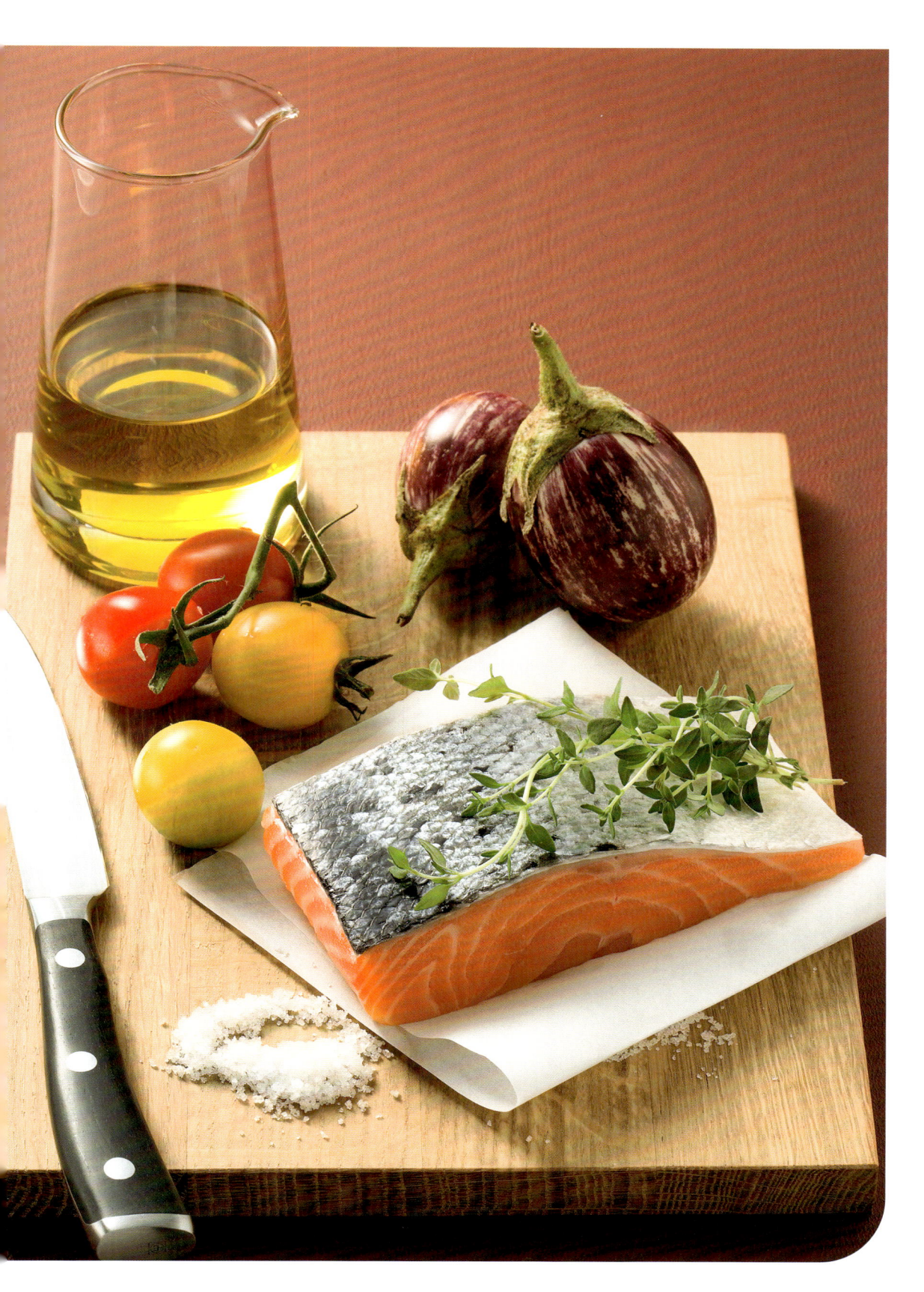

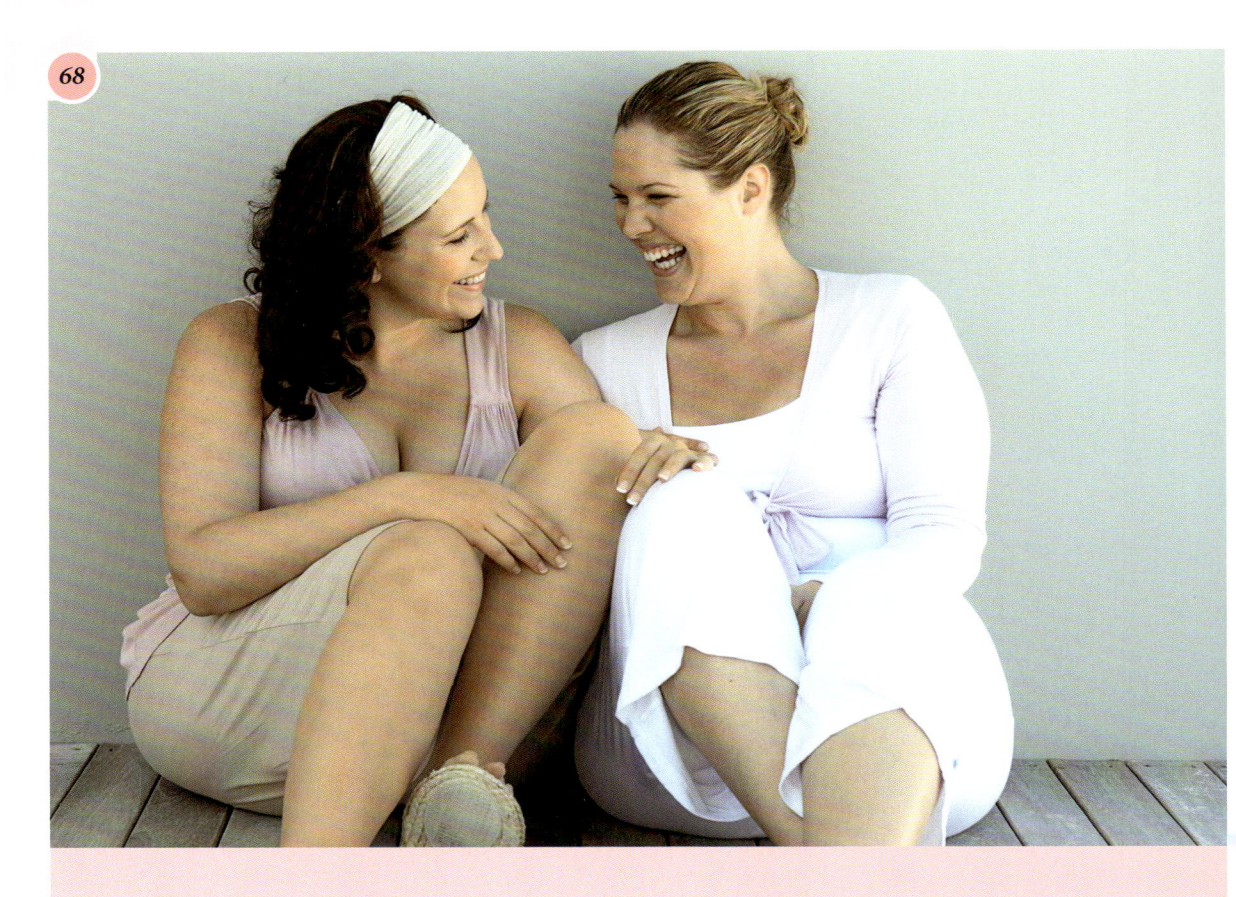

In die Balance zurückfinden

Um sich in seiner Haut wieder wohl zu fühlen, bedarf es weder einer angeblich ausgeklügelten Diät noch eines radikalen Sportprogramms. Im Gegenteil: Solche Bemühungen sorgen in aller Regel nur für schlechte Laune, kosten viel Mühe, verursachen Magenknurren und Muskelkater. Kein Wunder, dass dergleichen gut gemeinte Anstrengungen fast zwangsläufig damit enden, dass die neuen Laufschuhe nebst Gymnastikband und Stepper im Keller verstauben. Und auch die Waage ereilt ein ähnliches Schicksal, weil ihr Anblick im Bad Tag für Tag nur Frust verursacht.

Was also können Sie tun, um Ihren Körper wieder aus vollem Herzen als den Ihren zu akzeptieren? Um sich wieder attraktiv, sexy, fit und leistungsfähig zu fühlen? Ganz einfach: Vertrauen Sie auf das Hormonformel-Programm.
Zuerst aber sollten Sie kurz innehalten und sich fragen, warum all Ihre bisherigen Versuche, etwas an Ihrem Gewicht oder Ihrer Silhouette zu verändern, gescheitert sind. Mit Sicherheit werden Sie dabei so manche Blockade entdecken.
Dabei gibt es bei genauer Betrachtung nur eine Tatsache, die Sie im Hinblick auf Ihr Äußeres

kaum ändern können: Ihren Hormontyp und damit Ihre angeborene Körperfettverteilung und Ihren Körperbau. Doch selbst wenn sich der Hormontyp weiblicher Verwandter oft ähnelt, heißt das noch lange nicht, dass Ihr Übergewicht ein unabwendbares Schicksal ist, bloß weil Ihre Mutter, Ihre Großmutter oder Tante auch zu viele Kilos mit sich herumtragen oder -trugen. Innerhalb des vorgegebenen Rahmens – also Ihres persönlichen Hormontyps – kann es Ihnen durchaus gelingen, bis ins hohe Alter schlank zu bleiben. Versuchen Sie jedoch nicht, gegen Windmühlen zu kämpfen: Aus einer Östrogen-geprägten Frau wird nie eine schmalhüftige Testosteron- oder eine langbeinige Gestagen-geprägte Frau. Sie kann aber dafür sorgen, dass ihre Taille schön schlank bleibt und sie ihre weiblich sinnliche Ausstrahlung bis ins hohe Alter behält. Genauso bleibt für eine Testosteron-geprägte Frau mit Bauchansatz eine Wespentaille selbst nach deutlicher Gewichtsreduktion unerreichbar. Dagegen kann sie ihre sportlich-athletische Ausstrahlung durchaus unterstreichen. Die Gestagen-geprägte Frau trifft mit einem Körpergewicht im Normalbereich die beste Gesundheits- und Altersvorsorge. Sie wirkt bei einem entsprechenden Lebensstil bis ins hohe Alter jugendlich frisch.

ENDLICH SCHLANK

Was Sie im Gegensatz zu Ihrem individuellen Hormontyp gezielt und wirksam beeinflussen können, sind alle äußeren Faktoren, die wiederum mehr oder weniger auf Ihren Körper, Hormonhaushalt und Stoffwechsel wirken. Nach der Lektüre der vorangegangen Seiten sind Sie sicherlich bereits in der Lage, eine realistische Selbsteinschätzung zu treffen. Sie kennen jetzt die hormonell gesteuerten Abläufe in Ihrem Körper und wissen, warum Ihr Stoffwechsel und Ihr Hormonhaushalt im Lauf eines Monats ebenso wie im Lauf des gesamten Lebens immer wieder Schwankungen unterworfen sind. Sie kennen Ihren Hormon- und Körpertyp und wissen, welcher Anteil bei Ihnen am stärksten ausgeprägt ist. Jetzt müssen Sie eigentlich nur noch erfahren, wie Sie sich typgerecht ernähren, um erfolgreich und dauerhaft abzunehmen. Denn so unterschiedlich Frauen sind, so sehr unterscheiden sich auch ihre Ansprüche und Bedürfnisse. Das richtige Essen trägt viel dazu bei, dass Sie sich in Ihrem Körper wohlfühlen. Wie Sie außerdem mit Sport und Entspannung dazu beitragen können, das empfindliche Gleichgewicht wiederherzustellen, erfahren Sie ab Seite 112.

Dem Hunger auf der Spur

Wenn dem Organismus zu wenig Nährstoffe zur Verfügung stehen oder der Blutzucker wegen hoher Insulinkonzentrationen niedrig ist, verspürt man Hunger. Doch das quälende Gefühl in der Magengrube hat nicht nur körperliche, sondern oft auch seelische Wurzeln. Manchmal liegen diese klar auf der Hand: Stress im Beruf, Ärger mit dem Partner oder einfach Traurigkeit. In vielen Fällen finden sich die Ursachen für den Hunger aber auch gut versteckt in den Tiefen des Unterbewusstseins. Versuchen Sie deshalb, für sich selbst zu klären, was Ihnen im Leben und im Alltag fehlt. Was bereitet Ihnen Freude? Was könnte Sie auch seelisch satt machen? Ab Seite 160 erfahren Sie, wie Sie mithilfe eines gezielten Achtsamkeitstrainings durch wenige Veränderungen im Alltag ein unglaubliches Plus an Lebensqualität und positiver Energie gewinnen können. Zwar sind Sie noch nicht automatisch glücklich und dauerhaft zufrieden, bloß weil Sie schön schlank sind – ganz abgesehen davon, dass das Wunschgewicht vieler Frauen in unerreichbaren Idealsphären liegt. Doch eine Gewichtsreduktion kann durchaus helfen, die Kluft zwischen dem eigenen Ich und dem lästig oder unangenehm gewordenen Körper zu überwinden. Der erste Schritt dazu kann schon sein, dass Sie etwas für Ihren Körper tun, beispielsweise indem Sie ihn von ungesunden Essmustern entlasten. Auch wenn dies auf den ersten Blick nichts mit der seelischen Situation zu tun hat: Schon eine kleine äußere Weichenstellung kann Sie darin bestärken, ein besseres Selbstwertgefühl und mehr Selbstachtung zu entwickeln. Und das wiederum macht es Ihnen leichter, den neuen Weg durchzuhalten, den Sie mit dem Hormonformel-Programm eingeschlagen haben.

Scheuen Sie sich auch nicht, professionelle Hilfe in Anspruch zu nehmen, wenn Sie das Gefühl

INFO

Unumgänglich: Der Jo-Jo-Effekt

Keine Diät ohne den berühmt-berüchtigten Jo-Jo-Effekt: Die erneute Gewichtszunahme nach einem Abspeckprogramm hat zwar verschiedene Ursachen, aber immer dieselbe frustrierende Wirkung. Verabschieden Sie sich daher von dem Gedanken, mit einer zeitlich begrenzten »Kur« dauerhaft schlank zu werden. Es gibt nämlich verschiedene Faktoren, die Sie berücksichtigen müssen, wenn Sie Ihr Gewicht langfristig reduzieren wollen.

- **Ihr Hormontyp:** Ihre Körperzusammensetzung, also die Verteilung von Fett- und Muskelmasse, ist ererbt – ebenso wie Körperbau, Stoffwechselleistung und Hormonverteilung.
- **Hormonelle Schwankungen:** Im Lauf des Zyklus nimmt Ihr Appetit zu. Auch wenn Sie während der Schwangerschaft und/oder der Stillzeit zugenommen haben, sitzt der »Babyspeck« häufig besonders hartnäckig an den Problemzonen. Ebenso verändert sich in den Wechseljahren der Hormonhaushalt und dementsprechend auch der Appetit und das Fettverteilungsmuster.
- **Psychischer Zustand:** Steigende Alltagsbelastung verursacht Dauerstress, und der macht hungrig. Kein Wunder, Frauen müssen heute zahlreiche Rollen erfüllen (erfolgreich im Beruf, fürsorglich als Mutter und attraktiv als Partnerin). Hinzu kommen oft pubertierende Kinder, deren schulische Leistungen Sorgen bereiten, existenzielle Ängste in Zeiten von Wirtschaftskrise und Arbeitsplatzabbau oder Probleme in der Partnerschaft. Eigene Befürchtungen (»Das schaffe ich nie«), negative Prägungen (»Ich war schon immer unsportlich«) oder ein negatives Selbstbild (»Eigentlich ist es egal, wie ich aussehe«) sorgen dafür, dass Abnehmen zu einem scheinbar aussichtslosen Unterfangen wird.
- **Ungesunde Ernährungsmuster:** Die falschen Nährstoffe zur falschen Tageszeit und viele Zwischenmahlzeiten machen auch bei einer BMI-angepassten Kalorienzufuhr dick. Was dagegen hilft? Die Insulintrennkost!
- **Ungesundes Schlafmuster:** Zu wenig oder unregelmäßiger Schlaf schadet nicht nur dem Immunsystem, sondern sorgt auch dafür, dass das Gewicht kontinuierlich immer weiter nach oben klettert.
- **Geringe Fitness:** Zu wenig Bewegung im Alltag oder fehlender Freizeitsport senkt die Stoffwechselrate. Eine schwach ausgebildete Muskulatur sorgt dafür, dass der Körper von Haus aus weniger Kalorien verbrennt als bei einer Trainierten.

haben, überhaupt nicht weiterzukommen. Gerade bei der Koppelung von Essen mit Ängsten, Traumata, negativen Kindheitsmustern oder Stress stellt eine Verhaltenstherapie eine sinnvolle Unterstützung zum Hormonformel-Programm dar.

Schluss mit Diäten

Auf körperlicher Ebene bedeutet gesund zu essen, sich vom Diät- und Entzugsstress zu verabschieden und achtsam mit sich umzugehen. Erkennen Sie die Bedürfnisse Ihres Körpers an und auch, dass diese einem ständigen Wandlungsprozess unterworfen sind, der Sie mal schwächer und mal stärker, mal hungriger und mal zufriedener sein lässt. Mithilfe des erprobten und sehr einfach durchführbaren Ernährungsprogramms in diesem Buch beleben Sie Körper und Geist. Sie werden schnell sehen, dass Essen keine Qual sein muss – geschweige denn der leidige Sündenbock für ungeliebte Polster. Nicht zuletzt lernen Sie, sich selbst wieder wichtiger zu nehmen als das Essen. Verbünden Sie sich mit Ihrem Körper, damit er fit und gesund wird. Schließlich sind Frauen keineswegs »Sklavinnen« ihrer Hormone und ihres Appetits. Mit einer stoffwechsel- und hormongerechten Ernährung wie der Insulintrennkost kann jeder Hormontyp wieder in die Balance finden und sein Wunschgewicht erreichen. Das Tolle an dieser tragenden Säule des Hormonformel-Konzepts: Sie haben keinen Hunger. Somit bleiben Motivationskrisen aus und Sie haben vom ersten Tag an ein gutes Gefühl.

DIE ENTWICKLUNG DER DREI ERNÄHRUNGSTYPEN

Im Lauf der Evolution hat sich zwar unser Gehirn enorm vergrößert. Der Verdauungsstoffwechsel jedoch funktioniert noch immer genauso wie zu jenen Zeiten, als unsere Urahnen in Höhlen hausten. Anders als heute aber waren die Nomaden der Urzeit auf ein stark schwankendes Nahrungsangebot eingestellt. Ihr Stoffwechselrhythmus wurde vor allem durch Bewegung bestimmt, da sie ihrem Essen noch hinterherlaufen oder es mühsam sammeln, pflücken beziehungsweise aus der Erde graben mussten. Tatsächlich ist die Frühgeschichte des Menschen in erster Linie eine Geschichte des Überlebens. Ein Menschenleben war kurz und gefährlich: Viele Urmenschen starben in sehr jungen Jahren, erlagen Infektionen oder wurden von wilden Tieren getötet.

Von Jägern und Sammlern

Erst mit dem Auftreten des sogenannten Cro-Magnon-Menschen vor etwa 35 000 Jahren katapultierte sich die menschliche Spezies mit einem Schlag an die Spitze der Nahrungskette. Aus dem umherziehenden, Nahrung sammelnden Urmenschen, der selbst ebenso Gejagter wie Jäger war, wurde der jagende, das Feuer beherrschende Nomade, der dank seines ständig wachsenden Gehirns bald geschickt mit Werkzeug und Waffen umgehen konnte. Dank seiner geistigen Entwicklung wurde der Mensch bald zum gefährlichsten Raubtier der Erde. Er ging nun in geordneten Horden auf die Jagd, wodurch eine halbwegs regelmäßige Nahrungsversorgung gesichert war. Der Stoffwechseltyp des Nomaden hatte sich manifestiert: Er wurde geprägt durch den ständigen Wechsel von Hungerzeiten und Sättigung. Die Nahrung bestand dabei vor allem aus Fleisch (also hauptsächlich Eiweiß), wenigen Kohlenhydraten (Wildpflanzen) und Fetten. Gleichzeitig entwickelte sich ein »Fettsparmechanismus«, der in Zeiten guter Nahrungsversorgung dafür sorgte, dass der Körper unter der Haut – vor allem am Po und an den Oberschenkeln – sowie im Bauch Fett einlagerte. Diese Reserven sicherten in Hunger- und Kälteperioden das Überleben, bis sie nach dem Winter aufgebraucht waren und wieder neu gefüllt werden mussten.

Erstaunlicherweise hat die Natur beschlossen, dass das menschliche Gehirn als Brennstoff ausschließlich Traubenzucker (Glukose) verwerten kann. Jede Stunde verbrauchen die grauen Zellen 5 bis 6 Gramm davon, sogar im Schlaf. Am Tag macht das insgesamt 120 bis 140 Gramm. Die nötige Menge an Glukose zu decken, stellte den Homo sapiens vor allem in Winter vor große Probleme. Denn Hunger mit beginnender Unterzuckerung des Gehirns versetzen dieses in höchste Alarmbereitschaft – bis hin zur sogenannten Hungeraggression. Von dieser können übrigens bis heute zahlreiche diäterfahrene Frauen sowie deren Partner und Familien ein Lied singen. Das energiereiche Eiweiß der Beutetiere wirkte sich nicht nur positiv auf den Muskelapparat aus. Das Fleisch war auch eine wichtige Glukosequelle. Der Grund: Manche Eiweißbausteine (Aminosäuren) werden zu Carbonsäuren abgebaut, die der Organismus dann wiederum zu Glukose aufbaut. Weil die Überlebenschance stieg, mussten immer mehr Menschen ernährt werden. Es entstand ein heftiger Kampf um das erbeutete Fleisch; ganze Horden führten gegeneinander Krieg, um ihre Jagdgründe zu sichern. Zum Glück war schon der damalige Mensch ein Allesesser, sodass Beeren, Nüsse, Knollen, Wurzeln, Kleintiere, Insekten und Fische den Speiseplan bereichern konnten. Doch erst die Aussaat und Ernte von Getreide bedeutete die größte Ernährungsrevolution der Urgeschichte und sorgte auch in der kalten Jahreszeit für gut gefüllte Vorratslager. Allerdings bestanden diese Vorräte vorwiegend aus Kohlenhydraten und pflanzlichem Eiweiß und stellten so eine völlig neue Art der Ernährung dar.

Die Unterschiede bilden sich aus

Im übertragenen Sinne kam es vor gut 10 000 Jahren mit dem beginnenden Ackerbau zum »Urknall« der Insulintrennkost. Durch die Entwicklung des zweiten großen Urtyps, des Ackerbauern, war der Erhalt der menschlichen Art gesichert. Um sich besser selbst versorgen zu können, wurden von nun an stabile, landwirtschaftliche Gemeinschaften gegründet. Die neuen äußeren Voraussetzungen führten im Lauf der Jahrtausende zu Veränderungen des Stoffwechsels und des Immunsystems. Doch der Prozess dauerte lange: Man vermutet, dass zumindest in Deutschland die frühen Ackerbauerkulturen vor 6000 Jahren erst einmal wieder ausstarben: Wissenschaftler entdeckten im Uferschlamm des Bodensees eine große Pfahlbausiedlung von Getreidebauern. Man geht davon aus, dass die Bewohner zugrunde gingen, weil ihr Stoffwechsel noch nicht ausreichend auf den Ackerbau eingestellt war. Vermutlich führte die einseitige Ernährung zu Minderwuchs und einer unzureichenden Proteinversorgung – und in Folge dessen zu Blutarmut und Immunschwäche, weil wichtige Spurenelemente wie Eisen und Zink durch das Übermaß an Ballaststoffen (Phytinsäure) nicht verwertet werden konnten.

Erst langsam konnte der menschliche Organismus auch Getreide und andere landwirtschaftliche Erzeugnisse besser vertragen und verwerten.

HORMONTYP · Östrogen

Das macht Östrogen-geprägte Frauen dick

Dieser Hormontyp ist angepasst an gleichmäßige, mittlere und ausdauernde Kraftleistungen sowie eine kohlenhydratreiche, fettarme Kost. Er reagiert auf Kohlenhydrate mit niedrigen Insulinantworten. Überschüssigen Zucker verbrennt die Muskulatur zu Wärme. Östrogenfrauen werden dick, wenn die Muskulatur zu wenig benutzt wird und die Kost zu fettreich ist und mit viel tierischem Eiweiß kombiniert wird.

HORMONTYP • Gestagen

Das macht Gestagen-geprägte Frauen dick

Dieser Typ ist angepasst an Schnellkraft- und Ausdauerbewegung. Sein Stoffwechsel ist eher sparsam, daher kommt die Gestagen-geprägte Frau Zeit ihres Lebens mit recht wenig Energie aus. Vorsicht bei Kohlenhydraten: Ihre Bauchspeicheldrüse reagiert darauf empfindlich, was die Fettspeicherung unterstützt.

Bis heute stellt jeder Stoffwechsel- und Hormontyp eine Antwort der Evolution auf eine Reihe von Umwälzungen dar. Vor allem der weibliche Östrogentyp und bis zu einem gewissen Maße auch die Gestagen-geprägte Frau repräsentieren das Stoffwechsel-Urmuster des neuen »Ackerbautyps«.

VORTEILE DER INSULINTRENNKOST

Im Gegensatz zu anderen Diäten, die die natürlichen Voraussetzungen meist unberücksichtigt lassen, ist die Ernährungsweise im Rahmen der Insulintrennkost optimal auf den Rhythmus Ihres Stoffwechsels und auf die Bedürfnisse Ihres Hormontyps abgestimmt. So können Sie endlich Ihre überschüssigen Fettreserven loswerden, und das ohne jegliches Gefühl des Hungers oder Verzichts.

- **Genussvoll essen und trinken:** Die Insulintrennkost versorgt Sie mit allen lebenswichtigen Nährstoffen – immer in einem ausgewogenen Verhältnis und zur richtigen Tageszeit. Auf diese Weise sind Sie stets fit und leistungsfähig.
- **Kein Heißhunger:** Durch die flache Insulinkurve und das lang anhaltende Sättigungsgefühl vermeiden Sie plötzlich aufkommenden Appetit und Heißhungerattacken durch Unterzuckerung.
- **Entlastung für die Bauchspeicheldrüse:** Durch den kontrollierten Insulinspiegel ohne die unerwünschten Spitzen sinkt das Diabetesrisiko, das mit Übergewicht häufig Hand in Hand geht.
- **Aktiver Zellschutz:** Die Insulintrennkost hält Ihren Glukosestoffwechsel in Balance, und das schützt die Zellen. Ist der Blutzuckerspiegel dagegen infolge einer ungesunden Ernährungsweise besonders am Abend zu hoch, führt dies zu sogenanntem oxidativem Stress und daraus folgenden Zellschäden. Sie altern schneller.
- **Positive Eiweißbilanz:** Der hohe Eiweißanteil in der Nahrung sorgt auch abends für ein lang anhaltendes Sättigungsgefühl. Zusätzlich setzt der Körper bei der Verarbeitung von Eiweiß etwa 20 Prozent der Kalorien in Wärme um. Allein dadurch sparen Sie ein Fünftel der aufgenommenen Eiweißkalorien. Die eiweißreiche Abendmahlzeit versorgt den Körper zudem mit wichtigen Aminosäuren für die nächtliche Regenerationsarbeit und den Muskelaufbau nach dem Training.

HORMONTYP • Testosteron

Das macht Testosteron-geprägte Frauen dick

Dieser »alte« Stoffwechseltyp ist angepasst an überdurchschnittliche Kraftleistung, explosive kurze Maximalkraft und kohlenhydratarme Kost. Die Bauchspeicheldrüse schüttet nach dem Verzehr von Kohlenhydraten sehr viel Insulin aus; entsprechend schnell werden Kohlenhydrate in (Bauch-)Fett umgewandelt. Die Testosteronfrau wird daher vor allem durch zu wenig Bewegung und kohlenhydratreiche Kost (auch Obst, Fruchtsäfte und -joghurt) dick. Dagegen verträgt der Urtyp der Jägerin viel tierisches Eiweiß.

UNSER STOFFWECHSEL: WAS ER BRAUCHT, WAS IHN STÖRT

Damit Ihr Stoffwechsel gut funktioniert, benötigen Sie bestimmte Nährstoffe. Wenn Sie nicht zunehmen wollen, kommt es aber auch darauf an, wann Sie was essen.

- **Kohlenhydrate:** Als kurzkettiger Zucker (Glukose, Fruktose, Laktose) in Obst, Gemüse und Milch gehen sie schnell ins Blut über und liefern Energie für alle Muskelaktivitäten und starke Gehirnleistungen. Langkettige Kohlenhydrate (Stärke = Traubenzuckerketten) stecken vor allem in pflanzlichen Lebensmitteln wie Getreide und Getreideprodukten, Hülsenfrüchten, Reis oder Kartoffeln. Zu den Kohlenhydraten gehört auch die Gruppe der Ballaststoffe. Sie sind in Vollkornprodukten, Kartoffeln, Reis oder Gemüse enthalten. Ballaststoffe regen die Darmtätigkeit an und wirken positiv auf das Immunsystem im Darm. Außerdem helfen sie dabei, den Cholesterinspiegel zu regulieren. Allerdings sind die Insulinreaktionen auch bei bisher als günstig angesehenen Lebensmitteln wie Vollkornbrot oder Pellkartoffeln erstaunlich hoch. Der Grund dafür liegt im Erhitzen beziehungsweise Verarbeiten (Vermahlen) der Körner.
Im Rahmen einer gesunden, stoffwechselgerechten Ernährung wie der Insulintrennkost sollten richtig viele Kohlenhydrate daher bereits morgens auf dem Speiseplan stehen, etwa in Form eines üppigen Müslis oder einer süßen beziehungsweise herzhaften Brotzeit.

- **Eiweiß (Proteine):** Sie liefern ebenso viel Energie wie Kohlenhydrate, dienen aber in erster Linie zur Herstellung von Enzymen, Körperzellen, Muskeln, Haut, Haaren und Hormonen (sogenannten Peptidhormonen wie Insulin und Glukagon). Der Körper kann nur geringe Mengen an Eiweiß speichern. Die Deutsche Gesellschaft für Ernährung empfiehlt deshalb 1 Gramm Eiweiß pro Kilogramm Körpergewicht. Würden Sie also 100 Kilogramm wiegen, dürften Sie rein rechnerisch 100 Gramm Protein am Tag essen – das entspricht in etwa 400 Gramm Brot (zweimal vier Scheiben) und abends 350 Gramm Fleisch. Im Durchschnitt sollte ein Erwachsener täglich zwischen 55 und 85 Gramm Eiweiß verzehren. Und so viel Eiweiß steckt in je 100 Gramm:

Sojaprodukte	3,5 Gramm
Milch	3,5 Gramm
Getreide	8 Gramm
Milchprodukte	10 Gramm
Eier	10 Gramm
Fleisch und Geflügel	20 Gramm
Fisch	20 Gramm.
Hülsenfrüchte	22 Gramm

Im Rahmen der Insulintrennkost können Sie Eiweiß mittags in Kombination mit Kohlenhydraten essen, abends dann pur – so locken Sie das Wachstumshormon HGH aus der Reserve und schlafen sich schlank.

- **Fette:** Sie liefern mehr als doppelt so viel an Energie wie Kohlenhydrate und Eiweiß. Im Organismus dienen Fette als Energieträger und als Baustoff für Zellwände (Membranen), Hormone und mehr. Gesundheitlich wertvoll sind einfach ungesättigte Fettsäuren aus Oliven-, Erdnuss- und Rapsöl. Ebenso wichtig sind die mehrfach ungesättigten Fettsäuren (Omega-3- und Omega-6-Fettsäuren) aus Meeresfisch (Lachs, Hering, Makrele) und Sonnenblumen-, Distel- oder Sojaöl. Doch auch hier macht zu viel des Guten dick. Deshalb sollten Erwachsene nicht mehr als 60 bis 90 Gramm Fett pro Tag essen.

- **Vitamine, Mineralstoffe und Spurenelemente:**
Wer die Portionen der Insulintrennkost-Rezepte ganz aufisst – man kommt dabei auf 1500 bis 2000 Kilokalorien –, muss nicht befürchten, dass er einen Mangel an Eisen, Zink, Selen, Magnesium, Kalium, sekundären Pflanzenstoffen und sämtlichen Vitaminen erleidet.
Bei intensiviertem Abnehmen greifen Sie abends zu sogenannten Eiweiß-Bilanzmahlzeiten wie hochwertigen Proteincremes, -shakes, -suppen oder -riegeln. Sie decken 50 bis 100 Prozent des Tagesbedarfs an Vitaminen ab. Weil diese modernen Eiweißrezepturen gezielt entzuckert werden, um die Insulinreaktion zu senken, weichen sie erheblich von den üblichen Apotheken- und Supermarktprodukten ab (siehe Seite 189).

Falsches Timing ...

Wie bei so vielen Dingen im Leben spielt auch bei den Nährstoffen das richtige Timing die entscheidende Rolle. Zahlreiche Studien belegen: Sobald Sie bestimmte Nährstoffe oder Nährstoffkombinationen zur falschen Tageszeit zu sich nehmen, wenn Sie Ihrem Körper keine ausreichend langen Pausen gönnen, um die Mahlzeit zu verstoffwechseln, und solange Sie Ihren Alltag hauptsächlich im Sitzen oder Stehen verbringen, verschiebt sich der Zeiger Ihrer Waage unweigerlich immer weiter nach rechts. Insbesondere die Kombination von Kohlenhydraten wie Brot mit tierischem Eiweiß (beispielsweise Quark, Wurst und Käse) zum Frühstück und zum Abendessen lockt den Dickmacher Insulin im Übermaß. Zum einen reagiert die Bauchspeicheldrüse je nach Tageszeit unterschiedlich empfindlich auf Kohlenhydrate. Zum anderen wird der natürliche nächtliche Fettabbau durch Insulin ausgebremst. Dabei könnte der Stoffwechsel gerade nachts auf Hochtouren laufen (siehe Seite 21 f.).

... und die Muskelfalle

Solange Kalorienzufuhr und -verbrauch einander die Waage halten, verbrauchen Ihre Muskeln die mit der Nahrung aufgenommene Energie beziehungsweise das im Körper gespeicherte Fett. Wenn Sie die meiste Zeit des Tages sitzen oder stehen, nimmt die Muskulatur allerdings langsam, aber sicher an Kraft ab – ein Effekt, der durch den natürlichen Alterungsprozess noch verstärkt wird. Die Muskeln verkommen zum Depot für Zucker und Fette. Da ihre Speicherkapazität aber sehr beschränkt ist, überhitzen bei ständigem Nachschub die Energiekraftwerke in den Muskelzellen (Mitochondrien). Sogenannter oxidativer Stress entsteht: Freie Radikale (aggressive Sauerstoffmoleküle) stören oder zerstören die Körperzellen. Um sich davor zu schützen, machen die Muskelzellen ihre »Pforten« kurzerhand dicht. Es kommt zur Insulinresistenz durch eine Rezeptor-Down-Regulation (siehe Seite 15).

Das stoppt die Fettverbrennung

Essen Sie zwischendurch einen süßen Snack – laden also weiter Zucker nach –, kommt es zu einem Insulinrückstau im Blut und die Fettverbrennung ist bis auf Weiteres blockiert. Dieser zentrale Stoffwechselvorgang beginnt bereits im Babyalter, sobald das Kind abgestillt ist, und kann mitunter ein lebenslanges Übergewicht auslösen.
Um den akuten Zuckerstau zu beseitigen, versucht der Körper, die Muskel- und Leberzellen mit Gewalt »aufzuschließen«. Um wenigstens einen Teil der Zwischenmahlzeiten in die Zellen zu stopfen, erhöht die Bauchspeicheldrüse die Insulinproduktion um ein Mehrfaches. Was trotzdem nicht mehr hineingeht, wird zusammen mit den Fettsäuren im Fettgewebe eingelagert, das sehr empfindlich auf den Insulinüberschuss reagiert. Gleichzeitig wird die Fettverbrennung viele Stunden lang blockiert.

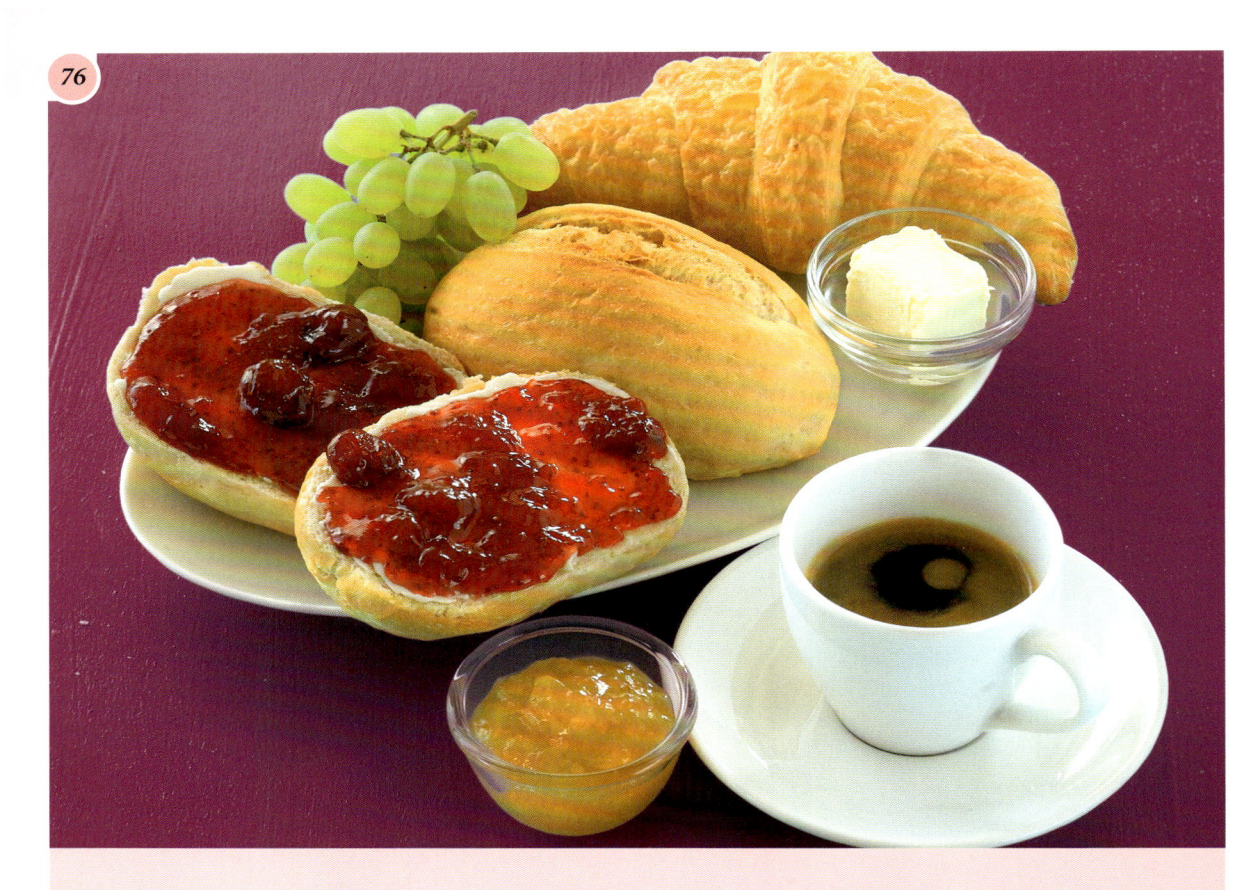

Essen im Biorhythmus

Sich nach der Insulintrennkost zu ernähren, ist völlig unkompliziert. Die wenigen, einfach zu beherzigenden Regeln beruhen auf dem menschlichen Biorhythmus und den Stoffwechselbedürfnissen der unterschiedlichen Hormontypen. Im Klartext bedeutet dies, dass es vor allem darauf ankommt, zu welcher Tageszeit Sie welche Nährstoffe essen sollten. Wenn Sie außerdem täglich nicht mehr als 1800 bis 2400 Kilokalorien zu sich nehmen (davon 50 Prozent aus Kohlenhydraten, 30 Prozent aus Fetten und 20 Prozent aus Eiweiß – immer im richtigen Tagesrhythmus) sowie auf Zwischenmahlzeiten verzichten, nehmen Sie langsam, aber sicher ab. Die Pfunde purzeln dabei zwar sicher nicht ganz so rasant wie bei so mancher Crashkur, dafür bleiben Sie aber garantiert auch auf Dauer schön schlank und gesund.

Natürlich sollten Sie auch bei der Insulintrennkost Ihren Mindest-Kalorienkonsum im Auge haben, wenn Sie abnehmen wollen. Um die optimale Kalorienzahl zu ermitteln, berechnen Sie zunächst Ihren Grundumsatz, also diejenige Menge an Kalorien, die Ihr Körper für Herzschlag, Körpertemperatur, Verdauung, Atmung und Schlaf benötigt.

SO VIELE KALORIEN BRAUCHEN SIE

Ihr persönlicher Grundumsatz ist abhängig von Ihrem Alter und Ihrem aktuellen Körpergewicht. Es gilt die Formel: »1 Kilokalorie pro Kilogramm Gewicht jede Stunde« plus »physical activity level«, also der Energiebedarf für alle Alltagsbewegungen in Haushalt oder Büro (ohne Sport). Er beträgt bei Frauen 20 Prozent des Grundumsatzes.
Eine 70 Kilo schwere Frau hat demnach einen Grundumsatz von 70 x 24 x 0,9 (diesen letzten Wert multipliziert man aufgrund der geringeren Muskelmasse der Frau); macht 1512 Kilokalorien. Dazu kommen nochmals 20 Prozent, sprich 302 »Aktivitätskalorien«. Das macht insgesamt einen Tagesbedarf von 1814 Kilokalorien.
Wollen Sie Ihr Zielgewicht erreichen, dürfen Sie am Tag nicht mehr als die errechnete Kalorienzahl zu sich nehmen. Wenn Sie damit nicht abnehmen können, müssen Sie die tägliche Kalorienzufuhr nochmals beschränken. Sparen Sie dazu einfach die 20 Prozent »Aktivitätskalorien«: Diese Energielücke zum Gesamtbedarf soll der Körper aus gespeichertem Fett decken. Für die Frau aus unserem Beispiel hieße dies, dass sie jeden Tag gut 1500 Kalorien essen dürfte, wenn sie an Gewicht verlieren will. Bei der Insulintrennkost entsteht die gewünschte Energielücke im Normalfall bereits durch den Verzicht auf abendliche Kohlenhydrate. Die Angaben bei den Rezepten ab Seite 88 helfen Ihnen, sich einen optimalen Speiseplan zusammenzustellen.

WENN DER HEISSHUNGER QUÄLT

Das Tolle am Hormonformel-Konzept ist: Sie haben keinen Hunger und leiden dementsprechend nicht unter Motivationskrisen. Sie haben vom ersten Tag an ein gutes Gefühl. Sollten Sie trotz allem zwischendurch einmal Hunger bekommen, zum Beispiel wenn sich in der Umstellungsphase Heißhungerattacken einstellen oder Sie abends doch noch eine kleine Belohnung brauchen, hilft ein schnell greifbarer Notfallvorrat. Wenn Sie von folgenden Lebensmitteln naschen, sind Sie rasch wieder satt und zufrieden, ohne sich mit allzu vielen Kalorien zu überladen.

- 1 hart gekochtes 10-Minuten-Ei – je nach persönlichem Geschmack mit oder ohne Salz
- 1 bis 2 Scheiben magerer gekochter Schinken
- 1 Becher körniger Frischkäse
- 1 Rolle Harzer Käse mit Essig und Öl, Salz und Pfeffer (eventuell mit Zwiebelringen)
- 1 Dose Thunfisch im eigenen Saft
- Saure Gurken (Cornichons)
- ½ Becher Magerquark (250 Gramm)
- 5 Nüsse, vor allem Mandeln oder Paranüsse
- Klare Brühe (Gemüse-, Fleisch- oder Geflügelbouillon; Instant oder selbst gemacht)
- 1 Schälchen Götterspeise (ohne Zucker; mit Süßstoff selbst zubereitet)
- Eiweißriegel (siehe Seite 75)
- 1 großes Glas Wasser

INFO

Grundumsatz bei Übergewicht

Bei stark übergewichtigen Frauen würde die Grundumsatz-Formel sehr hohe Kalorienmengen ergeben. Eine 1,70 Meter große, 100 Kilo schwere Frau mit einem BMI von 34,6 dürfte dann rund 2600 Kilokalorien essen. Vermutlich würde sie bei ihrem hohen Insulinspiegel nicht abnehmen.
In diesem Fall hilft ein einfacher Trick: Sie berechnen den Kalorienbedarf für Ihr Normalgewicht (und den Ziel-BMI von 25). Dabei hilft die Formel: Körpergröße x Körpergröße x 25 = Normalgewicht (beim Beispiel oben also 1,70 x 1,70 x 25 = 72,25 kg).

> **+ TIPP**
>
> ### Der individuelle Kohlenhydratbedarf
>
> Alle Rezepte in diesem Buch sind auf einen täglichen Kohlenhydratbedarf von jeweils 100 Gramm pro Frühstück und Mittagessen berechnet. Abends liegt der Kohlenhydratgehalt unter 20 Gramm pro Portion; dies entspricht dem Bedarf der meisten Frauen. Wenn Sie ganz genau wissen wollen, wie viele Kohlenhydrate Sie am Tag verzehren dürfen, um abzunehmen, müssen Sie erst einmal Ihren BMI berechnen (siehe Seite 11). Frauen mit einem BMI unter 30 brauchen zweimal 75 Gramm Kohlenhydrate täglich, Frauen mit einem BMI über 30 zweimal 100 Gramm. Falls Sie sich als muskelstarke Testosteron-geprägte Frau mit einem BMI unter 30 mit 75 Gramm nicht satt fühlen, essen Sie lieber etwas mehr Kohlenhydrate; Ihre schweren Muskeln verbrauchen auch mehr davon. Verringern Sie diese Portionen nach Erreichen des Ziel- oder Normalgewichts (BMI < 25) auf keinen Fall. Sie decken gerade den Mindestbedarf des Gehirns und der Muskelwärme, und das gilt bis über das 70. Lebensjahr hinaus.

MORGENS: NUR KOHLENHYDRATE

Gehören Sie zu den Frauen, die morgens bisher auf ihr Frühstück verzichtet haben, vielleicht sogar, um Kalorien zu sparen? Mit dieser Gewohnheit haben Sie Ihrer Gesundheit und Ihrem Immunsystem leider einen Bärendienst erwiesen und zudem, ohne es zu wollen, dafür gesorgt, dass Ihre Energieverwertung auf Sparflamme läuft.

Genauso kann es dick machen, wenn Sie bei der ersten Mahlzeit des Tages die falschen Nahrungsmittel miteinander kombinieren. Insbesondere Brot mit tierischem Eiweiß (Wurst, Milch und Milchprodukte wie Joghurt, Frischkäse oder Quark) stressen morgens die Bauchspeicheldrüse. Brot und Müsli mit Obst allein hingegen sind trotz Insulinantwort (durch Glukoseverzehr hervorgerufenen Insulinproduktion) die ideale Grundlage für den Start in den Tag. Schließlich braucht das Gehirn nach der nächtlichen Essenspause dringend Zucker, um richtig in Fahrt zu kommen. Gewöhnen Sie sich deshalb an, richtig üppig und vor allem kohlenhydratreich zu frühstücken. Das versorgt die stets zuckerhungrige Steuerzentrale im Kopf.

Bleibt die Energiezufuhr aus, macht sich die Steuerzentrale im Kopf in ihrer Not über die Muskelzellen her und schwächt damit die Fettverbrennung zusätzlich – und vor allem langfristig. Denn die Muskeln sind Ihre wahren Verbündeten beim nächtlichen Fettabbau (siehe auch Seite 22).

Mit Schwung in den Tag

Pro Tag benötigen die grauen Zellen 120 bis 140 Gramm Glukose (siehe Kasten). Mit einem ausgiebigen Müslifrühstück oder einem süßen beziehungsweise deftigen Brotfrühstück verzehren Sie bereits fast die Menge an Kohlenhydraten, die nötig ist, um diese Zuckermenge freizusetzen.

Sie mögen es morgens gerne süß? Dann haben Sie es mit dem Insulintrennkost-Frühstück gut. Erlaubt ist zu dieser Tageszeit (fast) alles: Toast und Weizenbrötchen genauso wie Vollkornbrötchen oder Croissants. Dazu gibt es Butter oder Pflanzenmargarine und Ihre Lieblingskonfitüre, Honig oder sogar Nuss-Nougat-Creme. Für ein Müsli mischen Sie Ihre Lieblingsflocken mit frischen oder getrockneten Früchten und Saft, Sojamilch, Sojajoghurt, Reismilch oder mit Wasser verdünnter Sahne (150 Milliliter Wasser auf

50 Milliliter Sahne). Auch (Vollwert-)Reis mit Früchten ist ideal. Wenn Sie es lieber herzhaft mögen, greifen Sie zu vegetarischen Aufstrichen. Die darin enthaltenen pflanzlichen Eiweiße sorgen im Gegensatz zu Wurst und Käse nur für eine schwache Insulinantwort. Außerdem blockieren die pflanzlichen Fette die Insulinrezeptoranteile nicht. Der »Baukasten« auf Seite 80/81 hilft Ihnen, das Frühstück zusammenzustellen. Auch die idealen Fettmengen pro Mahlzeit sind hier berücksichtigt. Zum Trinken gibt es morgens Tee und Kaffee mit etwas Sahne, Sojamilch oder bis zu zwei Esslöffel Milch sowie ein Glas Fruchtsaft. Und natürlich Wasser, so viel Sie wollen.

Essenspausen sind wichtig

Durch das üppige Frühstück wird zugleich der Magen gut gefüllt. Der Grundumsatz wird angefeuert und die Magensensoren sorgen für die positiven Botschaften an das Gehirn. Sie fühlen sich satt, zufrieden und leistungsfähig. Auf diese Weise halten Sie locker bis zum Mittagessen durch. Und genau diese Zeit benötigt Ihr Körper auch – für die Verdauung und um den Blutzuckerspiegel wieder zu normalisieren.

Sie werden bald merken, dass nach einem üppigen Frühstück die Gefahr einer vormittäglichen Heißhungerattacke eher gering ist. Sollten Sie stressbedingt doch einmal zu einem Smoothie, Obstsalat oder Fruchtjoghurt greifen, überfüttern Sie sich. Denn was trotz erhöhter Insulinausschüttung nicht in die Zellen transportiert und dort verwertet werden kann, wandert umgehend ins Fettgewebe. Außerdem haben Sie schon kurze Zeit später erneut Appetit. Besser: Wenn es gar nicht anders geht, zu den Notfallempfehlungen von Seite 77 greifen.

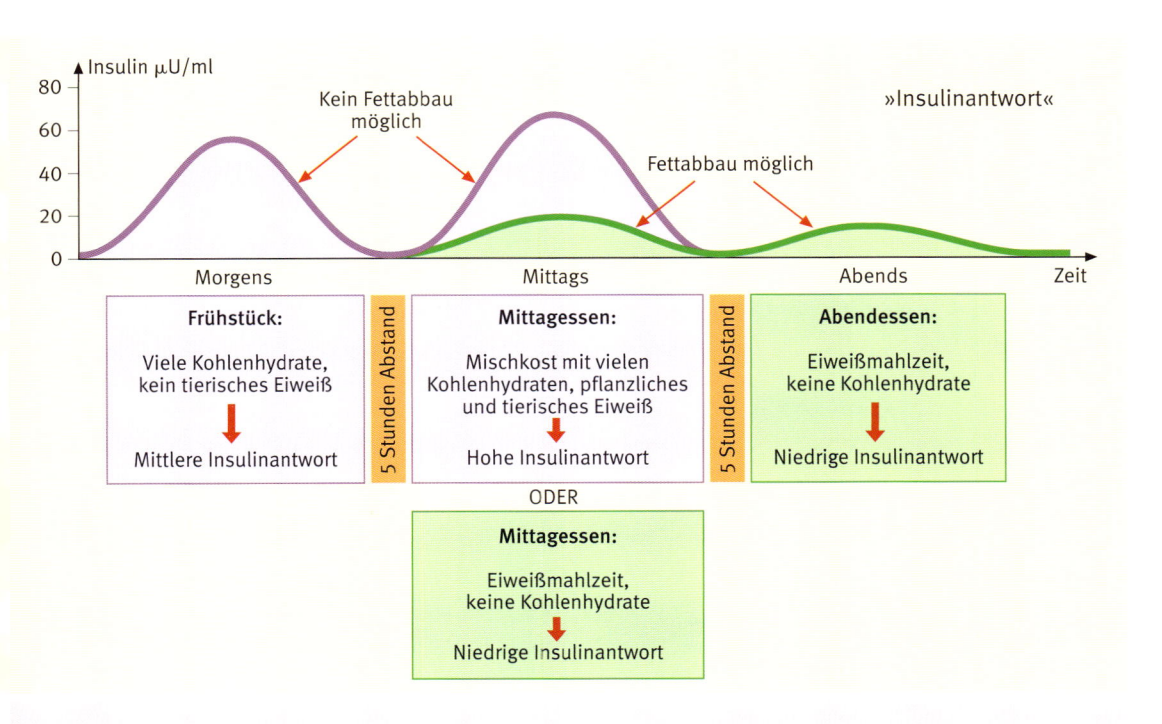

Wer zur falschen Zeit hohe Insulinspiegel auslöst, riegelt die körpereigenen Fettdepots ab und verhindert so auf Dauer, dass die darin enthaltene Energie verbrannt wird. Mithilfe der Insulintrennkost zapfen Sie gezielt die Fettspeicher an und bringen so die überflüssigen Kilos zum Schmelzen.

BAUKASTEN: DAS FRÜHSTÜCK

Wie viele Kohlenhydrate Sie morgens essen dürfen, hängt von Ihrem BMI ab. Bis zu einem BMI von 30 sind 75 Gramm ideal, bei höheren Werten 100 Gramm. Beim Fett sind 20 bis 25 Gramm erlaubt.

Brotfrühstück-Baukasten

Brot & Gebäck
50 g bzw. 65,5 g* Kohlenhydrate stecken in:

1 Baguettebrötchen (100 g)
2 Scheiben Bauernbrot (100 g)
2 Croissants (120 g)
7 Scheiben Knäckebrot (70 g)
2 Laugenbrezeln* (120 g)
2 Laugenbrötchen (120 g)
2 Laugenstangen (120 g)
2 Milchbrötchen (100 g)
2,5 Scheiben Mischbrot (100 g)
5 Scheiben Pumpernickel (150 g)
3 Scheiben Roggenbrot (120 g)
2 Roggenbrötchen (100 g)
1 Rosinenbrötchen (90 g)
3 Scheiben Vollkornbrot* (150 g)
1,5 Vollkornbrötchen (120 g)
5 Scheiben Weißbrot (100 g)
5 Scheiben Weizentoast (100 g)
2 Weizenbrötchen (100 g)
7 Scheiben Zwieback (70 g)

Süße Aufstriche
6 g Kohlenhydrate stecken in:

2 TL Fruchtkonfitüre
2 TL Marmelade
2 TL Apfel-Birnen-Kraut
2 TL Honig
2 TL Nuss-Nougat-Creme
2 TL Pflaumenmus
2 TL Rübenkraut

Herzhafte Aufstriche
20 g Fett stecken in:

2,5 EL Butter
2,5 EL Erdnussbutter, gesalzen
5 EL Halbfettbutter
5 EL Halbfettmargarine
2,5 EL Pflanzenmargarine
5 EL vegetarischem Aufstrich

Frisches Obst
25 g bzw. 12,5 g* Kohlenhydrate stecken in:

200 g Ananas
2 kleinen Äpfeln
6 Aprikosen
1 mittelgroßen Banane
2 kleinen Birnen
250 g Beeren*
1 Grapefruit
½ kleine Honigmelone
1,5 Kiwis*
2–3 Mandarinen*
1 Pfirsich*
75 g Weintrauben

Rohkost
2 g Kohlenhydrate stecken in:

1 Tomate
¼ Salatgurke (100 g)
½ Paprika
4 Radieschen

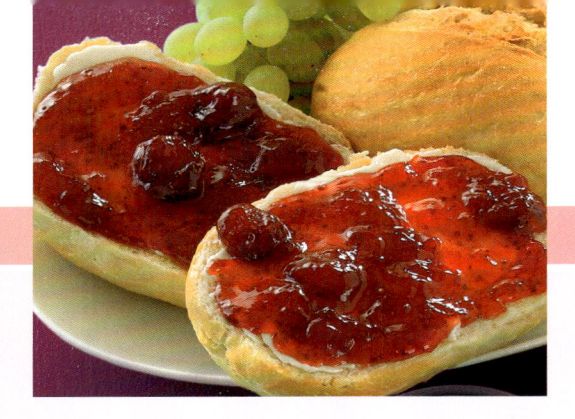

Müsli-Baukasten

Müsli & Flocken
50 g bzw. 62,5 g* Kohlenhydrate stecken in:

16 EL Cornflakes, gesüßt*
16 EL Cornflakes, ohne Zucker
8 EL Flockenmischung
8 EL Fruchtmüsli, ungesüßt
8 EL Getreideschrot
8 EL Haferflocken, kernige
7 EL Knuspermüsli
8 EL Mehrkornflocken
8 EL Schokomüsli
16 EL Weizen-/Dinkelpops

Nüsse & Saaten
10 g Fett stecken in:

25 Cashewkernen
14 Haselnüssen
6 TL Leinsamen
15 Mandeln
4 TL Sonnenblumenkernen
7 Walnüssen
3 EL Sahne
150 g Sojamilch, ungesüßt
250 g Vanillesojamilch (12,5 g Fett)

Frisches Obst
siehe Seite 80

Trockenfrüchte
25 g bzw. 6 g* Kohlenhydrate stecken in:

40 g Apfelringen
50 g Aprikosen
40 g Bananenchips
1 Dattel*
½ Feige*
30 g Rosinen
1 Trockenpflaume* (10 g)

Zum Anrühren
25 g bzw. 50 g* Kohlenhydrate stecken in:

200 ml Ananassaft
250 ml Apfelsaft
300 ml Grapefruitsaft
250 ml Multivitaminsaft*
250 ml Orangensaft
200 ml Sauerkirschsaft
150 ml Traubensaft

Als Milchersatz
Weniger als 10 g Kohlenhydrate stecken in:

100 ml Haferdrink (6,2 g)
100 ml Reisdrink (9,6 g)
100 ml Sojamilch (1,4 g)

MITTAGS: KOMBINATION AUS KOHLENHYDRATEN UND EIWEISS

Zwischen 11 und 16 Uhr sind die Insulinrezeptoren voll auf Tagesaktivität eingestellt. Deshalb können Ihre Muskelzellen Kohlenhydrate und Eiweiß besonders schnell aufnehmen. Für die verschiedenen Hormontypen bedeutet das:
- Der Östrogen-geprägte Typ fährt gut mit Mischkost, zum Beispiel Pasta mit Geflügel und Gemüse oder Putensandwiches mit Salat. Als Nachtisch dürfen sich diese Frauen auch Obst, Kuchen und Süßigkeiten gönnen.
- Der Gestagen-geprägte Typ verträgt neben Mischkost an einzelnen Tagen auch Eiweiß pur (Letzteres ist bisweilen empfehlenswert, wenn Sie die Gewichtsabnahme beschleunigen wollen). In diesem Fall kommt mittags beispielsweise Fisch und Salat auf den Tisch oder eine (ovo-)lacto-vegetarische Mahlzeit (etwa Gemüse mit Quark oder ein Käseomelett). Vorsicht: Wenn Sie mittags oft eiweißbetont essen und regelmäßig frieren, sollten Sie unbedingt wieder auf Mischkost umsteigen. Ihr Stoffwechsel hat sich schon sehr an Kohlenhydrate als Wärmequelle gewöhnt.

HORMONTYP • Östrogen

Insulintrennkost-Formel für Östrogen-geprägte Frauen

Weil dieser Homontyp Kohlenhydrate sehr gut verträgt, muss er nur am Abend auf Eiweiß pur setzen, um überflüssige Pfunde dauerhaft zu verlieren.
Frühstück: Kohlenhydrate (Anregungen erhalten Sie auf den Seiten 80 und 81)
Mittagessen: Kohlenhydrate-Mischkost (Rezepte ab Seite 88)
Abendessen: Eiweiß (Rezepte ab Seite 96)

- Die Testosteron-geprägte Frau sollte mittags vorwiegend auf reine Eiweißmahlzeiten setzen. Mit fortschreitender Abnehmphase und später stellen Sie behutsam auf mittägliche Mischkost um. Dann können Sie zum Beispiel dreimal in der Woche auch Pasta und Co. essen.

Mittagessen auf einen Blick

Als Mittagsmischkost sind wahlweise erlaubt:
- Stärkehaltige Getreideprodukte (Brot, Gebäck, Grieß und Nudeln), Kartoffeln und Reis
- Gemüse, auch frische Hülsenfrüchte wie Erbsen und Bohnen, Sojaprodukte, Salate und Pilze
- Obst und Obstprodukte

Zum Kombinieren und Sattessen gibt es dazu:
- Milch, Sauermilchprodukte, Quark oder Käse
- Geflügel, Fleisch, Fisch, Eier
Viele raffinierte Rezepte finden Sie ab Seite 88.
Für den Nachtisch:
- Süßigkeiten, zum Beispiel eine halbe Tafel Schokolade, zwei bis drei Kugeln gemischtes Eis, ein Stück Obst- oder Nusskuchen, Gummibärchen, Lakritze – als Belohnung für die tapfere Seele, die abends darauf verzichten soll. Süßes ist übrigens auch zum Frühstück erlaubt. Eine Ausnahme: Gummibärchen, die wegen der Mischung aus tierischer Gelatine und Zucker Insulinstress auslösen.

Das dürfen Sie mittags trinken

Trinken Sie zum Essen bevorzugt kalorienfreie Getränke wie (Mineral-)Wasser, Kräutertee oder ein Light-Getränk. Zu Mischkostgerichten sind auch Fruchtsäfte und Saftschorlen erlaubt. Sie erhöhen aber die Kohlenhydratbilanz, was Sie bei der Rezeptwahl entsprechend berücksichten müssen, um das Limit von 100 bis 120 Gramm nicht zu sehr zu überschreiten. Dasselbe gilt für alkoholfreies Bier, das oft mehr Kalorien enthält als »normales« Pils. Zu reinen Eiweißgerichten sollten Sie nichts Zuckerhaltiges trinken.

HORMONTYP • **Gestagen**

Insulintrennkost-Formel für Gestagen-geprägte Frauen

Sie nehmen schneller ab, wenn Sie ab und zu mittags auf Eiweiß pur setzen.
Frühstück: Kohlenhydrate (Anregungen erhalten Sie auf den Seiten 80 und 81)
Mittagessen: Mischkost oder Eiweiß (Rezepte ab Seite 88)
Abendessen: Eiweiß (Rezepte ab Seite 96)

ABENDS: EIWEISS PUR

Entscheidend für die Gesundheit Ihres Stoffwechsels und Ihren Abnehmerfolg ist, dass die Fettverbrennung im Schlaf auf Hochtouren läuft. Denn im Gegensatz zum Tag, an dem der Körper seinen Energiebedarf zu etwa 70 Prozent aus Zucker und zu 30 Prozent aus Fett deckt, verhält es sich nachts genau umgekehrt. Während Sie schlafen, braucht der Regenerationsstoffwechsel volle 70 Prozent Fett und nur 30 Prozent Zucker.

Um die benötigte Energie anzuzapfen, schüttet der Organismus Wachstumshormon HGH aus (siehe Seite 22 f.), das verstärkt Speicherfett mobilisiert. Dazu benötigt der Stoffwechsel eine gute Portion Eiweiß – und die darin enthaltenen Aminosäuren. Essen Sie sich daher abends mit Eiergerichten oder einer Portion Fleisch beziehungsweise Fisch satt. Statt Brot, Kartoffeln, Reis oder Nudeln gibt es dazu Gemüse und Salat. Nur Mais, Möhren, Erbsen und weiße oder rote Bohnenkerne sind tabu, weil sie reich an Kohlenhydraten sind. Durch das eiweißreiche Abendmahl werden der Fettabbau, das Muskelwachstum (insbesondere nach Kraftaufbautraining, siehe Seite 142 ff.) und alle Regenerationsprozesse angeregt. Die Energie dafür holt sich der Körper aus den Fettzellen. Doch Vorsicht: Der Fettabbau wird sofort gestoppt, sobald abends Mischkost oder Kohlenhydrate auf dem Speiseplan stehen, weil diese für einen Insulinüberschuss sorgen. Zudem ist die Gefahr groß, dass Sie nachts plötzlich Hunger bekommen und ohne es zu wollen den Kühlschrank plündern.

Abendessen auf einen Blick

Zum Abendessen gibt es wahlweise:
- Milch, Sauermilchprodukte, Quark, Käse
- Gemüse und Salate
- Geflügel, Fleisch, Fisch, Eier, gelegentlich Linsen

Wohlschmeckende Eiweißrezepte für abends finden Sie ab Seite 96.

Ganz wichtig, damit das Abnehmen klappt: Gönnen Sie sich ausreichend Schlaf und versuchen Sie insbesondere, vor 24 Uhr einzuschlafen. Denn ab Mitternacht wird die Höchstmenge an Wachstumshormon ausgeschüttet.

Das dürfen Sie abends trinken

Damit die Fettdepots rasch schmelzen, sollten Sie abends nur Wasser und Tee trinken. Wenn Sie es nicht ganz so eilig haben, können Sie sich auch ein Glas Wein, Sekt oder Bier gönnen (siehe Seite 87).

HORMONTYP • **Testosteron**

Insulintrennkost-Formel für Testosteron-geprägte Frauen

Vorsicht, Kohlenhydrate wandern bei Ihnen sehr schnell in die Fettpölsterchen.
Frühstück: Kohlenhydrate
Mittagessen: Eiweiß (Rezepte ab Seite 96)
Abendessen: Eiweiß (Rezepte ab Seite 96)
Spezialtipp bei starkem Übergewicht:
3–4 reine Eiweißwochen (auch Eiweißfrühstück) mit einem zusätzlichen Eiweiß-Extra am Nachmittag (für die Wärmebildung)

AUF EINEN BLICK: WAS DÜRFEN SIE WANN ESSEN?

Diese Seiten zeigen auf einen Blick, aus welcher Vielfalt an Lebensmitteln Sie wählen können, wenn Sie sich nach den Regeln der Insulintrennkost ernähren.

Das dürfen Sie essen

Morgens
Kohlenhydrate: ja, tierisches Eiweiß: nein
Haferflocken
Früchte- oder Schokomüsli
Cornflakes
Weizen- oder Mehrkornbrötchen
Weizentoast
Vollkornbrot
Croissant
Rosinenbrötchen
Fruchtkonfitüre
Nuss-Nougat-Creme
Honig
Rübenkraut
Olivenöl- und andere pflanzliche Margarine
Tomatenbrotaufstrich
Sojaaufstrich
Kuchen
Kekse
Schokolade

Mittags
Kohlenhydrate: ja, Eiweiß: ja
Alternativ: Eiweiß pur!
Brot
Nudeln (vor allem Hartweizensorten)
Spätzle
Reis (auch Basmatireis)
Kartoffeln (auch Püree und Pommes)
Couscous
Amaranth
Bulgur
Hirse

Alle Gemüsesorten (auch Mais und Hülsenfrüchte)
Salat
Geflügel (Pute, Hähnchen, Gans, Ente)
Rind- und Kalbfleisch
Mageres Schweinefleisch (z. B. Schnitzel, Schinken)
Lamm (z. B. Kotelett und Filet)
Fisch (z. B. Seelachs, Forelle, Dorsch, Hering)
Räucherlachs
Garnelen und Meeresfrüchte
Milchprodukte
Eier (z. B. Rührei, Spiegelei, pochiertes Ei)
Tofu (z. B. Schnitzel, Gulasch)
Kuchen und Gebäck
Süßigkeiten, z. B. Schokolade, Eis, Gummibärchen

Abends
Kohlenhydrate: nein, Eiweiß: ja
Geflügel (Pute, Hähnchen, Gans, Ente)
Rind- und Kalbfleisch
Mageres Schweinefleisch (z. B. Schnitzel, Schinken)
Lamm (z. B. Kotelett und Filet)
Fisch (z. B. Seelachs, Forelle, Dorsch, Hering)
Räucherlachs
Garnelen und Meeresfrüchte
Milchprodukte (ohne Zucker und Früchte)
Eier (z. B. Rührei, Spiegelei, pochiertes Ei)
Tofu (z. B. Schnitzel, Gulasch)
Gemüse (außer Erbsen, Bohnen, Mais, Möhren)
Salat (außer Bohnenkern- und Maissalat)

Das dürfen Sie trinken

Morgens
Leitungswasser, nicht zu kalt
Mineralwasser, mit und ohne Kohlensäure
Mineralwasser, aromatisiert
Wasser mit Ingwer- oder Zitronenscheiben
Kräutertee (auch gesüßt)
Früchtetee (auch gesüßt)
Grüner Tee (auch gesüßt)
Schwarzer Tee (auch gesüßt und mit 2 TL Sahne)
Löslicher Kaffee (auch gesüßt)
Espresso (auch gesüßt)
Kaffee mit 2 TL Milch (auch gesüßt)
Kaffee mit 1 TL Kondensmilch (auch gesüßt)
Cappuccino mit Sahne (auch gesüßt)
Sojamilch (auch gesüßt und/oder mit Geschmack)
Orangensaft
Grapefruitsaft
Apfelsaft, Traubensaft
Ananassaft
Fruchtsaftschorle

Mittags
Wie morgens, außerdem
Diät-Fruchtsaftgetränk
Gemüse- oder Tomatensaft
Limonade (0,5 l)
Colagetränk (0,5 l)
Molke (200 ml)
Buttermilch (200 ml)
Kefir (200 ml)
Milch (1 Glas)
Cappuccino mit Milch (auch gesüßt)
Kaffee (alle Zubereitungen; auch gesüßt)

Abends
Leitungswasser, nicht zu kalt
Mineralwasser mit/ohne Kohlensäure
Kräuter- und Grüner Tee (ungesüßt)
Kaffee (ungesüßt)
Zero-Limonade
Cola, light und zero
Buttermilch (200 ml)
Kefir (200 ml)
Molke (200 ml)
Milch (200 ml)

Ernährungsempfehlungen für besondere Lebensphasen

- In der Pubertät: 4 Mahlzeiten (um 8 und 13 Uhr Kohlenhydrate, um 17 und 21 Uhr Eiweiß)
- In der Schwangerschaft: bei Normalgewicht je nach Hormontyp; bei Übergewicht: morgens Kohlenhydrate, mittags und abends Eiweiß
- Bei PCO-Syndrom: morgens Kohlenhydrate, mittags und abends Eiweiß
- Vor der Regel: morgens und mittags Kohlenhydrate, abends Eiweiß (bei Hunger am Nachmittag siehe Seite 77)
- In der Menopause, bei Insulinresistenz, nach zahlreichen gescheiterten Diäten und bei beginnendem Diabetes: 3 bis 4 Wochen viermal am Tag Eiweiß (um 8, 12, 16 und 20 Uhr); danach morgens Kohlenhydrate, mittags und abends Eiweiß

GEWUSST WIE: EINKAUFEN UND VORRATSHALTUNG

Wenn Sie ein paar Basics im Haus haben, können Sie im Handumdrehen etwas Leckeres zubereiten. Genauso gut: Kochen Sie gleich die zwei- bis dreifache Menge und frieren Sie den Rest ein. Keine Zeit zum Einkaufen? Dann helfen die aufgelisteten Lebensmittel für den Vorratsschrank.

Backwaren und frische Lebensmittel
- Brot und Brötchen
- Toast
- Früchte der Saison und Exoten
- Gemüse der Saison
- Blattsalate (je nach Saison)

Milch, Milchprodukte und Eier
- Butter und/oder Pflanzenmargarine
- 1 Packung Eier (Bio oder aus Freilandhaltung)
- 1 Flasche oder ein Tetrapak Milch (halbfett)
- Je 1 Becher Sahne, saure Sahne oder Crème fraîche (fettreduziert)
- 1 großer Becher Joghurt (halbfett)
- 1 Packung Frischkäse (fettreduziert)
- 1 Becher Quark (halbfett; auch Kräuterquark)
- Hart- und Schnittkäse (z. B. Cheddar, Gouda, Edamer, Parmesan)

Nach Belieben:
- 1 Flasche oder ein Tetrapak Sojamilch
- 1 Tofu (gewürzt oder pur)
- 1 Mozzarella light
- Frische Nudeln (z. B. Tortellini, Tagliatelle; auch Gnocchi, Schupfnudeln)
- Pizzateig für Gemüsepizza

Wurst, vegetarische Aufstriche und Fleisch
- Aufschnitt, abgepackt oder frisch, z. B. Schweine- oder Rinderschinken (roh, gekocht, geräuchert; Lachsschinken), Roastbeef, Geflügelaufschnitt, Aufschnitt in Aspik
- Vegetarische Brotaufstriche (z. B. Bruschetta- oder Sojaaufstriche)
- Geflügel, z. B. Hähnchen (frisch oder gegrillt), Putenbrust, -keule oder -steak, Entenbrust
- Schwein, Rind und Kalb, z. B. magerer Braten aus der Nuss, Steak, Schnitzel, Filet, Lende, Medaillons, Geschnetzeltes, Gulasch, Roulade, Kasseler, Tatar
- Lamm und Wild
- Fisch (frisch oder TK-Ware), z. B. fettarme Sorten wie Seelachs, Kabeljau, Rotbarsch, Viktoriabarsch, Pangasius, Tilapia, Forelle; fettreichere Sorten mit gesunden Omega-3-Fettsäuren wie Thunfisch, Lachs, Hering oder Makrele; Räucherlachs oder Räucherforelle
- Meeresfrüchte und Garnelen (frisch oder TK-Ware)

Fürs Gefrierfach
- TK-Gemüse (wird nur wenige Stunden nach der Ernte eingefroren und enthält oft mehr Vitamine als überlagertes Frischgemüse aus dem Supermarkt)
- TK-Kräuter (gemischt oder einzelne Sorten)
- TK-Wok-Gemüse oder asiatische Gemüsemischungen (Vorsicht: ein Blick auf die Zutatenliste der Verpackung verrät, ob ein Gericht versteckten Zucker enthält)
- TK-Beeren (gemischt oder einzelne Sorten; ungezuckert)

Fertiggerichte
- Fettarme Gerichte mit Kohlenhydraten für mittags und ohne Kohlenhydrate für abends (auf die Zutatenliste achten)
- Eintöpfe, z. B. Linsen, Erbsen, Bohnen, Grünkohl, Sauerkraut

Für den Vorratsschrank
- Knäckebrot, Reiscracker
- Müsli, Cornflakes, Getreidepops (auch mit Zucker, besteht nur zu 50 Prozent aus insulintreibendem Traubenzucker, zu 50 Prozent aus Fruchtzucker)
- Mehrkorngetreide- und Kleieflocken, Haferflocken, Dinkelflocken
- Getreideschrot
- Haferkleie, Weizenkleie, Weizenkeime
- Sonnenblumenkerne, Sesamsamen, Leinsamen
- Je 1 kleine Packung Walnüsse, Haselnüsse, Erdnüsse (auch gesalzen)
- Trockenfrüchte, z. B. Aprikosen, Feigen, Datteln, Pflaumen, Rosinen, Apfelringe
- Je 1 Glas Konfitüre, Nuss-Nougat-Creme, Pflaumenmus, Rübenkraut, Honig
- Essig, z. B. Balsamico-Essig, Apfelessig
- Pflanzenöle für Salate und zum Braten, z. B. kalt gepresstes Olivenöl, Rapsöl, Walnussöl, Sonnenblumenöl
- Salz, Pfeffer, Zucker
- Senf, Tomatenmark
- Sojasauce
- Gewürze und getrocknete Kräuter
- Gekörnte Brühe oder Brühwürfel, Fleisch- und/oder Fischfond
- Nudeln (Hartweizen- oder Vollkornnudeln)
- Reis, z. B. Naturreis, Basmati, Wildreismischung
- Mehl (vorzugsweise mit hoher Typenzahl)
- Je 1 Packung getrocknete Linsen, Bohnen und Erbsen
- Zwiebeln, Knoblauch, Kartoffeln (dunkel lagern)
- Je 2 Gemüsekonserven, z. B. Dosentomaten, rote Bete, Mais, weiße und rote Bohnen, Gewürzgurken, Mixed Pickles, Perlzwiebeln
- Fischkonserven, z.B. Bismarckhering, Rollmops, Thunfisch im eigenen Saft, Sardellen
- 1 Flasche trockener Wein
- 1 Flasche Orangen- und/oder Apfelsaft

Aus der Küchenpraxis
- **Sparen Sie nicht am Salz:** Insulin stört die Wasser- und Salzausscheidung im Tubulus-Apparat der Nieren. Das heißt, nach jeder Praline und nach jedem Apfel kehrt das Wasser, das eigentlich ausgeschieden werden soll, peu à peu wieder zurück und überfüllt das Gefäßsystem. Das kann sogar einen sogenannten Volumenhochdruck auslösen: Wenn die Aufnahmefähigkeit des Gefäßsystems überschritten wird, sickert das Wasser in die Zellzwischenräume und in das Bindegewebe der Haut (Cellulite, Ödeme). Um dieses versickerte Wasser zu mobilisieren, braucht der Körper paradoxerweise mehr Salz, das in einer Art Löschblatteffekt die Ödeme wieder absaugt. Würzen Sie deshalb zur abendlichen Eiweißmahlzeit gerne herzhaft nach.
- **Lightgetränke:** Orangenlimonade und ähnliche Lightdrinks enthalten oft noch verdünnten Orangensaft und damit pro Liter noch immer 20 Gramm Zucker – ähnlich wie etwa Früchtetee. »Zero-Produkte« dagegen enthalten überhaupt keinen Zucker.
- **Wein, Sekt und Co.:** Wenn Sie einmal ein Gläschen trinken wollen: 0,2 l trockener Wein, Prosecco oder Sekt beziehungsweise 0,2 bis 0,4 l Bier (mit und ohne Alkohol) sind erlaubt – mehr verlangsamt den nächtlichen Fettabbau.

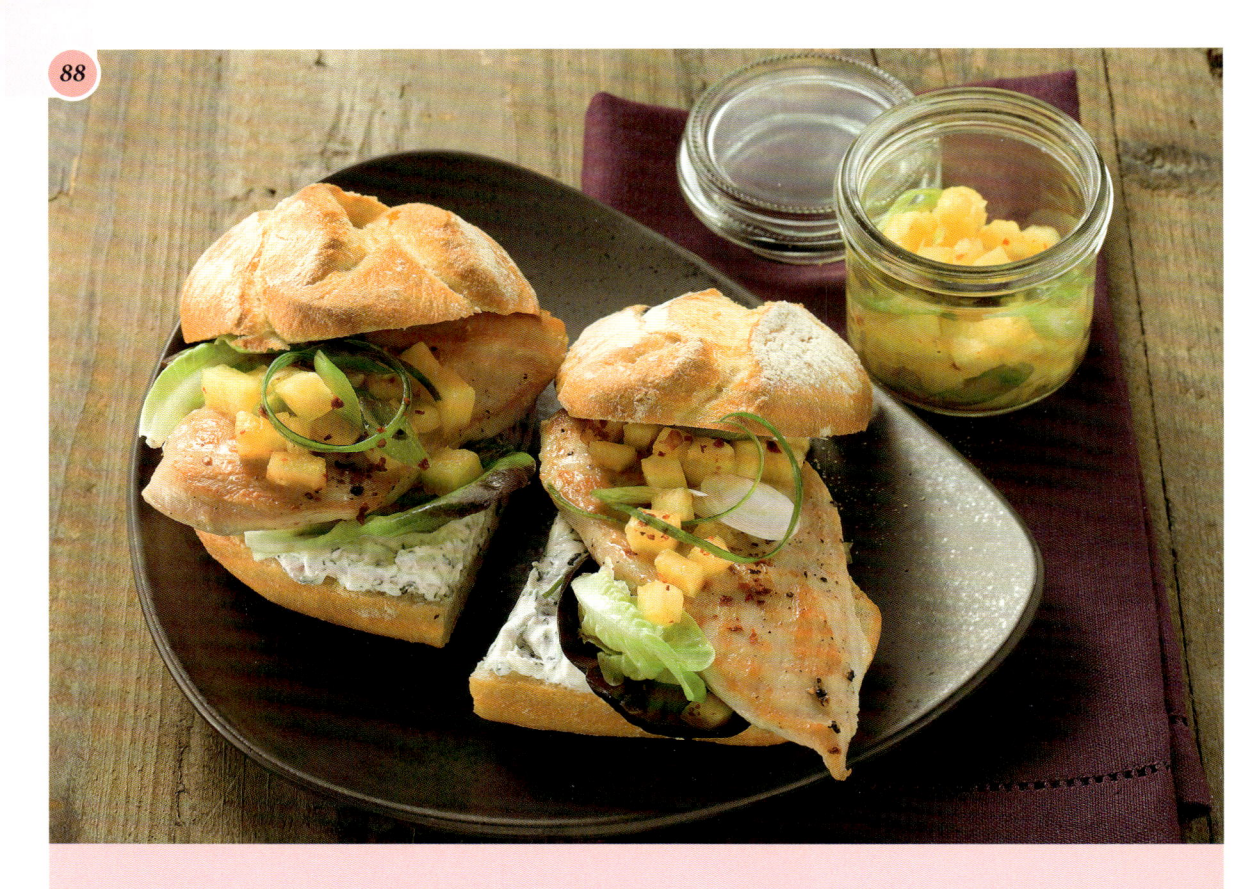

Mittagessen: Vielfalt genießen

Nehmen Sie sich mittags Zeit für die zweite große Hauptmahlzeit des Tages. Ganz egal, ob Sie berufstätig sind oder mit den Kindern zu Hause essen: Sorgen Sie dafür, dass Ihr Körper jetzt ausreichend Kohlenhydrate und Eiweiß bekommt. Sogar ein Dessert dürfen Sie sich gönnen. Der Stoffwechsel hat genug Zeit, auch größere (Kohlenhydrat-)Portionen zu verdauen.
Wenn Sie schnell abnehmen möchten oder sich gerade in einer Hormonphase befinden, in der Sie ohnehin schnell zunehmen, können Sie mittags auch eine reine Eiweißmahlzeit zu sich nehmen.

Lassen Sie sich dazu von den Rezepten fürs Abendessen ab Seite 96 inspirieren.
Gewöhnen Sie sich grundsätzlich an, Ihren Speiseplan im Takt Ihres Biorhythmus und der wechselnden Bedürfnisse Ihres Stoffwechsels und Ihrer Hormone zu timen. So bleiben Sie ohne Probleme den ganzen Tag ausgeglichen und leistungsstark. Sollte Sie trotz allem nachmittags einmal der Hunger plagen – übrigens immer ein deutliches Zeichen für ein mentales und körperliches Tief –, finden Sie auf Seite 77 eine Liste mit Snacks, die den Insulinkreislauf nicht belasten.

Fruchtiger Kartoffelsalat

Für 2 Personen • 40 Min. Zubereitung
Pro Portion 575 kcal, 15 g E, 13 g F, 95 g KH

800 g festkochende Kartoffeln • 2 rote Paprikaschoten • 2 große rotschalige Äpfel • Saft von 1 Zitrone • 1 Bund zarte Frühlingszwiebeln • 250 g Joghurt (3,5% Fett) • 3–4 EL Salatcreme (50 g, 25% Fett) • Salz, weißer Pfeffer aus der Mühle • 1–2 TL Senf

1 Die Kartoffeln waschen und ungeschält in einem Topf in wenig Wasser gerade eben gar kochen. Abgießen, noch heiß pellen, ein wenig abkühlen lassen und in Scheiben schneiden.

2 Inzwischen die Paprikaschoten halbieren, von Kernen, Trennhäutchen und den Stielansätzen befreien und waschen. In Würfel oder in Streifen schneiden. Die Äpfel waschen und gut abreiben, vierteln und entkernen. Das Fruchtfleisch ebenfalls würfeln oder in Streifen schneiden und sofort mit dem Zitronensaft beträufeln, damit es nicht braun wird. Die Frühlingszwiebeln waschen, putzen und schräg in feine Ringe schneiden.

3 Für das Dressing den Joghurt mit Salatcreme verquirlen. Nach Geschmack mit Salz, Pfeffer und etwas Senf verfeinern.

4 Die Kartoffeln, Paprika, Äpfel und Frühlingszwiebeln in eine große Schüssel geben. Das Dressing darüberträufeln und alles vorsichtig, aber gründlich vermischen.

VARIANTE 100 g Putenbrustfilet in 1 cm große Würfel schneiden und in einer beschichteten Pfanne in 1 EL Öl rundherum goldbraun anbraten. Unter den fertigen Salat mischen. Macht pro Portion 669 kcal, 27 g E, 18 g F, 95 g KH.

Statt mit Paprikaschoten können Sie diesen Kartoffelsalat auch gut mit Radieschen oder Staudensellerie zubereiten.

Spinat-Zwiebel-Salat mit Orangen

Für 2 Personen • 30 Min. Zubereitung
Pro Portion 610 kcal, 14 g E, 21 g F, 88 g KH

3 große Orangen • 1–2 Handvoll Blattspinat • 2–3 rote Zwiebeln • 3 EL Rotweinessig • Salz • schwarzer Pfeffer aus der Mühle • 3 EL Olivenöl • 100 g Bauernbrot • 20 g schwarze Oliven • 2 große Baguettebrötchen (200 g)

1 Die Orangen sorgfältig schälen, bis die weiße Außenhaut vollständig entfernt ist. Die Fruchtfilets zwischen den Trennhäutchen herausschneiden, abtropfenden Saft dabei auffangen.

2 Den Spinat gründlich waschen und verlesen, grobe Stiele abzwicken. Die Zwiebeln schälen und in feine Streifen schneiden.

3 Essig mit Salz, Pfeffer, etwas Orangensaft und Olivenöl mit einem Schneebesen gut verquirlen. Spinat und Zwiebeln darin wenden, zusammen mit den Orangenfilets auf Teller verteilen.

4 Bauernbrot würfeln und in einer beschichteten Pfanne rundherum goldbraun rösten. Alternativ das Brot in Scheiben schneiden und toasten, danach würfeln. Zusammen mit den Oliven zum Salat geben. Die Brötchen dazu genießen.

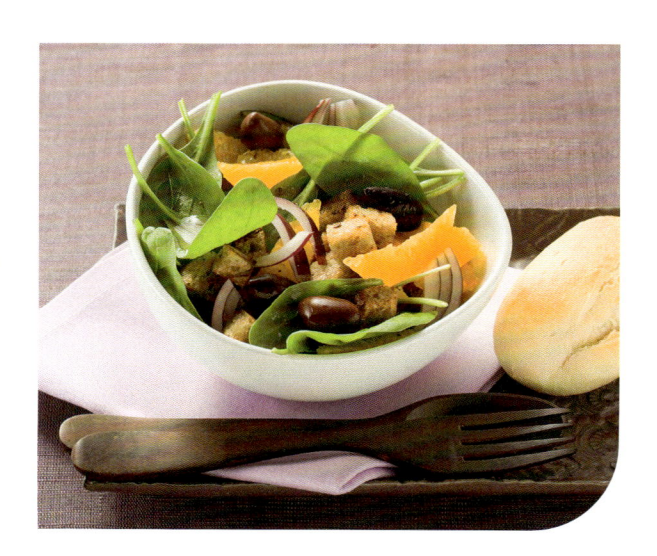

Hähnchen-Sandwich mit Ananas-Salsa

Für 2 Personen • 30 Min. Zubereitung
Pro Portion 683 kcal, 41 g E, 14 g F, 97 g KH

2 Scheiben frische Ananas (etwa 160 g Fruchtfleisch, geputzt) • 2 zarte Frühlingszwiebeln • ½ TL getrocknete Chiliflocken • Salz • schwarzer Pfeffer aus der Mühle • 2 flache Hähnchenschnitzel (je etwa 100 g) • 1 EL Öl • 1 Baguette oder Ciabattabrot (etwa 350 g) • 75 g Kräuter-Rahmfrischkäse (15–18 % Fett absolut) • 1 kleiner Salatkopf nach Wahl (oder 1 Handvoll Rucola)

1 Für die Salsa die Ananas eventuell noch schälen und vom harten Mittelstrunk befreien, dann sehr klein würfeln oder hacken. Frühlingszwiebeln waschen, putzen und in feine Ringe schneiden. Beides mit Chiliflocken, Salz und Pfeffer würzen.

2 Die Hähnchenschnitzel kalt abwaschen und abtrocknen; möglichst flach streichen oder klopfen. Das Öl in einer beschichteten Pfanne erhitzen und die Schnitzel darin von jeder Seite 1–2 Minuten goldbraun braten. Salzen und pfeffern. Auf einem Teller abkühlen lassen.

3 Baguette oder Ciabattabrot in Hälften teilen und diese aufschneiden. Alle Stücke mit dem Kräuter-Rahmfrischkäse bestreichen. Den Salat waschen, putzen und sehr gut trocken schütteln. Auf die Brote verteilen. Hähnchenschnitzel auf die beiden unteren Hälften legen und Ananas-Salsa darauf verteilen. Mit den oberen Hälften abdecken und gut zusammendrücken.

TIPP Bereiten Sie gleich eine größere Menge Salsa zu. Gut verschlossen hält sie sich im Kühlschrank mindestens 2 Tage – und schmeckt am nächsten oder übernächsten Tag als Beilage zu einem Steak oder Schnitzel.

Foto siehe Seite 88

Avocado-Beef-Wraps

Für 2 Personen • 25 Min. Zubereitung
Pro Portion 634 kcal, 22 g E, 23 g F, 82 g KH

1 Avocado • 2–3 EL Limettensaft • 1 kleine rote Chilischote • Salz • schwarzer Pfeffer aus der Mühle • 1 kleine rote Zwiebel • 3 feste Tomaten • 1 Paprikaschote • einige Blätter Eisbergsalat • 6 Tortillafladen (Wraps; Fertigprodukt, ca. 300 g) • 60 g Roastbeef-Aufschnitt in dünnen Scheiben

1 Die Avocado halbieren und entsteinen. Das Fleisch aus den Schalen lösen und mit einer Gabel fein zerdrücken. Dabei den Limettensaft untermischen. Die Chilischote waschen, putzen, fein hacken und unter die Avocadocreme rühren. Mit Salz und Pfeffer abschmecken.

2 Die Zwiebel schälen und würfeln. Die Tomaten waschen, von Stielansätzen und Kernen befreien und in Spalten schneiden. Die Paprikaschote waschen, putzen und in lange Streifen schneiden. Die Salatblätter waschen und gut trocken tupfen.

3 Die Tortillafladen ausbreiten. Alle Zutaten – auch den Roastbeef-Aufschnitt – mittig darauf verteilen. Jeweils den unteren Tortillarand nach oben über die Füllung schlagen, dann die Fladen von einer Seite aufrollen.

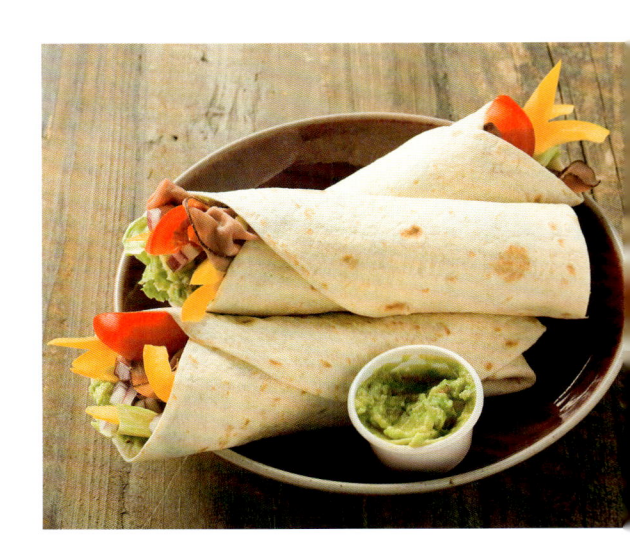

Panini »Napoli«

Für 2 Personen • 20 Min. Zubereitung
Pro Portion 608 kcal, 31 g E, 18 g F, 79 g KH

4 große italienische Brötchen (Panini, ersatzweise Baguettebrötchen, je ca. 75 g) • 1 Knoblauchzehe • 100 g fettarmer Kräuter-Frischkäse (ca. 5 % Fett absolut) • Salz • schwarzer Pfeffer aus der Mühle • 1–2 Bund Rucola • 1 Büffelmozzarella (125 g) • 4 getrocknete Tomaten in Öl • 4 feste Tomaten • ½ Bund Basilikum

1 Die Brötchen halbieren. Den Knoblauch schälen und alle Brötchenhälften damit einreiben, dann mit Kräuter-Frischkäse bestreichen. Mit Salz und Pfeffer würzen.

2 Rucola waschen und verlesen, dabei die groben Stiele abzwicken und wegwerfen. Mozzarella abtropfen lassen und in dünne Scheiben schneiden.

3 Die eingelegten Tomaten abtropfen lassen und in Streifen schneiden. Die frischen Tomaten waschen, von den Stielansätzen befreien und in Scheiben schneiden. Das Basilikum waschen und trocken tupfen. Die Blättchen abzupfen.

4 Alle Zutaten auf die unteren Brötchenhälften schichten und mit den oberen Hälften abdecken.

Schweizer Minestrone

Für 2 Personen • 30 Min. Zubereitung
Pro Portion 633 kcal, 27 g E, 18 g F, 88 g KH

1 Bund Frühlingszwiebeln • 2 EL Öl • 50 g magere Räucherschinken-Würfel • ¾ l Gemüsebrühe • 75 g Gerstengraupen (ersatzweise Rundkornreis) • 500 g gemischtes Gemüse (z. B. Sellerie, Fenchel, Kohlrabi, Paprika) • 1 Handvoll Spinat oder Rucola • Salz • schwarzer Pfeffer aus der Mühle • 30 g geriebener Emmentaler • 4 Scheiben Bauernbrot (200 g)

1 Frühlingszwiebeln waschen, putzen und in feine Ringe schneiden. Das Öl in einem Topf erhitzen, die weißen Frühlingszwiebelteile darin anschwitzen. Schinkenwürfel einrühren und mit Brühe ablöschen. Gerstengraupen einrühren, aufkochen und alles zugedeckt bei schwacher Hitze etwa 20 Minuten leise kochen lassen.

2 Inzwischen das Gemüse waschen, putzen und in kleine Würfel oder dünne Scheiben schneiden. Spinat oder Rucola waschen, verlesen und hacken. Alles mit den grünen Zwiebelringen zur Suppe geben und weitere 5–10 Minuten köcheln lassen. Mit Salz und Pfeffer abschmecken.

3 Kurz vor dem Servieren den Emmentaler auf die Suppe streuen. Das Bauernbrot dazu genießen.

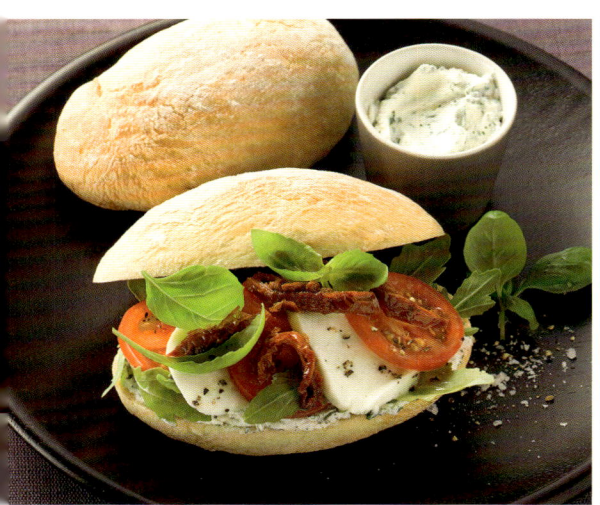

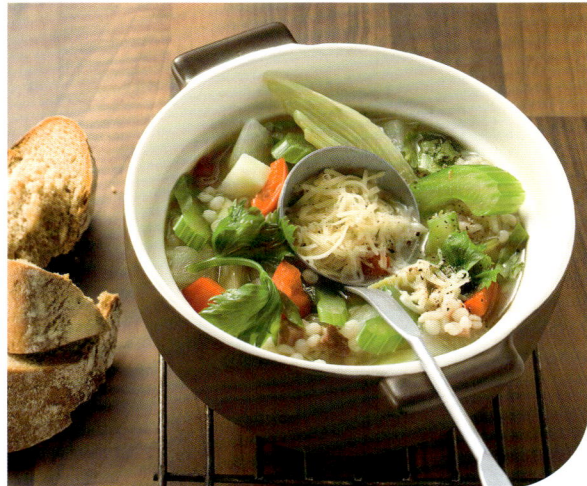

Thailändischer Nudeltopf

Für 2 Personen • 30 Min. Zubereitung
Pro Portion 605 kcal, 16 g E, 17 g F, 97 g KH

200 g Reisbandnudeln • 30 g frischer Ingwer • 2 Knoblauchzehen • 2–3 rote Chilischoten • 1 Bund Frühlingszwiebeln • ½ Chinakohl • 3 Möhren • ¾ l Gemüsebrühe • 1 kleine Dose Kokosmilch (160 ml) • 5–6 EL Fisch- oder Sojasauce • Zitronensaft • frisches Koriandergrün

1 Die Reisnudeln in kleine Stücke brechen und in einer Schüssel mit kochend heißem Wasser übergießen. 15 Minuten quellen lassen.

2 Ingwer und Knoblauch schälen, Chilischoten waschen und putzen. Alles fein hacken und vermengen. Frühlingszwiebeln und Chinakohl waschen, putzen und fein schneiden. Möhren schälen und schräg in dünne Scheiben schneiden.

3 In einem großen Topf Brühe und Kokosmilch aufkochen lassen. Ingwermischung und Möhren hineingeben. Mit Fischsauce und etwas Zitronensaft würzen. 10 Minuten leise kochen lassen.

4 Reisnudeln abtropfen lassen. Mit den Frühlingszwiebeln und dem Chinakohl zur Suppe geben. Noch gut 5 Minuten köcheln lassen. Abschmecken und mit gehacktem Koriandergrün bestreuen.

Lauch-Pappardelle mit Tomaten

Für 2 Personen • 30 Min. Zubereitung
Pro Portion 674 kcal, 24 g E, 19 g F, 99 g KH

1 dicke Lauchstange • je 100 g gelbe und rote Kirschtomaten • Salz • 250 g Pappardelle (oder andere breite Bandnudeln) • 2 EL Olivenöl • 2 kleine Knoblauchzehen • schwarzer Pfeffer aus der Mühle • 1 Päckchen TK-Kräuter (z. B. italienische Kräutermischung) • 30 g Parmesan am Stück

1 Lauch putzen, waschen und der Länge nach in Streifen schneiden, die etwa so breit sind wie die Nudeln. Kirschtomaten waschen und halbieren.

2 In einem großen Topf reichlich Salzwasser zum Kochen bringen. Nudeln und Lauch hineingeben. Nudeln nach Packungsangabe bissfest garen.

3 Währenddessen in einer beschichteten Pfanne das Olivenöl nicht zu stark erhitzen. Knoblauch schälen und dazupressen, leicht anschwitzen.

4 Nudeln und Lauch abgießen und gut abtropfen lassen. Mit den Tomaten zum Knoblauch geben. Mit Salz, Pfeffer und Kräutern würzen und bei mittlerer Hitze noch 2–3 Minuten dünsten.

5 Vor dem Servieren mit einem Sparschäler breite Späne Parmesan über die Nudeln hobeln.

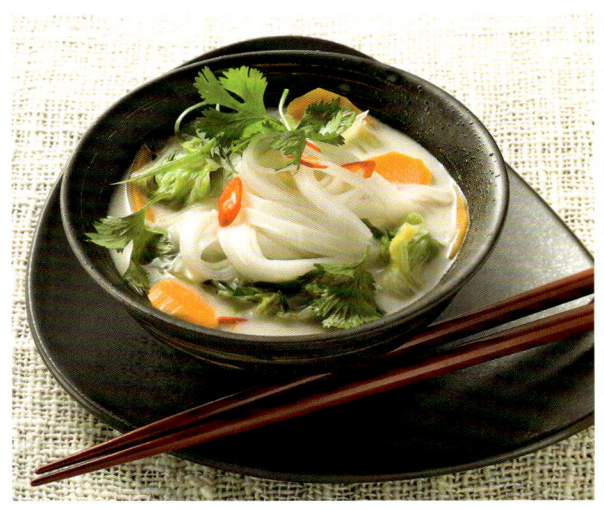

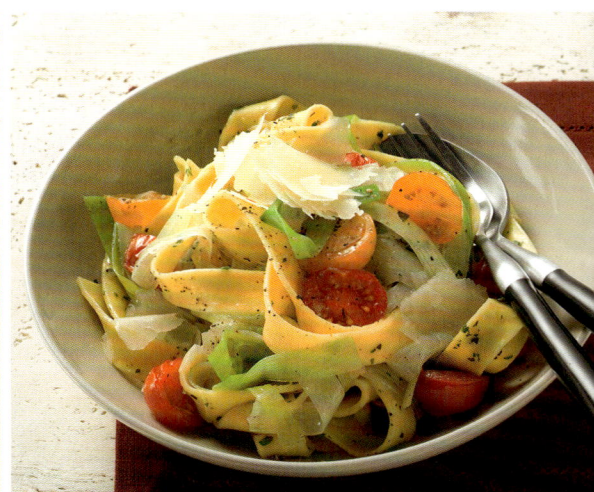

Petersilien-Risotto

Für 2 Personen • 30 Min. Zubereitung
Pro Portion 621 kcal, 16 g E, 19 g F, 83 g KH

1 Zwiebel • 2 TL Butter • 1 EL Olivenöl •
200 g Risotto-Reis • ⅛ l trockener Weißwein •
400 ml Gemüsebrühe • 250 g Petersilienwurzeln • 1 großes Bund glatte Petersilie •
2 EL Pinienkerne (15 g) • Salz • schwarzer
Pfeffer aus der Mühle • 30 g Parmesan

1 Zwiebel schälen und klein würfeln. In einem Topf Butter und Öl leicht erhitzen, die Zwiebelwürfel darin glasig werden lassen. Reis einrühren, bis er von einem Fettfilm überzogen ist.

2 Nach und nach erst den Wein, dann die Brühe angießen. Der Reis muss die Flüssigkeit stets aufgenommen haben, bevor Sie neue hinzugeben.

3 Inzwischen Petersilienwurzeln und glatte Petersilie waschen und putzen bzw. verlesen. Petersilienwurzeln fein würfeln, Blattpetersilie hacken. Pinienkerne in einer trockenen Pfanne rösten.

4 Nach 10 Minuten der Reis-Garzeit Petersilienwurzel und -blättchen zum Reis geben. Salzen, pfeffern und alles etwa 10 Minuten fertig garen.

5 Reis abschmecken und mit gerösteten Pinienkernen und frisch geriebenem Parmesan bestreuen.

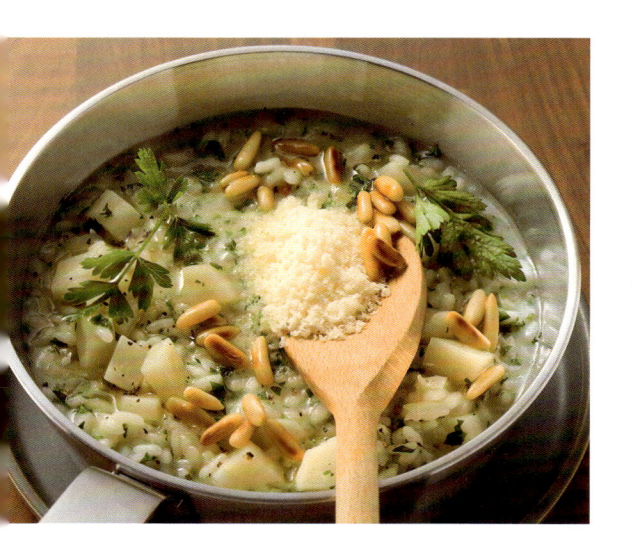

Kartoffelplätzchen mit grünem Gemüseragout

Für 2 Personen • 30 Min. Zubereitung,
20–30 Min. Kochen, 1 Std. Kühlen
Pro Portion 612 kcal, 21 g E, 19 g F, 87 g KH

800 g mehlig kochende Kartoffeln • 2 Zwiebeln • 1 TL Butter • 2 Knoblauchzehen •
1 gute Prise getrocknete Chiliflocken oder -brösel • 2 kleine Eier (Größe S) • Salz •
schwarzer Pfeffer aus der Mühle • 600–800 g gemischtes grünes Gemüse (z. B. Lauch, Fenchel, Paprika, Zucchini) • 1 Bund gemischte Kräuter (z. B. Petersilie, Thymian, Liebstöckel, Salbei) • ⅛ l Gemüsebrühe •
4 EL Mehl • 2 EL Öl

1 Die Kartoffeln waschen, abbürsten und zugedeckt in wenig Salzwasser in 20–30 Minuten gar kochen. Abgießen, etwas abkühlen lassen, pellen und durch eine Kartoffelpresse drücken.

2 Zwiebeln schälen und sehr fein würfeln. Butter in einem kleinen Topf aufschäumen und die Zwiebeln darin glasig werden lassen. Knoblauch schälen und dazupressen, Chilibrösel zugeben. Mit den Eiern in die Kartoffeln rühren. Salzen, pfeffern und zugedeckt mindestens 1 Stunde kalt stellen.

3 Das grüne Gemüse waschen und putzen, in 1–2 cm große Würfel schneiden. Kräuter waschen und fein hacken. Das Gemüse, den größten Teil der Kräuter sowie die Brühe in einen Topf geben, aufkochen und zugedeckt bei schwacher Hitze 10–15 Minuten dünsten.

4 Den Kartoffelteig in 8–10 Portionen teilen. Mit bemehlten Händen zu dicken Talern formen und diese leicht in Mehl wenden. In zwei beschichteten Pfannen in nicht zu heißem Öl von jeder Seite etwa 5 Minuten goldbraun braten.

5 Kartoffelplätzchen mit dem Gemüseragout anrichten und die restlichen Kräuter aufstreuen.

Paprika mit Polentafüllung

Für 2 Personen • 25 Min. Zubereitung,
40 Min. Garen
Pro Portion 649 kcal, 30 g E, 18 g F, 90 g KH

Salz • Pizzagewürz • 150 g Polenta (Maisgrieß) • 4 rote Paprikaschoten • 1 kleine Dose geschälte, gehackte Tomaten (400 g) • ⅛ l Gemüsebrühe • 2 EL frische Oreganoblättchen (ersatzweise 2 TL getrockneter Oregano) • schwarzer Pfeffer aus der Mühle • 100 g geriebener Emmentaler • 2 Ciabattabrötchen (je 40 g)

1 Etwa ¾ l leicht gesalzenes Wasser in einem Topf aufkochen lassen. 1 TL Pizzagewürz hineingeben. Unter ständigem Rühren den Maisgrieß einrieseln lassen. Den Grieß bei schwacher Hitze und wiederum unter häufigem Rühren ungefähr 15 Minuten kochen lassen. Den Topf von der Kochstelle nehmen.

2 Während die Polenta gart, die Paprikaschoten der Länge nach halbieren, von den Stielansätzen, Trennhäutchen und Kernen befreien und unter kaltem Wasser abbrausen. Bei jeder Hälfte an der runden Seite eine dünne Scheibe abschneiden, damit die Hälften später in der Form gerade stehen bleiben.

3 Den Backofen auf 200 °C (Umluft 180 °C) vorheizen. Dosentomaten und Brühe in einer Gratinform verrühren. Mit Oregano, Salz und Pfeffer würzen. Paprikaschoten mit der Polentamasse füllen und in die Form setzen.

4 Die Form auf der mittleren Schiene in den heißen Ofen schieben und die Paprikaschoten etwa 30 Minuten weich garen. Dabei die Schoten zwischendurch zweimal mit Tomatenbrühe aus der Form beträufeln.

5 Den geriebenen Emmentaler über die Paprikaschoten streuen und alles noch etwa 10 Minuten überbacken. Aus dem Ofen nehmen und mit den Ciabattabrötchen genießen.

TIPP Je nach Hersteller ist der Maisgrieß für Polenta mal grob und mal fein gemahlen und hat entsprechend unterschiedliche Garzeiten. Achten Sie am besten auf die Packungsangaben. Wenn es einmal sehr schnell gehen muss, empfiehlt sich Instantpolenta, die einfach in kochende Flüssigkeit eingerührt wird und dann nur noch ein paar Minuten quellen muss.

Polenta schmeckt übrigens nicht nur als Füllung in Paprikaschoten. Probieren Sie sie beispielsweise als Brei zu einem frisch gekochten, reichhaltigen Tomatenragout oder als Beilage zu sanft gebratenen Salbei-Schnitzeln. Dann sind Urlaubsgefühle garantiert.

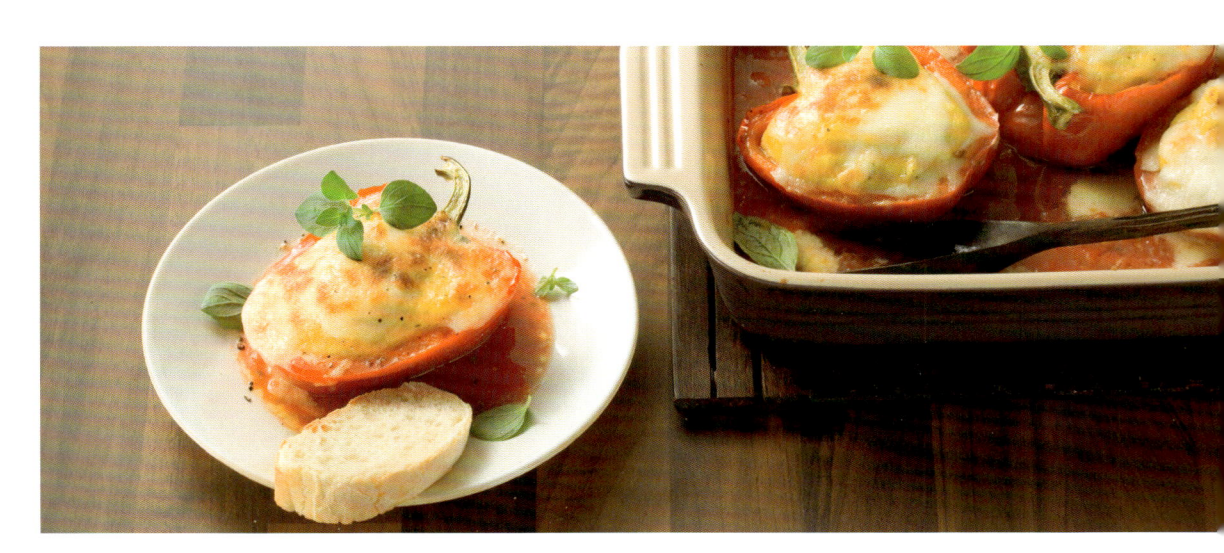

Apfel-Quark-Schmarren

Für 2 Personen • 30 Min. Zubereitung
Pro Portion 706 kcal, 36 g E, 22 g F, 87 g KH

2 säuerliche Äpfel (z. B. Boskop) • 2 EL Zitronensaft • 50 g Rosinen • 2 EL Orangensaft (oder Orangenlikör) • 3 Eier (getrennt) • 250 g Magerquark • 6 EL fettarme Milch (1,5 % Fett) • 1 TL abgeriebene Schale einer unbehandelten Zitrone • 1 Päckchen Vanillezucker • 1 EL gehackte Mandeln • 100 g Weizenmehl Type 1050 • 1 EL Butter • 2 EL Zucker

1 Äpfel vierteln, entkernen, schälen und in Spalten schneiden. 1–2 Minuten mit Zitronensaft und ganz wenig Wasser dünsten. Abtropfen lassen.

2 Rosinen heiß abspülen, abtropfen lassen und in Orangensaft oder -likör einweichen.

3 Eigelb mit Quark, Milch, Zitronenschale, Vanillezucker und Mandeln verrühren. Eiweiß zu steifem Schnee schlagen; auf die Quarkcreme setzen. Mehl darübersieben, beides locker unterheben.

4 Butter in einer beschichteten Pfanne erhitzen. Teig und Äpfel hineingeben. Bei schwacher Hitze garen, bis die Unterseite des Pfannkuchens goldbraun ist. Mit zwei Gabeln in Stücke reißen und wenden. Zucker aufstreuen und alles fertig garen.

Süße Spaghettiwaffeln mit Beerenkompott

Für 2 Personen • 30 Min. Zubereitung
Pro Portion 589 kcal, 21 g E, 18 g F, 83 g KH

300 g gemischte TK-Beeren • 2 EL Honig • 1 EL Speisestärke • 125 g Spaghetti • Salz • 2 Eier • 75 ml Milch • 3 EL Weizenmehl Type 1050 (ca. 30 g) • 1 EL Butter für das Waffeleisen • Puderzucker zum Bestäuben

1 Beeren in einem Topf bei schwacher Hitze auftauen und Saft ziehen lassen. Honig unterrühren. Speisestärke mit 6 EL Wasser anrühren, zu den Beeren gießen und alles unter Rühren 1–2 Minuten kochen lassen. Abkühlen lassen.

2 Spaghetti in Stücke brechen und in reichlich kochendem, leicht gesalzenem Wasser gerade eben bissfest garen. In ein Sieb abgießen, kalt abspülen und gut abtropfen lassen.

3 Eier mit Milch und Mehl zu einem glatten Teig anrühren. Die abgetropften Spaghetti einrühren.

4 Ein Waffeleisen aufheizen und leicht buttern. Aus dem Spaghettiteig nacheinander 3–4 goldbraune Waffeln backen. Dünn mit Puderzucker bestäuben und zusammen mit lauwarmem oder kaltem Beerenkompott anrichten.

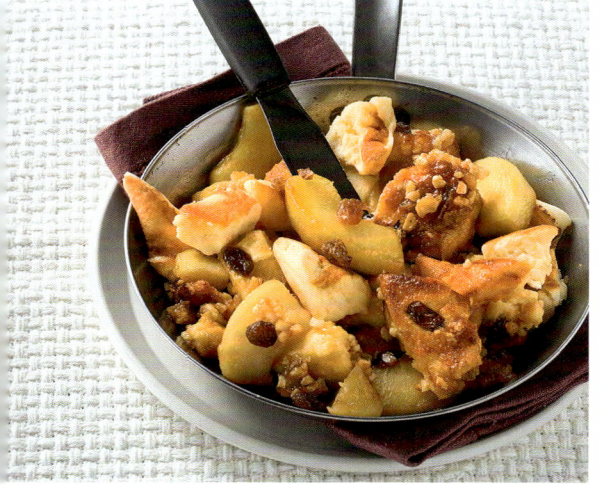

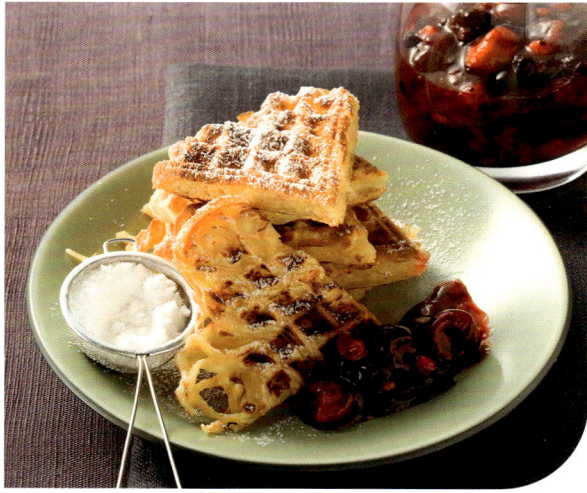

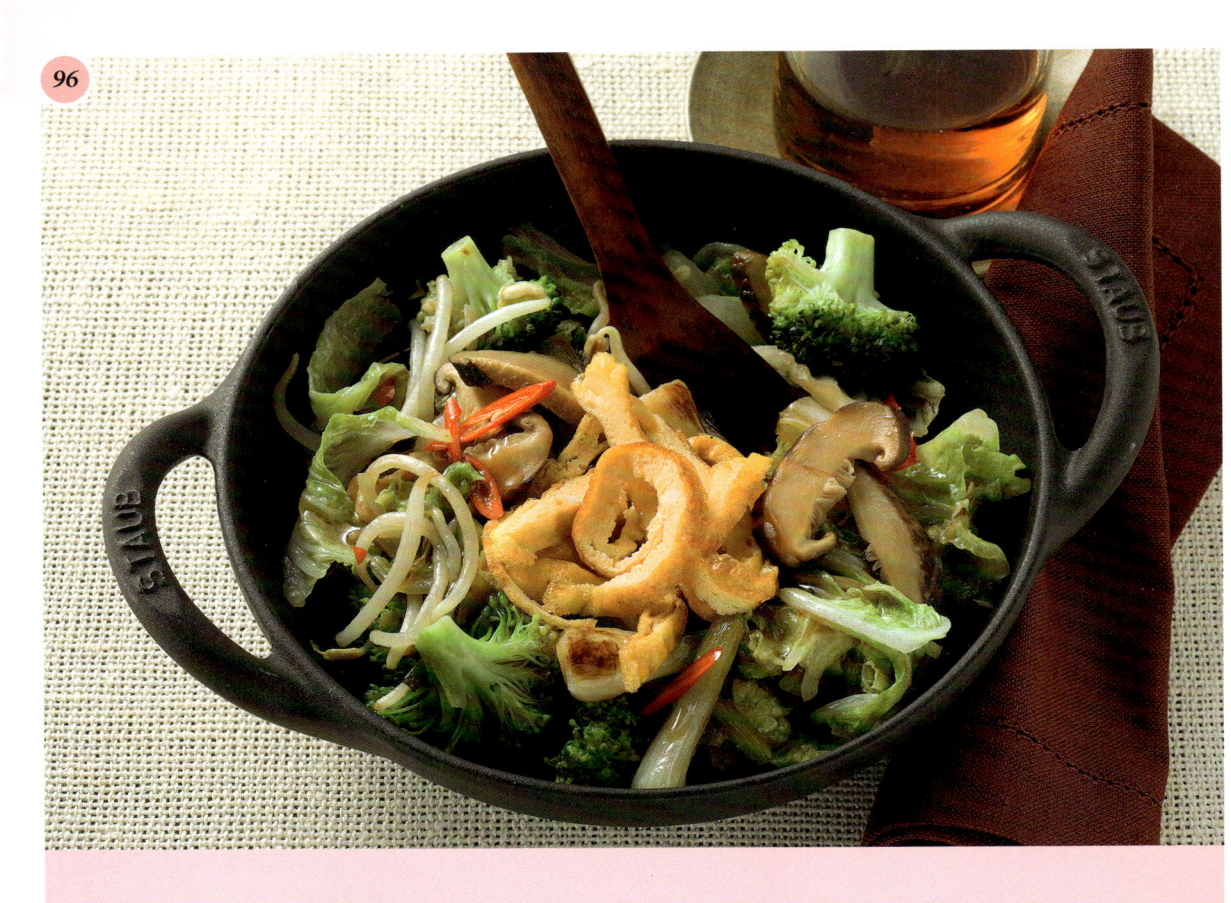

Abendessen: Eiweiß satt

Bei vielen Frauen gilt das Abendessen als die heikelste Mahlzeit. Nach einem möglicherweise stressreichen, anstrengenden Tag greift man nur allzu schnell gedankenlos zu. Dabei gibt es einen einfachen Trick, um die Gefahr des Nebenbeifutterns oder den Griff zum Brotkorb zu verhindern – und so die eine oder andere Kalorienfalle zu umgehen: Stellen Sie sich ein, zwei Snacks aus der Liste auf Seite 77 neben den Herd oder das Schneidebrett – und naschen Sie bei Bedarf davon, während Sie das Abendessen für sich oder Ihre Familie zubereiten.

Sofern Sie selbst kochen, sollten Sie gerade in den ersten Wochen, in denen Sie auf Insulintrennkost umstellen, versuchen, einen Speiseplan für die ganze Woche zu erstellen. Wenn Sie abends essen gehen, sind Sie ohnehin auf der sicheren Seite. Sie müssen dann nur die richtige Kombination aus Fisch, Fleisch oder Eiergerichten mit Gemüse und/oder Salat bestellen.

Spätestens nach zwei, drei Wochen sind Ihnen die Ernährungsprinzipien der Hormonformel dann in Fleisch und Blut übergegangen und Sie schaffen es auch abends, sich entspannt schlank zu essen.

Ligurischer Gemüsesalat

Für 2 Personen • 30 Min. Zubereitung
Pro Portion 361 kcal, 17 g E, 24 g F, 18 g KH

2 rote Paprikaschoten • 3 Eier • 2 kleine gelbe Zucchini • 250 g Tomaten • 2 EL Olivenöl • 3 EL kräftige Gemüsebrühe • Salz • schwarzer Pfeffer aus der Mühle • 2 EL frische Oreganoblättchen • 2 Sardellenfilets (Anchovis) • 2 EL Kapern • 1 EL schwarze Oliven ohne Stein

1 Den Grill des Backofens aufheizen, ein Backblech mit Alufolie auslegen. Die Paprikaschoten waschen, halbieren und von Kernen und Stielansätzen befreien. Mit den Schnittflächen nach unten auf das Blech legen und knapp 10 Minuten grillen, bis die Haut schwarz wird und Blasen wirft. Unter einem feuchten Küchenhandtuch etwas abkühlen lassen, dann die Haut abziehen.

2 Die Eier anstechen und in kochendem Wasser in knapp 10 Minuten hart kochen. Unter kaltem Wasser abschrecken und abkühlen lassen.

3 Zucchini und Tomaten waschen und putzen. Zucchini in schmale Streifen oder dünne Scheiben schneiden, Tomaten würfeln. Paprika ebenfalls in Würfel schneiden.

4 Für das Dressing das Olivenöl mit Gemüsebrühe, Salz, Pfeffer und Oregano verrühren. Die Sardellenfilets und Kapern hacken, die Oliven in Scheiben schneiden. Alles unter das Dressing rühren. Zucchini, Tomaten und Paprika auf Teller verteilen und das Dressing darüberlöffeln.

5 Die Eier pellen und in Scheiben schneiden oder achteln. Zum Salat geben.

SO WIRD'S EIN MITTAGESSEN Luftdicht verpackt können Sie den Gemüsesalat auch sehr gut mit an den Arbeitsplatz nehmen. Als Mittagessen genießen Sie dazu 1–2 Laugenstangen oder Brötchen.

Bunter Salat mit Gambaspießen

Für 2 Personen • 25 Min. Zubereitung
Pro Portion 334 kcal, 36 g E, 17 g F, 9 g KH

300 g große, geschälte, gegarte Garnelen (Kühlregal oder TK) • 2 Knoblauchzehen • 2 EL Olivenöl • Salz • schwarzer Pfeffer aus der Mühle • 200 g griechischer Joghurt • etwas Mineralwasser • 1–2 TL Gyros-Gewürz • ½ Bund Schnittlauch • 1 Beutel küchenfertiger gemischter Salat (150–200 g) • 4 Tomaten

1 Garnelen kalt abspülen und trocken tupfen, TK-Garnelen zuvor auftauen lassen.

2 Knoblauch schälen und fein hacken, mit dem Öl verrühren und mit Salz und Pfeffer würzen. Die Garnelen darin wenden, dann auf Holzspieße reihen. Auf einem Tischgrill oder in einer beschichteten Pfanne bei mittlerer Hitze rundherum etwa 5 Minuten sanft braten.

3 Joghurt mit Mineralwasser cremig rühren. Mit Gyros-Gewürz, Salz und Pfeffer herzhaft würzen. Schnittlauch in Röllchen schneiden, untermischen.

4 Den Salat auf zwei Teller verteilen. Die Tomaten waschen, ohne Stielansätze in Spalten schneiden und auf den Salat geben. Die Gambaspieße darauflegen. Den Joghurt-Dip dazu reichen.

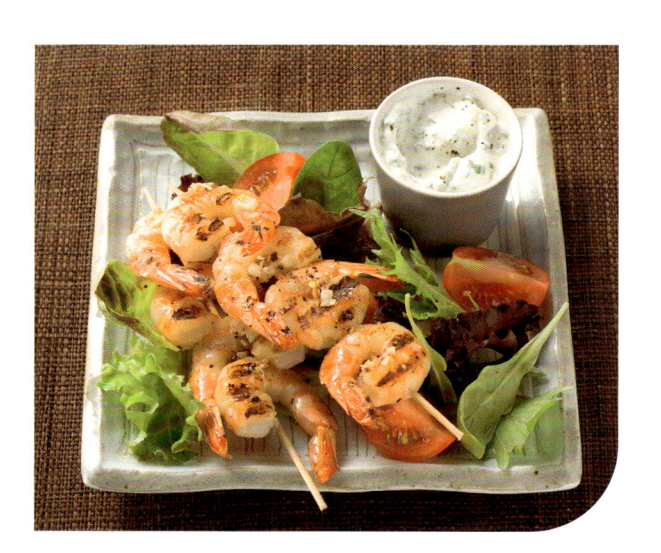

Tomatensalat mit Zucchinitortilla

Für 2 Personen • 30 Min. Zubereitung
Pro Portion 362 kcal, 25 g E, 22 g F, 16 g KH

400 g Zucchini • 2 EL Olivenöl • 3 Eier • 200 ml fettarme Milch (1,5 % Fett) • Salz • schwarzer Pfeffer aus der Mühle • 50 g kleine, geschälte gekochte Garnelen • 500 g aromatische Tomaten • ½ Bund Basilikum • 3 EL weißer Balsamico • 3 EL kräftige Hühner- oder Gemüsebrühe • 1 TL mittelscharfer Senf

1 Die Zucchini waschen, putzen und in dünne Scheiben schneiden. In einer großen beschichteten Pfanne 1 EL Öl leicht erhitzen. Die Zucchini darin unter gelegentlichem Wenden etwa 5 Minuten sanft braten.

2 Die Eier mit Milch, Salz und Pfeffer verquirlen. Über die Zucchini verteilen, einen Deckel auf die Pfanne legen und die Eimasse etwa 10 Minuten bei schwacher Hitze stocken lassen. Sobald das Ei fest ist, Garnelen darauf verteilen und nur noch leicht erwärmen.

3 Inzwischen die Tomaten waschen, abtrocknen und ohne die Stielansätze in Scheiben schneiden. Das Basilikum waschen, trocken schleudern und die Blättchen abzupfen. Balsamico mit der Hühner- bzw. Gemüsebrühe, Senf und dem verbliebenen Olivenöl verquirlen. Mit Salz und Pfeffer würzen. Die Tomatenscheiben und Basilikumblättchen im Dressing wenden.

4 Die Zucchinitortilla auf einen großen Teller oder eine Platte gleiten lassen und in Stücke schneiden. Mit dem Tomatensalat anrichten.

SO WIRD'S EIN MITTAGESSEN Für eine kohlenhydrathaltige Mittagsmahlzeit kombinieren Sie den Tomatensalat mit einer klassischen spanischen Tortilla. Dafür schälen und waschen Sie statt der Zucchini etwa 800 g vorwiegend festkochende Kartoffeln und schneiden sie in ½ cm dicke Scheiben. 1 rote Paprikaschote waschen und halbieren; ohne Stielansatz und Kerne grob würfeln. 2 Knoblauchzehen schälen und in feine Stifte schneiden, 1 Zwiebel schälen und klein würfeln. In einer mittelgroßen beschichteten Pfanne 2 EL Olivenöl erhitzen. Knoblauch und Zwiebelwürfel darin leicht anbraten. Erst die Paprikastücke zugeben, dann auch die Kartoffeln. Unter ständigem Rühren 20–30 Minuten braten, bis die Kartoffeln gar sind. 4 Eier mit ¼ l fettarmer Milch, Salz, Pfeffer und frischen oder getrockneten Kräutern verquirlen und über die Kartoffeln gießen. Den Deckel auf die Pfanne legen und alles noch 10 Minuten bei schwacher Hitze garen und stocken lassen.

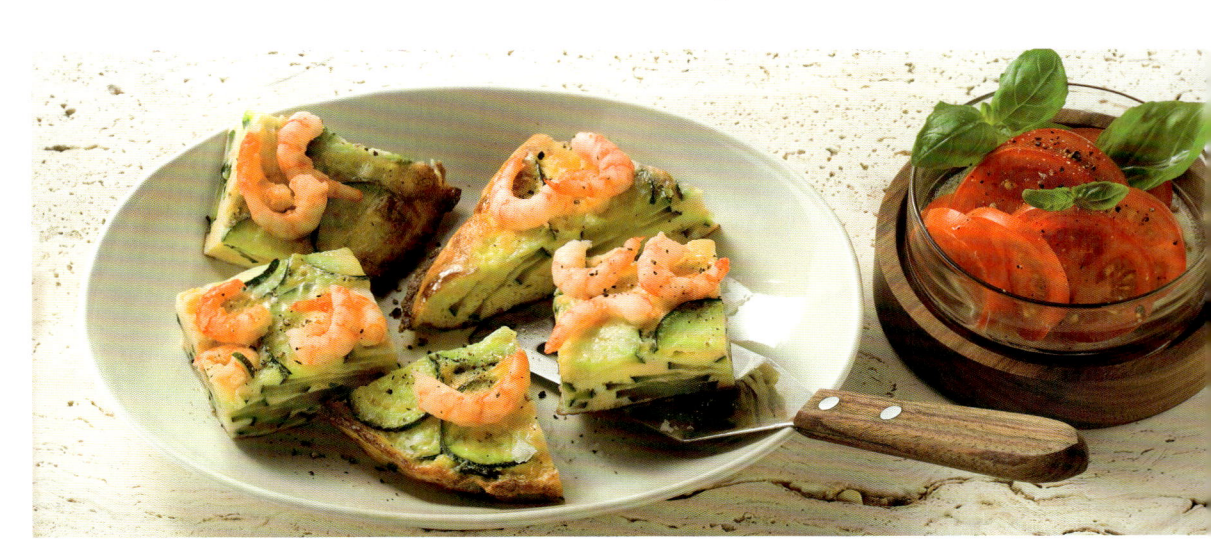

Abendessen: Eiweiß satt

Eichblattsalat mit Entenbrust

Für 2 Personen • 30 Min. Zubereitung
Pro Portion 404 kcal, 37 g E, 26 g F, 6 g KH

2 kleine Entenbrustfilets mit Haut (je etwa 200 g) • Salz • schwarzer Pfeffer aus der Mühle • 2 TL getrocknete Kräuter der Provence • 1 Kopf Eichblattsalat • 1–2 Köpfe Radicchio • 200 g kleine, feste Champignons • 100 g fettarmer Frischkäse (ca. 5 % Fett absolut) • 2 EL Zitronensaft • 6–7 EL Gemüsebrühe • 1 TL Senf

1 Entenbrustfilets kalt abwaschen und gründlich trocken tupfen. Etwas Haut abschneiden, den Rest mit einem scharfen Messer im Karomuster bis knapp über das Fleisch einschneiden. Die Filets gründlich mit Salz, Pfeffer und den getrockneten Kräutern einreiben.

2 Inzwischen Eichblattsalat und Radicchio in einzelne Blätter teilen, waschen, putzen und gut trocken schleudern. Die Champignons kurz abbrausen oder mit einem feuchten Tuch abreiben.

3 Eine beschichtete Pfanne aufheizen, die Entenbrüste mit der Hautseite nach unten hineinlegen und scharf anbraten. Das Fleisch wenden und bei schwacher Hitze weiterbraten. Insgesamt die Entenbrüste ca. 10 Minuten sanft braten – das Fleisch soll innen rosa und saftig bleiben.

4 Die Entenbrüste aus der Pfanne nehmen. Die Champignons im Bratfett bei starker Hitze 2–3 Minuten rundherum braten, salzen und pfeffern.

5 Für das Dressing den Frischkäse mit Zitronensaft, Gemüsebrühe und Senf verrühren. Nach Geschmack mit Salz und Pfeffer würzen.

6 Salatblätter und Champignonköpfe auf zwei Teller verteilen und das Dressing darüberträufeln. Entenbrüste in dünne Scheiben schneiden und auf dem Salat anrichten.

Rucolasalat mit Sesam-Hähnchen-Nuggets

Für 2 Personen • 35 Min. Zubereitung
Pro Portion 389 kcal, 38 g E, 22 g F, 9 g KH

250 g Hähnchenbrustfilet • 2 EL Sojasauce • schwarzer Pfeffer aus der Mühle • 5 EL Sesamsamen (ca. 35 g) • 2 EL Öl • 1 Handvoll Rucola (50 g) • ½ Salatgurke • 150 g fettarmer Kefir (1,5 % Fett) • 2 EL Tomatenmark • Salz • 1 TL gemahlener Kreuzkümmel

1 Das Hähnchenbrustfilet kalt abwaschen, abtrocknen und in grobe Würfel schneiden. Sojasauce mit Pfeffer verquirlen, die Hähnchenstücke zuerst darin, dann im Sesam wenden.

2 Öl in einer beschichteten Pfanne erhitzen und die Hähnchennuggets von beiden Seiten scharf anbraten. Hitze reduzieren und die Nuggets 10 Minuten fertig braten; gelegentlich wenden.

3 Inzwischen Rucola waschen und verlesen, gut trocken schütteln und die groben Stiele abzupfen. Gurke schälen und grob würfeln oder in Scheiben schneiden. Rucola und Gurke auf Tellern verteilen.

4 Kefir mit Tomatenmark verquirlen und mit Salz und Kreuzkümmel abschmecken. Über den Salat geben. Die Hähnchennuggets darauf anrichten.

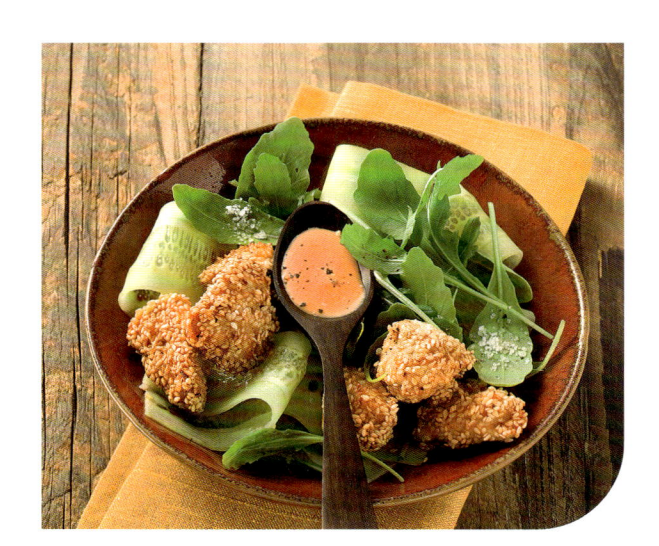

Champignonsalat mit Hähnchenrouladen

Für 2 Personen • 30 Min. Zubereitung
Pro Portion 384 kcal, 43 g E, 21 g F, 6 g KH

2 dünne Hähnchenschnitzel (je ca. 125 g) • Salz • schwarzer Pfeffer aus der Mühle • 2 Scheiben magerer geräucherter Schinken • 30 g Gorgonzola (oder anderer Blauschimmelkäse) • 1 Kopf Lollo Rosso • 300 g feste braune Champignons • 2 EL Pinienkerne • 2 EL Olivenöl • 2 EL Balsamessig • 2 EL kräftige Gemüsebrühe

1 Die Hähnchenschnitzel kalt abwaschen, abtrocknen und ausbreiten. Möglichst flach streichen oder klopfen und mit Salz und Pfeffer würzen. Jeweils eine Schinkenscheibe und etwas Gorgonzola auf das Fleisch geben. Aufrollen und mit Holzspießchen feststecken.

2 Lollo rosso verlesen, waschen, trocken schleudern und in mundgerechte Stücke zupfen. Champignons kurz waschen oder mit einem feuchten Tuch abreiben, putzen und in Scheiben schneiden.

3 Die Pinienkerne in einer beschichteten Pfanne ohne Fett goldbraun rösten. Aus der Pfanne nehmen und beiseitestellen.

4 In der Pfanne 1 EL Olivenöl erhitzen. Die Champignons darin kurz anbraten – sie sollen nicht weich werden, auch soll keine Feuchtigkeit austreten. Die Pilze in eine Schüssel geben. Mit Salz und Pfeffer würzen. Balsamessig mit Gemüsebrühe verquirlen und über die Pilze träufeln.

5 Das restliche Öl in der Pfanne erhitzen, die Hähnchenrouladen darin rundherum scharf anbraten, dann noch etwa 6 Minuten bei mittlerer Hitze weiterbraten; dabei mehrmals umdrehen.

6 Salat unter die Champignons mischen. Auf Teller verteilen und die Rouladen darauf anrichten.

Omelett mit Pilzgemüse

Für 2 Personen • 30 Min. Zubereitung
Pro Portion 362 kcal, 23 g E, 22 g F, 17 g KH

300 g gemischte Waldpilze • 2 kleine Lauchstangen • 1 EL Butter • Salz • schwarzer Pfeffer aus der Mühle • 4 Eier • 150 ml fettarme Milch (1,5 % Fett) • 1 Bund glatte Petersilie • 1 Bund Schnittlauch

1 Die Pilze putzen, mit einem feuchten Tuch abreiben und in Stücke schneiden. Den Lauch putzen, gründlich waschen, trocken schütteln und quer in feine Ringe schneiden.

2 In einem Topf 1 TL Butter aufschäumen, den Lauch hineingeben und anschwitzen. Die Pilze dazugeben und braten, bis alle Feuchtigkeit verdampft ist. Mit Salz und Pfeffer würzen.

3 Währenddessen die Eier mit Milch glatt rühren. Die Kräuter waschen, abtrocknen und hacken, den größten Teil davon unter die Eiermilch rühren.

4 Die restliche Butter in einer großen oder in zwei kleinen beschichteten Pfanne(n) erhitzen. Die Eiermilch hineingießen, verteilen und das Omelett/die Omeletts zugedeckt bei schwacher Hitze stocken lassen. Mit den Pilzen gefüllt servieren, mit den restlichen Kräutern bestreuen.

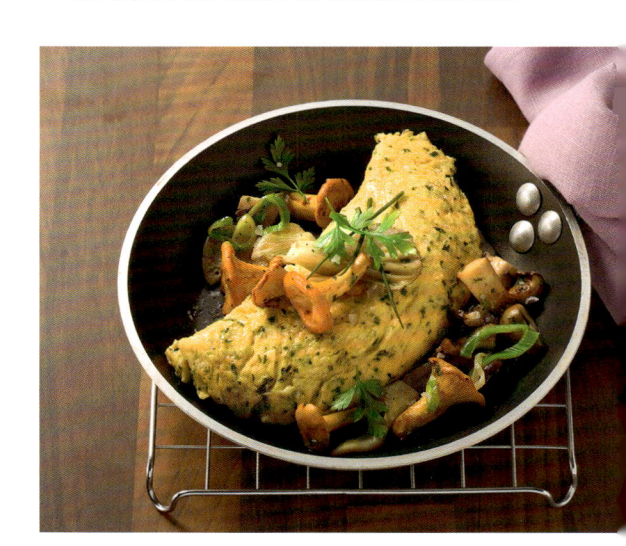

Eier im Mangoldbett

Für 2 Personen • 35 Min. Zubereitung
Pro Portion 378 kcal, 26 g E, 24 g F, 13 g KH

1 Mangoldstaude • 1 kleiner Staudensellerie • 1 große Zwiebel • 2 Knoblauchzehen • 1 EL Olivenöl • 2 EL Zitronensaft • Salz • schwarzer Pfeffer aus der Mühle • edelsüßes Paprikapulver • 3 Eier • 4 Tomaten • 100 g Schafskäse

1   Mangold waschen und putzen. Die hellen Stiele in dünne Scheiben, die Blätter in breite Streifen schneiden. Staudensellerie waschen und putzen und ebenfalls in feine Scheiben schneiden.

2   Zwiebel und Knoblauch schälen; beides sehr fein würfeln. Öl erhitzen und die Zwiebeln darin glasig dünsten. Knoblauch, Mangoldstiele und Staudensellerie einrühren; Zitronensaft zugeben. 5 Minuten unter häufigem Rühren anschwitzen.

3   Mangoldblätter zugeben. Mit Salz, Pfeffer und Paprikapulver würzen. Etwas Wasser angießen und alles zugedeckt 6–8 Minuten garen.

4   Eier in etwa 8 Minuten wachsweich kochen. Tomaten waschen und in Spalten schneiden.

5   Gemüse abschmecken und auf Teller verteilen. Eier schälen, halbieren und daraufsetzen. Tomaten zugeben und den Schafskäse darüberbröckeln.

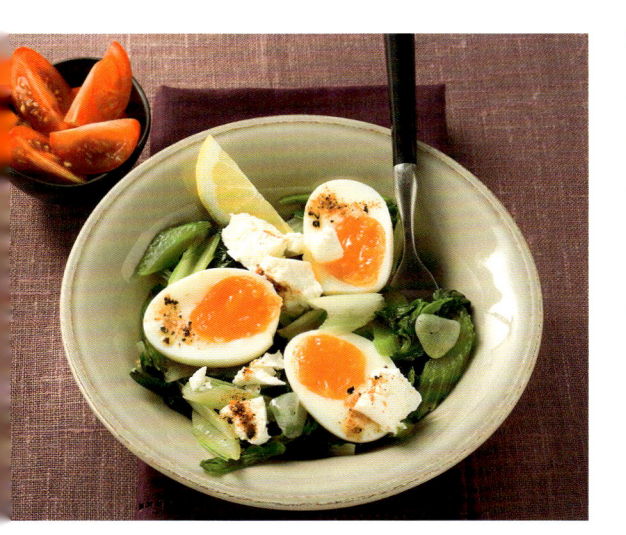

Zucchiniröllchen mit Käsesauce

Für 2 Personen • 45 Min. Zubereitung
Pro Portion 376 kcal, 29 g E, 22 g F, 16 g KH

2 große Zucchini (ca. 800 g) • 50 g Tomatenmark • Salz • schwarzer Pfeffer aus der Mühle • Cayennepfeffer • 150 g Lachsschinken (dünne Scheiben) • 1 Zwiebel • 1 EL Öl • 200 g fettarmer Frischkäse (ca. 12 % Fett absolut) • 1 Bund Schnittlauch

1   Die Zucchini waschen und putzen, längs in $\frac{1}{2}$ cm dicke Scheiben schneiden. Die äußeren Scheiben mit Schale klein würfeln.

2   Reichlich Wasser in einer breiten Pfanne aufkochen. Die restlichen Zucchinischeiben 2 Minuten darin blanchieren. Herausheben, gut abtropfen lassen und auf Küchenpapier ausbreiten.

3   Die Zucchinischeiben mit Tomatenmark bestreichen und mit Salz, schwarzem Pfeffer sowie Cayennepfeffer würzen. Die Schinkenscheiben halbieren, auf die Zucchinischeiben legen und diese aufrollen. Mit Zahnstochern feststecken. Die Zwiebel schälen und klein würfeln.

4   Die Pfanne vom Blanchieren der Zucchini abtrocknen. Das Öl erhitzen und die Zucchiniröllchen darin rundherum goldbraun braten. Vorsichtig wenden, damit sich die Röllchen nicht öffnen.

5   Die Röllchen aus der Pfanne nehmen und zugedeckt warm stellen. Zucchini- und Zwiebelwürfel in die Pfanne geben und unter Rühren einige Minuten braten. Den Frischkäse einrühren, alles aufkochen und mit Salz und Pfeffer abschmecken. Die Zucchiniröllchen noch einmal dazugeben. Schnittlauch waschen, trocken schwenken, in Röllchen schneiden und darüberstreuen.

SO WIRD'S EIN MITTAGESSEN Sie möchten Röllchen und Käsesauce schon mittags genießen? Dann kochen Sie einfach 200 g Naturreis oder Nudeln dazu, etwa Penne oder kurze Makkaroni.

Scharfes Sezuan-Gemüse

Für 2 Personen • 35 Min. Zubereitung
Pro Portion 322 kcal, 18 g E, 21 g F, 15 g KH

4 getrocknete Tongupilze • 1–2 rote Chilischoten • 2 Knoblauchzehen • 1 zarte Lauchstange oder 1 Bund Frühlingszwiebeln • 1 kleiner Kopf Chinakohl (etwa 350 g) • 250 g Broccoli • 100 g Mungobohnenkeime • 2 Eier • 2 EL neutrales Pflanzenöl • 75 ml Gemüsebrühe • 4 EL Sojasauce • 4–5 EL Reis- oder Weinessig • Salz • 1 TL Sesamöl

1 Tongupilze in einer Tasse mit heißem Wasser übergießen und 10 Minuten quellen lassen.

2 Inzwischen die Chilischote(n) aufschlitzen, entkernen, waschen und hacken. Den Knoblauch schälen und ebenfalls hacken oder durchpressen. Gemüse waschen und putzen. Lauch oder Frühlingszwiebeln in dünne Ringe, den Chinakohl in feine Streifen schneiden. Den Broccoli in kleine Röschen teilen, die Bohnenkeime in einem Sieb abspülen und abtropfen lassen. Die Tongupilze abtropfen lassen, den Sud auffangen. Die Pilzstiele wegwerfen, die Hüte in Streifen schneiden.

3 Einen Wok (oder eine breite Pfanne) leicht erhitzen. Die Eier verquirlen und darin zu einem dünnen Omelett backen. Herausnehmen, aufrollen und beiseitestellen.

4 Neutrales Pflanzenöl im Wok erhitzen. Chili-Knoblauch-Mischung darin leicht anbraten. Nach und nach Broccoli, Lauch oder Frühlingszwiebeln, Chinakohl, Pilze und Bohnenkeime mit anbraten.

5 Gemüsebrühe, Sojasauce und Reisessig einrühren. Alles noch einmal kurz durchkochen und mit Salz abschmecken. Das Sesamöl darüberträufeln. Das aufgerollte Omelett in Streifen schneiden und über das Gemüse streuen.

Foto siehe Seite 96

Fenchelgratin mit Nusskruste

Für 2 Personen • 45 Min. Zubereitung
Pro Portion 345 kcal, 17 g E, 24 g F, 16 g KH

2 große Fenchelknollen (je etwa 350 g) • Salz • 1 kleine, unbehandelte Zitrone (Saft und abgeriebene Schale) • 1 große Zwiebel • 1 TL Butter • 50 g Walnusskerne • schwarzer Pfeffer aus der Mühle • 1 kleine Dose geschälte, gehackte Tomaten (400 g) • 1 TL getrockneter Thymian • 30 g geriebener Käse

1 Fenchel waschen und putzen. Das zarte Grün beiseitelegen und die Knollen längs halbieren. Reichlich Salzwasser aufkochen, Zitronensaft und Fenchel hineingeben und ca. 5 Minuten kochen lassen. Herausheben und abtropfen lassen.

2 Zwiebel schälen und würfeln. Butter in einer Pfanne aufschäumen, die Zwiebeln darin glasig dünsten. Walnüsse hacken und kurz mit anschwitzen. Mit Zitronenschale, Salz und Pfeffer würzen.

3 Backofen auf 200 °C (Umluft 180 °C) vorheizen. Die Tomaten mit Saft in eine Gratinform geben, mit Thymian, Salz und Pfeffer würzen. Fenchel hineinsetzen und die Nussmischung zugeben. Käse darüberstreuen und alles 15–20 Minuten überbacken. Mit gehacktem Fenchelgrün garnieren.

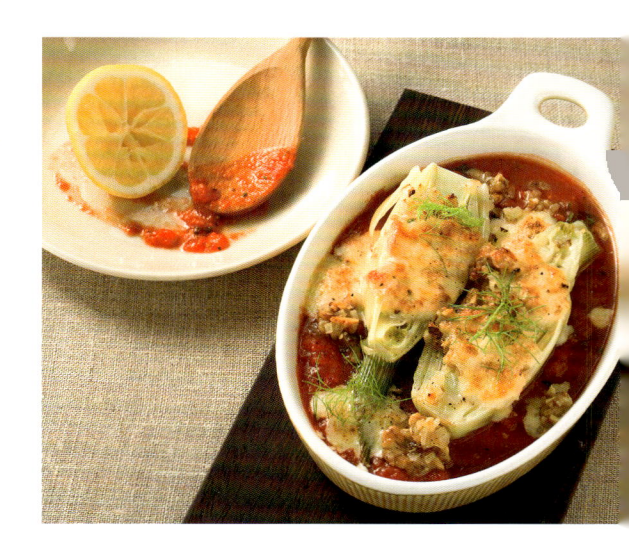

Blumenkohlcurry mit Tofu

Für 2 Personen • 30 Min. Zubereitung
Pro Portion 368 kcal, 29 g E, 20 g F, 15 g KH

3 EL Reiswein • 3 EL helle Sojasauce • 1 TL gemahlener Kreuzkümmel • 250 g Tofu natur • 1 Knoblauchzehe • 1 rote Chilischote • 2 Zwiebeln • 30 g Cashewkerne • 1 Blumenkohl (etwa 1 kg) • 1 EL Sojaöl • 1–2 TL Currypaste oder scharfes Currypulver • 1/8 l Gemüsebrühe • Salz • schwarzer Pfeffer aus der Mühle • frisches Koriandergrün oder glatte Petersilie zum Bestreuen

1 In einer Schüssel den Reiswein mit der Sojasauce und dem Kreuzkümmel verquirlen. Den Tofu in Scheiben schneiden und von allen Seiten in dieser Marinade wenden.

2 Den Knoblauch schälen und feinblättrig schneiden. Die Chilischote waschen, putzen, entkernen und fein hacken. Die Zwiebeln schälen und klein würfeln. Die Cashewkerne grob hacken. Den Blumenkohl waschen, putzen und in mundgerechte Röschen teilen. Die Stiele würfeln.

3 In einem großen Topf 1/2 EL Öl erhitzen. Den Knoblauch, die Chili, die Zwiebeln und die Cashewkerne darin unter Rühren leicht anbraten. Die Blumenkohlröschen und -stiele zugeben und zum Schluss die Currypaste oder das Currypulver beifügen. Alles 2–3 Minuten bei mittlerer Hitze anschwitzen. Die Gemüsebrühe angießen und einmal aufkochen lassen. Den Deckel auf den Topf setzen und das Gemüse etwa 10 Minuten bei schwacher Hitze bissfest dünsten.

4 Den Tofu aus der Marinade nehmen und abtropfen lassen. Die Marinade zum Blumenkohl geben. Das restliche Öl in einer kleinen Pfanne erhitzen und den Tofu darin rundherum 5 Minuten braten. Das Blumenkohlcurry mit Salz, Pfeffer und nach Belieben noch ein bisschen Currypulver oder -paste abschmecken. Mit etwas Koriandergrün oder Petersilie bestreuen. Den gebratenen Tofu getrennt dazu reichen.

VARIANTE Statt mit Blumenkohl können Sie solch ein Curry auch mit anderen Gemüsesorten oder einer Gemüsemischung zubereiten. Probieren Sie auch ruhig einmal verschiedene Currypasten aus dem Asialaden aus: Die gelbe Paste ist am mildesten, rot und grün sind deutlich schärfer.

SO WIRD'S EIN MITTAGESSEN Weil Sie mittags ja Kohlenhydrate essen dürfen, ergänzen Sie das Curry mit 200 g Reis – auf asiatische Art mit Basmatireis, auf ballaststoffreiche Art mit Naturreis.

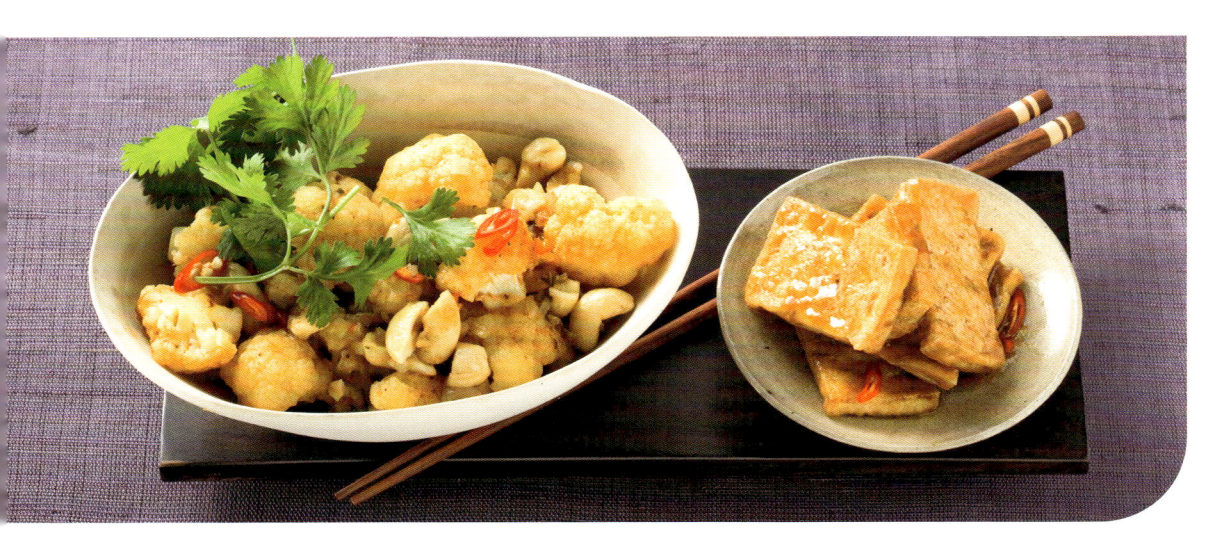

Gebratener Tofu auf Tomatencreme

Für 2 Personen • 35 Min. Zubereitung
Pro Portion 349 kcal, 19 g E, 22 g F, 18 g KH

600 g Tomaten • 1 Knoblauchzehe • 1 große Zwiebel • 1 EL Öl • Salz • schwarzer Pfeffer aus der Mühle • 1 TL Fünf-Gewürze-Pulver (ersatzweise Curry oder Kreuzkümmel) • 300 g asiatisches Blattgemüse (ersatzweise Mangold oder Broccoli) • 300 g geräucherter Tofu • 1 EL Tomatenmark • 50 g Schmand • 2 EL Erdnuss- oder Cashewkerne • 50 g Mungobohnenkeime • Koriandergrün oder glatte Petersilie zum Bestreuen

1 Tomaten über Kreuz einritzen und für einige Sekunden in kochendes Wasser legen. Herausheben und häuten, von Stielansätzen und Kernen befreien und klein würfeln. Den Knoblauch und die Zwiebel schälen und fein hacken.

2 In einem kleinen Topf 1 TL Öl erhitzen, Knoblauch- und Zwiebelwürfel darin leicht anbraten. Tomaten dazugeben, mit Salz, Pfeffer und Fünf-Gewürze-Pulver würzen und ohne Deckel bei schwacher Hitze 15–20 Minuten köcheln lassen.

3 Das Blattgemüse waschen, abtropfen lassen und in Streifen schneiden. Mit wenig Wasser in einen Topf geben, salzen und bei schwacher Hitze 10 Minuten dünsten.

4 Den Tofu in dicke Scheiben schneiden. Das restliche Öl in einer beschichteten Pfanne erhitzen und den Tofu darin von beiden Seiten ein paar Minuten braten. Mit Salz und Pfeffer würzen.

5 Tomatenmark und Schmand unter die Tomatensauce rühren. Noch einmal kurz aufkochen und herzhaft abschmecken. Zusammen mit den Tofuscheiben und dem Gemüse auf zwei Tellern anrichten. Nusskerne, gewaschene Mungobohnenkeime und Koriander oder Petersilie aufstreuen.

Gratinierte Spargelpäckchen

Für 2 Personen • 45 Min. Zubereitung
Pro Portion 389 kcal, 37 g E, 21 g F, 12 g KH

Je 750 g grüner und weißer Spargel • Salz • 4–6 große dünne Scheiben gekochter Schinken (ca. 125 g) • 100 g Taleggio- oder Bergkäse • 2 EL gehobelte Mandeln

1 Den Spargel waschen und putzen. Die grünen Stangen nur im unteren Drittel, die weißen Stangen ganz schälen.

2 In einem hohen Topf etwas Salzwasser aufkochen. Die weißen Spargelstangen mit den Köpfen nach oben hineinstellen und zugedeckt in 5–10 Minuten (je nach Dicke) noch sehr knackig garen. Nach der Hälfte der Garzeit den grünen Spargel zugeben. Dann den Spargel abtropfen lassen.

3 Den Backofen auf 200 °C (Umluft 180 °C) vorheizen. Die Spargelstangen portionsweise mit Schinkenscheiben umwickeln und die Päckchen nebeneinander in eine flache Gratinform legen. Den Käse in Scheiben darüber verteilen, zuletzt die Mandeln aufstreuen.

4 Den Spargel im heißen Ofen auf der mittleren Schiene etwa 15 Minuten überbacken, bis der Käse hell-goldbraun geworden ist.

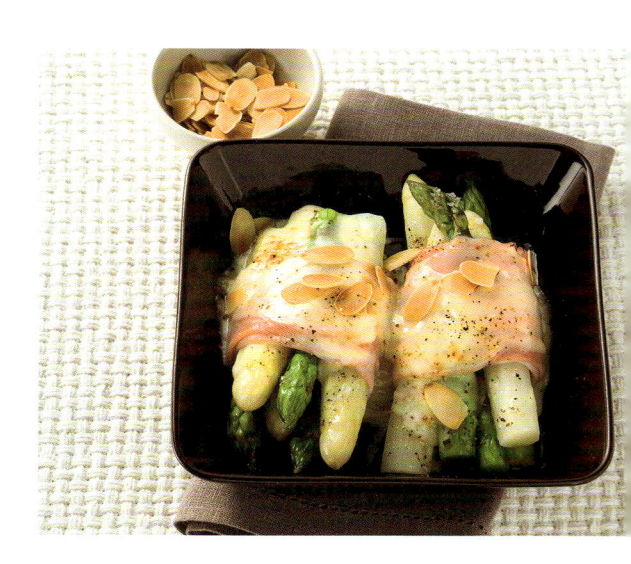

Kräuter-Zander auf Paprika

Für 2 Personen • 40 Min. Zubereitung
Pro Portion 355 kcal, 37 g E, 17 g F, 13 g KH

300 g Zanderfilet • 30 g fettarmer Frischkäse (5 % Fett absolut) • Salz • Zitronenpfeffer • 2 Zweige Salbei • 1 Zweig Rosmarin • 10 Zweige Zitronenthymian • 1 Bund Petersilie • je 1 rote, grüne und gelbe Paprikaschote • 1 Knoblauchzehe • 2 EL Olivenöl • Cayennepfeffer • 2 EL Pinienkerne

1 Das Zanderfilet kalt abwaschen, trocken tupfen und in zwei gleiche Stücke teilen.

2 Frischkäse mit Salz und Zitronenpfeffer verrühren. Fisch rundum dünn damit einstreichen. Alle Kräuter waschen, abtrocknen und fein hacken. Den Fisch darin wenden. Zugedeckt kalt stellen.

3 Paprikaschoten waschen, putzen und in Streifen schneiden. Knoblauch schälen und hacken. In 1 EL Öl anschwitzen. Mit Salz und Cayennepfeffer würzen und mit wenig Wasser ablöschen. Zugedeckt bei schwacher Hitze 10–15 Minuten dünsten.

4 Restliches Öl in einer Pfanne erhitzen. Die Fischstücke von jeder Seite 3–6 Minuten braten. Zum Schluss Pinienkerne zugeben und anrösten. Auf dem Paprikagemüse anrichten.

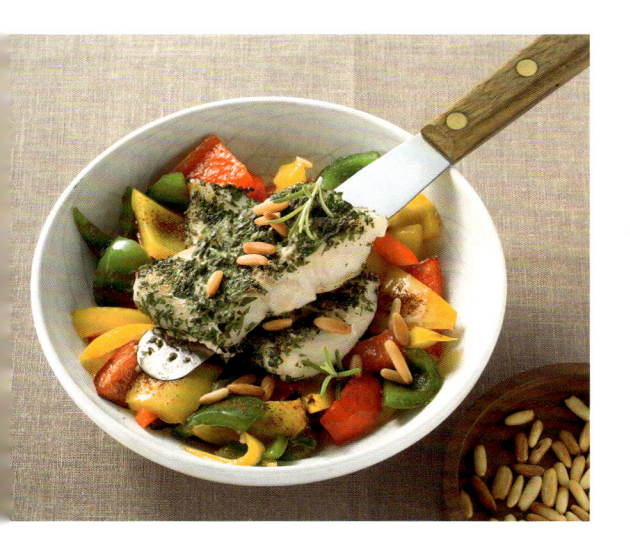

Meeres-Saltimbocca mit Mandelbroccoli

Für 2 Personen • 30 Min. Zubereitung
Pro Portion 339 kcal, 35 g E, 20 g F, 4 g KH

500 g Broccoli • 1 unbehandelte Zitrone • 2 EL gehobelte Mandeln • 300 g Filet von Meeresfischen (z. B. Goldbrasse oder Meerbarbe) • Salz • weißer Pfeffer aus der Mühle • 2–3 Zweige Salbei • 2 EL Olivenöl

1 Den Broccoli waschen, putzen und in mundgerechte Röschen teilen. Die Zitrone heiß abwaschen und abtrocknen. Eine Hälfte in dünne Scheiben schneiden, den Saft der anderen Hälfte auspressen. Die Mandeln ohne Fett in einer beschichteten Pfanne unter Rühren goldgelb rösten und beiseitestellen.

2 Fischfilet kurz unter kaltem Wasser abbrausen und mit Küchenkrepp trocken tupfen. Sorgfältig mit den Fingern über das Fleisch streichen, um es auf eventuell noch vorhandene Gräten zu untersuchen. Diese mit einer Pinzette entfernen. Filet in handtellergroße Stücke teilen, mit Zitronensaft beträufeln, salzen und pfeffern.

3 Den Salbei abspülen und trocken schwenken; die Blättchen abzupfen. Das Olivenöl in einer beschichteten Pfanne leicht erhitzen, einige Salbeiblättchen hineingeben und anbraten. Die Fischstücke in die Pfanne geben und je nach Dicke der Stücke bei schwacher bis mittlerer Hitze insgesamt 5–10 Minuten braten. Zwischendurch vorsichtig wenden. Zuletzt die Zitronenscheiben mit in die Pfanne geben.

4 Während der Fisch brät, den Broccoli zugedeckt in wenig Salzwasser 5–10 Minuten (nach Geschmack) dünsten. Abtropfen lassen und zusammen mit dem Fisch auf zwei Tellern anrichten. Die gerösteten Mandelblättchen aufstreuen und mit den restlichen Salbeiblättchen garnieren.

Schneller Fischtopf mit Safran

Für 2 Personen • 30 Min. Zubereitung
Pro Portion 390 kcal, 37 g E, 17 g F, 11 g KH

400 g Filet von verschiedenen Mittelmeerfischen (z. B. Seeteufel, Wolfsbarsch, Dorade) • Salz • weißer Pfeffer aus der Mühle • 2 große Fleischtomaten • 2 Zwiebeln • 3 Knoblauchzehen • 4 Stangen Sellerie • 2 EL Olivenöl • 400 ml Fischfond • 1/8 l trockener Weißwein • 1 Lorbeerblatt • 1 TL getrocknete Kräuter der Provence • 1 Döschen gemahlener Safran • gehackte Petersilie zum Bestreuen

1 Die Fischfilets kalt abspülen und mit Küchenkrepp trocken tupfen. Sorgfältig mit den Fingern über das Fleisch streichen, um es auf eventuell noch vorhandene Gräten zu untersuchen. Diese mit einer Pinzette entfernen. Die Fischfilets dann in mundgerechte Stücke teilen, von allen Seiten mit Salz und Pfeffer würzen und mit Frischhaltefolie bedeckt kalt stellen.

2 Die Tomaten auf der runden Seite über Kreuz einritzen und für einige Sekunden in kochendes Wasser geben. Herausheben, häuten, entkernen und klein würfeln. Die Zwiebeln und den Knoblauch schälen und in kleine Würfel schneiden. Die Selleriestangen waschen, putzen und schräg in Scheiben schneiden.

3 Das Olivenöl in einem Topf leicht erhitzen. Zwiebeln und Knoblauch unter Rühren darin anschwitzen. Sellerie zugeben und kurz mitbraten. Tomatenwürfelchen, Fischfond, Wein, Lorbeerblatt, Kräuter der Provence und Safran zugeben. Bei schwacher Hitze und ohne Deckel 15 Minuten leise kochen lassen.

4 Die Fischfilets in den Fond legen und gut 5 Minuten garen. Vor dem Servieren ein letztes Mal abschmecken und mit Petersilie bestreuen.

Seeteufel-Grillspieße mit Knoblauchcreme

Für 2 Personen • 35 Min. Zubereitung
Pro Portion 356 kcal, 31 g E, 20 g F, 12 g KH

100 g fettarmer Frischkäse (5 % Fett absolut) • 150 g fettarmer Joghurt • 2 Knoblauchzehen • Salz • schwarzer Pfeffer aus der Mühle • 250 g Seeteufel-Filet • 125 g kleine, feste Champignons • 2 frische Zweige Rosmarin (ersatzweise etwas getrockneter Thymian und 2 Grillspieße) • 3 EL Olivenöl • 1 TL edelsüßes Paprikapulver • 500 g Tomaten

1 In einer kleinen Schüssel den Frischkäse und den Joghurt verrühren. Knoblauch schälen und durch eine Presse dazudrücken. Mit Salz und Pfeffer abschmecken. Zugedeckt bis zum Servieren durchziehen lassen.

2 Das Seeteufel-Filet kalt abspülen und mit Küchenkrepp trocken tupfen. Sorgfältig mit den Fingern über das Fleisch streichen, um es auf eventuell noch vorhandene Gräten zu untersuchen. Diese mit einer Pinzette entfernen. Das Filet anschließend in mundgerechte Würfel schneiden. Die Champignons kurz abbrausen oder mit einem feuchten Tuch abreiben und putzen. Fischwürfel und Champignons vorsichtig abwechselnd auf die Rosmarinzweige bzw. Grillspieße reihen.

3 Olivenöl mit Salz, Pfeffer und Paprikapulver verrühren (wenn Sie keine frischen Rosmarinzweige verwenden, auch den getrockneten Thymian zugeben). Die Spieße damit einpinseln. Auf einen vorgeheizten Tischgrill oder in eine Grillpfanne legen und rundherum bei mittlerer Hitze etwa 10 Minuten garen.

4 Tomaten waschen und ohne die Stielansätze in Scheiben oder Viertel schneiden. Einige Minuten mit auf den Grill legen. Spieße mit Tomatenscheiben und Knoblauchcreme anrichten.

Kalbsschnitzelchen mit Gurkencreme

Für 2 Personen • 30 Min. Zubereitung
Pro Portion 385 kcal, 39 g E, 20 g F, 10 g KH

½ Salatgurke • 200 g griechischer Joghurt • 1 kleine Knoblauchzehe • gemahlener Kreuzkümmel • Salz • schwarzer Pfeffer aus der Mühle • 400 g Spitzkohl (ersatzweise Weißkohl) • 300 g Kalbsnuss am Stück • Zitronenpfeffer • 6 Zweige Majoran • 1 EL Olivenöl • 1 kleine Zitrone

1 Die Gurke schälen und fein raspeln. Mit den Händen etwas von der Feuchtigkeit ausdrücken und die Gurkenraspel dann mit dem griechischen Joghurt verrühren. Den Knoblauch schälen und dazupressen. Die Creme mit Kreuzkümmel, Salz und schwarzem Pfeffer abschmecken und zugedeckt zum Durchziehen beiseitestellen.

2 Den Spitzkohl waschen und putzen. In feine Streifen schneiden oder auf der Gemüsereibe grob raspeln. Zusammen mit ganz wenig Salzwasser in einen Topf geben und dieses zum Kochen bringen. Zugedeckt bei mittlerer Hitze etwa 10 Minuten gar dünsten. Zwischendurch prüfen, ob alle Flüssigkeit verdunstet ist; dann nochmals etwas Wasser angießen.

3 Die Kalbsnuss unter kaltem Wasser abspülen und mit Küchenkrepp abtrocknen. In dünne Scheiben schneiden und diese eventuell halbieren. Die kleinen Schnitzel von beiden Seiten mit Salz und Zitronenpfeffer würzen. Den Majoran abbrausen und trocken schütteln, die Blättchen abzupfen.

4 Das Olivenöl in einer beschichteten Pfanne erhitzen, die Schnitzelchen darin von beiden Seiten kurz anbraten, dann bei reduzierter Hitze weitere 2–3 Minuten garen. Zuletzt den Majoran mit in die Pfanne geben.

5 Schnitzelchen mit dem Spitzkohl auf zwei Tellern anrichten. Zitrone heiß abwaschen, trocken reiben, in Spalten schneiden und dazulegen. Die Gurkencreme in Portionsschälchen dazu reichen.

TIPP Der Gurkendip passt hervorragend zu bunter Rohkost, zum Beispiel Möhren, Stangensellerie, Gurken oder Paprikaschote.

SO WIRD'S EIN MITTAGESSEN Sie haben schon mittags Lust auf diese köstlichen Kalbsschnitzelchen? Dann können Sie sogar noch eine Beilage dazu essen. Das passt: Kochen Sie für zwei Personen 200 g kleine griechische Reisnudeln in Salzwasser eben bissfest. Abgießen und abtropfen lassen und in einem kleinen Topf zusammen mit 400 g geschälten, gehackten Tomaten (eine kleine Dose) noch einmal aufkochen. Mit Salz und frisch gemahlenem Pfeffer abschmecken.

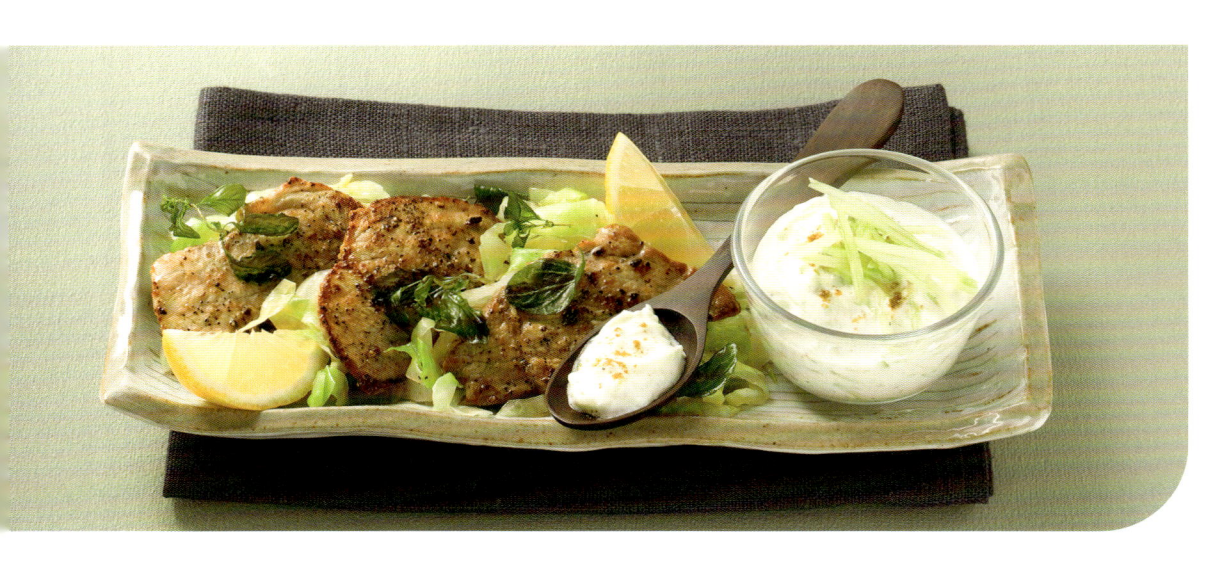

Medaillons mit Toskanagemüse

Für 2 Personen • 45 Min. Zubereitung
Pro Portion 378 kcal, 45 g E, 16 g F, 12 g KH

2 kleine Zucchini • 2 kleine Auberginen • 4 Tomaten • ½ Bund Basilikum • 300 g Schweinefilet • Salz • schwarzer Pfeffer aus der Mühle • 1 EL Öl • etwas frischer oder getrockneter Rosmarin • 40 g Parmesan

1 Backofen auf 200 °C (Umluft 180 °C) vorheizen. Das Gemüse waschen und putzen. Zucchini und Auberginen grob würfeln, Tomaten vierteln oder achteln. Basilikum waschen und abtrocknen. Die Blättchen abzupfen und in Streifen schneiden.

2 Für die Medaillons das Schweinefilet kalt abbrausen, abtrocknen und in 2 cm dicke Scheiben schneiden. Rundum mit Salz und Pfeffer würzen.

3 In einer beschichteten Pfanne ½ EL Öl erhitzen, Zucchini und Auberginen darin anbraten. Mit Salz, Pfeffer und Rosmarin würzen. Tomaten und Basilikum unterrühren; in eine Gratinform umfüllen.

4 Das restliche Öl in der Pfanne erhitzen, die Medaillons darin von beiden Seiten kurz und scharf anbraten. Auf das Gemüse in die Gratinform setzen. Parmesan darüberreiben und alles auf mittlerer Schiene 10–15 Minuten überbacken.

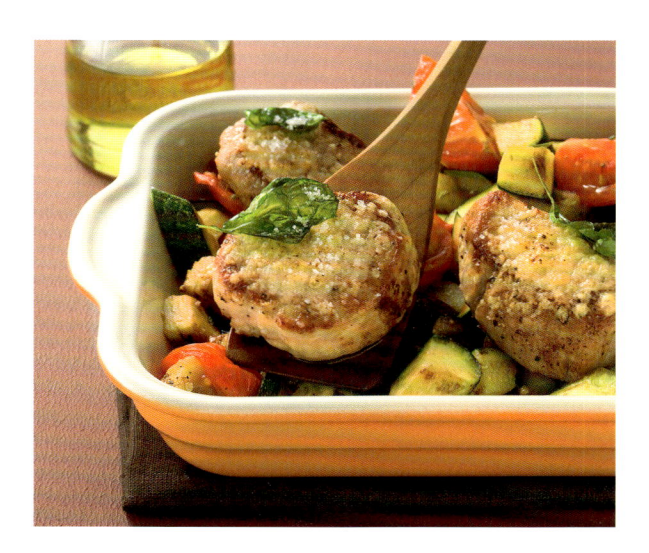

Petersilien-Hackbällchen in Gurkenrahm

Für 2 Personen • 40 Min. Zubereitung
Pro Portion 370 kcal, 28 g E, 23 g F, 11 g KH

2 Zwiebeln • 1 Knoblauchzehe • 1 TL Öl • 200 g mageres Rinderhackfleisch • 1 Bund glatte Petersilie • Salz • schwarzer Pfeffer aus der Mühle • 600 g Schmorgurken • etwas frischer Estragon • 100 ml Gemüsebrühe • 100 g fettarmer Frischkäse (5 % Fett absolut)

1 Zwiebeln und Knoblauch schälen und sehr fein würfeln bzw. hacken. Das Öl in einem breiten Topf leicht erhitzen, Zwiebeln und Knoblauch darin glasig werden lassen. Vom Herd nehmen.

2 Etwa 2 EL der Zwiebelmischung aus dem Topf zum Hackfleisch geben. Die Petersilie abbrausen, trocken schwenken und fein hacken. Zum Hackfleisch geben, mit Salz und Pfeffer würzen und Klößchen aus der Masse formen. In dem Topf mit der übrigen Zwiebelmischung rundherum etwa 5 Minuten bei mittlerer Hitze anbraten. Die Klößchen aus dem Topf nehmen und beiseitestellen.

3 Schmorgurken waschen, putzen und in mundgerechte Würfel schneiden. In den Topf geben und rundherum anschwitzen. Estragon waschen, abtrocknen, hacken und zu den Gurken geben. Brühe angießen und die Gurken ca. 10 Minuten dünsten.

4 Den Frischkäse unter die Gurken rühren; mit Salz und Pfeffer abschmecken. Die Hackbällchen dazugeben und alles bei starker Hitze noch etwa 5 Minuten schmoren lassen.

TIPP *Keine Schmorgurken bekommen? Dann können Sie auch Zucchini oder herkömmliche Salatgurken verwenden.*

SO WIRD'S EIN MITTAGESSEN *Für eine Mischkostmahlzeit garen Sie als Beilage 200 g kleine griechische Reisnudeln in Salzwasser.*

Lammgeschnetzeltes mit Spinat

Für 2 Personen • 25 Min. Zubereitung
Pro Portion 382 kcal, 50 g EW, 16 g F, 8 g KH

2 Knoblauchzehen • 2 EL Olivenöl • 300 g TK-Blattspinat • Salz • schwarzer Pfeffer aus der Mühle • 300 g Lammlachse • etwas abgeriebene Zitronenschale (unbehandelt) • 1 Bund Frühlingszwiebeln • 150 g kleine, braune Champignons • 100 ml Fleischbrühe

1 Knoblauch schälen und fein hacken. In 1 EL Öl anschwitzen. Spinat zugeben und bei schwacher Hitze und unter gelegentlichem Rühren auftauen lassen und erhitzen. Eventuell Wasser angießen, damit nichts anbrennt. Salzen und pfeffern.

2 Lammlachse abwaschen, abtrocknen und klein schnetzeln. Mit Salz, Pfeffer und Zitronenschale würzen. Frühlingszwiebeln waschen und putzen. Die weißen Teile hacken, das Grün in Ringe schneiden. Champignons waschen oder mit einem feuchten Tuch abreiben, putzen und halbieren.

3 Restliches Öl in einer Pfanne erhitzen und das Fleisch darin bei starker Hitze 1 Minute anbraten. Frühlingszwiebeln und Pilze zugeben und mitbraten. Brühe angießen und ohne Deckel bei starker Hitze etwas verkochen lassen. Mit Salz und Pfeffer abschmecken und mit dem Spinat anrichten.

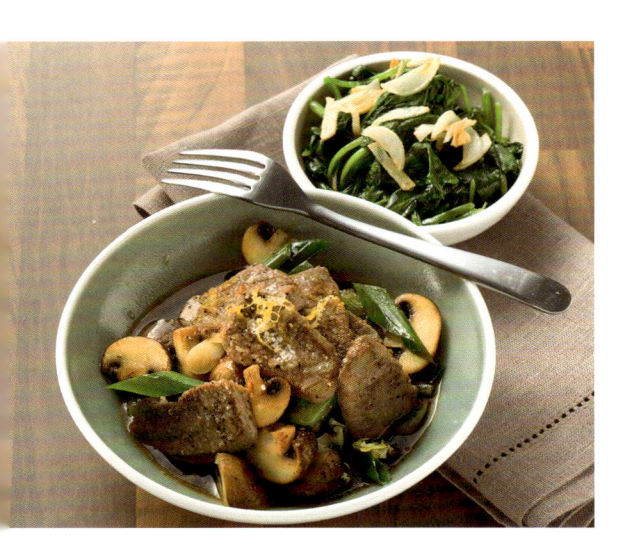

Parmesanschnitzel mit buntem Zwiebelgemüse

Für 2 Personen • 30 Min. Zubereitung
Pro Portion 391 kcal, 42 g E, 20 g F, 12 g KH

50 g Parmesan am Stück • schwarzer Pfeffer aus der Mühle • edelsüßes Paprikapulver • 1 kleines Ei (Größe S) • 250 g Schweinefilet • 2 rote Zwiebeln • 1 Gemüsezwiebel • 1 Bund Frühlingszwiebeln • 100 ml Gemüsebrühe • 1–2 TL getrockneter Thymian • 1 EL Öl • Salz

1 Den Parmesan fein reiben und auf einem tiefen Teller mit Pfeffer und Paprikapulver mischen. Das Ei in einem zweiten Teller verquirlen. Schweinefilet kalt abwaschen, abtrocknen und in 1 cm dicke Scheiben schneiden; etwas flach drücken. Erst im verquirlten Ei und dann im Parmesan wenden.

2 Die Zwiebeln schälen und in Spalten schneiden oder würfeln. Die Frühlingszwiebeln waschen, putzen und in Ringe schneiden. Zusammen mit der Gemüsebrühe und dem Thymian in einen Topf geben, aufkochen und zugedeckt 10–15 Minuten bei schwacher Hitze dünsten.

3 Das Öl in einer beschichteten Pfanne nicht zu stark erhitzen. Die Parmesanschnitzel darin von beiden Seiten etwa 8 Minuten goldbraun braten. Zwischendurch vorsichtig mit einem Bratenwender wenden, damit sich die Panade nicht löst. Nicht zu dunkel werden lassen, sonst schmeckt der Parmesan bitter.

4 Zwiebelgemüse nach Belieben abtropfen oder in der Brühe lassen. Mit Salz und Pfeffer abschmecken und mit den Parmesanschnitzeln servieren.

SO WIRD'S EIN MITTAGESSEN *Für mittags passen als Beilage Bratkartoffeln. Dazu 4–6 kleine Kartoffeln ungeschält in Salzwasser garen, etwas abkühlen lassen und dann in wenig Öl rundherum goldbraun braten. Nach Belieben mit gehacktem Rosmarin oder Thymian würzen.*

Pochiertes Rinderfilet mit Radieschengemüse

Für 2 Personen • 25 Min. Zubereitung
Pro Portion 372 kcal, 46 g E, 18 g F, 5 g KH

2 Bund Radieschen (500–600 g) • 400 g Rinderfilet • Salz • schwarzer Pfeffer aus der Mühle • gemahlener Koriander • ½ l Rinderfond oder Fleischbrühe • 100 g Schmand

1 Radieschen waschen und putzen. Etwa eine Handvoll Radieschengrün hacken, die Radieschen in Scheiben schneiden oder grob würfeln.

2 Rinderfilet kalt abwaschen und abtrocknen, in ½ cm dicke Scheiben schneiden und von allen Seiten mit Salz, Pfeffer und Koriander einreiben.

3 Rinderfond oder Brühe in einem breiten Topf aufkochen. Radieschen hineingeben und zugedeckt 5 Minuten leise kochen lassen. Das Filet zugeben, die Hitze stark reduzieren und das Fleisch 2 Minuten auf kleinster Flamme pochieren.

4 Fleisch und Radieschen herausheben und zugedeckt warm stellen. Gut die Hälfte der Flüssigkeit abgießen. Schmand und gehacktes Radieschengrün in den Topf rühren und bei starker Hitze etwas einkochen lassen. Radieschen wieder untermischen. Abschmecken und zum Filet servieren.

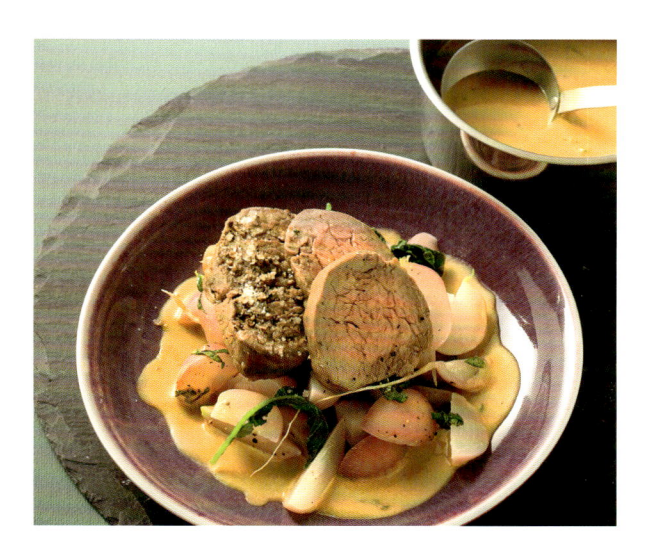

Kaninchenfilet mit Sherry-Rotkohl

Für 2 Personen • 40 Min. Zubereitung
Pro Portion 358 kcal, 40 g E, 17 g F, 8 g KH

1 kleiner Kopf Rotkohl (600 g) • 1 große Zwiebel • 2 EL Öl • 100 ml Gemüsebrühe • Salz • schwarzer Pfeffer aus der Mühle • 1 Prise frisch geriebene Muskatnuss • 3–4 EL trockener Sherry • 4 Kaninchenfilets (je etwa 75 g) • 2 TL getrocknete Fenchelsamen, zerstoßen • 2 EL Schmand

1 Den Rotkohl waschen und putzen, dabei auch den harten Mittelstrunk herausschneiden. Den Kohlkopf in feine Streifen schneiden oder auf der Gemüsereibe fein hobeln. Die Zwiebel schälen und klein würfeln.

2 In einem Topf 1 EL Öl erhitzen und die Zwiebelwürfel darin glasig werden lassen. Den Rotkohl dazugeben und kurz anschwitzen, dann mit der Gemüsebrühe ablöschen. Mit Salz, Pfeffer, geriebener Muskatnuss und Sherry würzen. Den Deckel auf den Topf setzen und den Kohl bei mittlerer Hitze etwa 20 Minuten garen.

3 Inzwischen die Kaninchenfilets kurz unter kaltem Wasser abbrausen und mit Küchenpapier trocken tupfen. Rundherum mit Salz, Pfeffer und zerstoßenen Fenchelsamen würzen. Das restliche Öl in einer beschichteten Pfanne erhitzen. Die Kaninchenfilets darin rundherum etwa 8 Minuten bei mittlerer Hitze braten. Herausnehmen, in Alufolie wickeln und warm stellen. Das in der Pfanne verbliebene Bratfett mit ganz wenig Wasser lösen, den Schmand unterrühren und die Sauce mit Salz und Pfeffer abschmecken.

4 Kaninchenfilets aus der Folie nehmen, in schräge Scheiben schneiden und auf zwei Tellern anrichten. Ausgelaufenen Bratensaft in die Sauce rühren und diese über das Fleisch träufeln. Den Rotkohl abschmecken und getrennt dazu reichen.

Putenragout mit Thymiankraut

Für 2 Personen • 30 Min. Zubereitung
Pro Portion 398 kcal, 52 g E, 18 g F, 6 g KH

½ Bund Thymian • 2 EL Öl • 1 kleine Dose Sauerkraut (300 g) • 100 ml Hühnerbrühe • Salz • schwarzer Pfeffer aus der Mühle • 1 rote Paprikaschote • 1 Zwiebel • 400 g Putenbrustfilet • 1 EL edelsüßes Paprikapulver • 50 g Schmand • 1 TL scharfes Paprikapulver

1 Thymianblättchen von den Stielen streifen. In einem kleinen Topf 1 EL Öl erhitzen. Thymian und Sauerkraut darin anschwitzen. 50 ml Hühnerbrühe angießen. Salzen, pfeffern und zugedeckt auf kleiner Flamme 10–15 Minuten leise kochen lassen.

2 Paprikaschote waschen und putzen, Zwiebel schälen. Beides in feine Streifen schneiden. Putenbrust kalt abbrausen, abtrocknen und grob würfeln.

3 Das übrige Öl in einer beschichteten Pfanne erhitzen, Paprika, Zwiebel und Putenfleisch unter Rühren scharf darin anbraten. Hitze reduzieren und das edelsüße Paprikapulver darüberstreuen. Die restliche Brühe angießen und den Schmand einrühren. Alles 3–4 Minuten leise kochen lassen.

4 Putenragout abschmecken und mit dem Sauerkraut anrichten. Scharfes Paprikapulver aufstreuen.

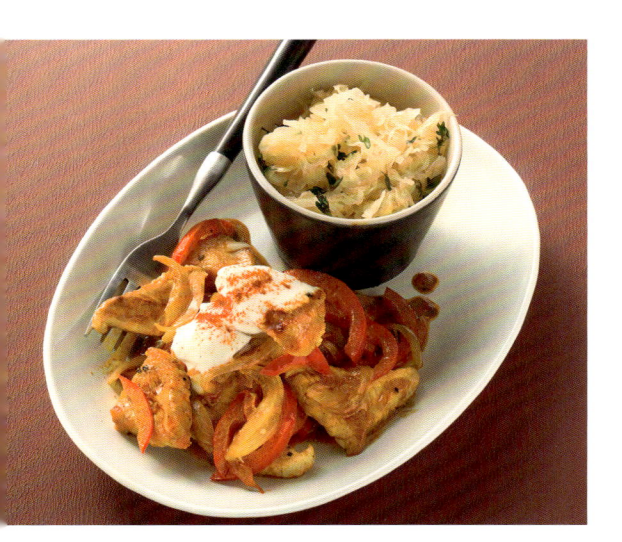

Curryhähnchen mit Ingwergemüse

Für 2 Personen • 30 Min. Zubereitung
Pro Portion 400 kcal, 50 g E, 17 g F, 12 g KH

350 g Hähnchenbrustfilet • 4 EL helle Sojasauce • 1 EL Tomatenmark • 1 EL scharfes Currypulver (z. B. Madrascurry) • 2 EL Cashewkerne • 20 g frischer Ingwer • 1 kleine rote Chilischote • 250 g Mungobohnenkeime • ½ Bund Frühlingszwiebeln • 2 EL Öl • Salz • schwarzer Pfeffer aus der Mühle • etwas gehacktes Koriandergrün oder Petersilie

1 Hähnchenbrustfilet kalt abwaschen, trocken tupfen und in 1–2 cm dicke Streifen schneiden. Wellenförmig auf Schaschlikspieße stecken. Sojasauce mit Tomatenmark und Currypulver verrühren, die Spieße damit bepinseln. Zugedeckt kalt stellen.

2 Cashewkerne hacken. Ingwer schälen und fein hacken. Chilischote waschen, putzen und in sehr feine Ringe schneiden. Alles vermischen.

3 Mungobohnenkeime kalt abbrausen, gut abtropfen lassen. Frühlingszwiebeln waschen, putzen und schräg in feine Ringe schneiden.

4 Öl in einer beschichteten Pfanne erhitzen. Die Hähnchenspieße darin rundherum zuerst auf mittlerer, dann auf kleiner Flamme insgesamt etwa 8 Minuten goldbraun braten. Herausnehmen und warm stellen. 2–3 EL Wasser in die Pfanne geben und den Bratensatz lösen. Die Cashew-Chili-Mischung, Bohnenkeime und Frühlingszwiebeln zugeben und unter Rühren 2–3 Minuten garen. Mit Salz und Pfeffer abschmecken. Mit den Spießchen anrichten und Koriander oder Petersilie aufstreuen.

SO WIRD'S EIN MITTAGESSEN *Mittags gibt es zum Hähnchen saftigen Kokosreis. Dafür 200 g Basmatireis in 400 ml Gemüsebrühe garen, zuletzt 150 g geraspelte Möhren und 1 kleine Dose ungesüßte Kokosmilch (160 ml) einrühren.*

Das Bewegungsprogramm

Wohltuende, auf die drei Frauentypen abgestimmte Yoga- und Fitnessprogramme harmonisieren den weiblichen Hormonstoffwechsel, bauen Muskulatur auf und regen den Stoffwechsel an.

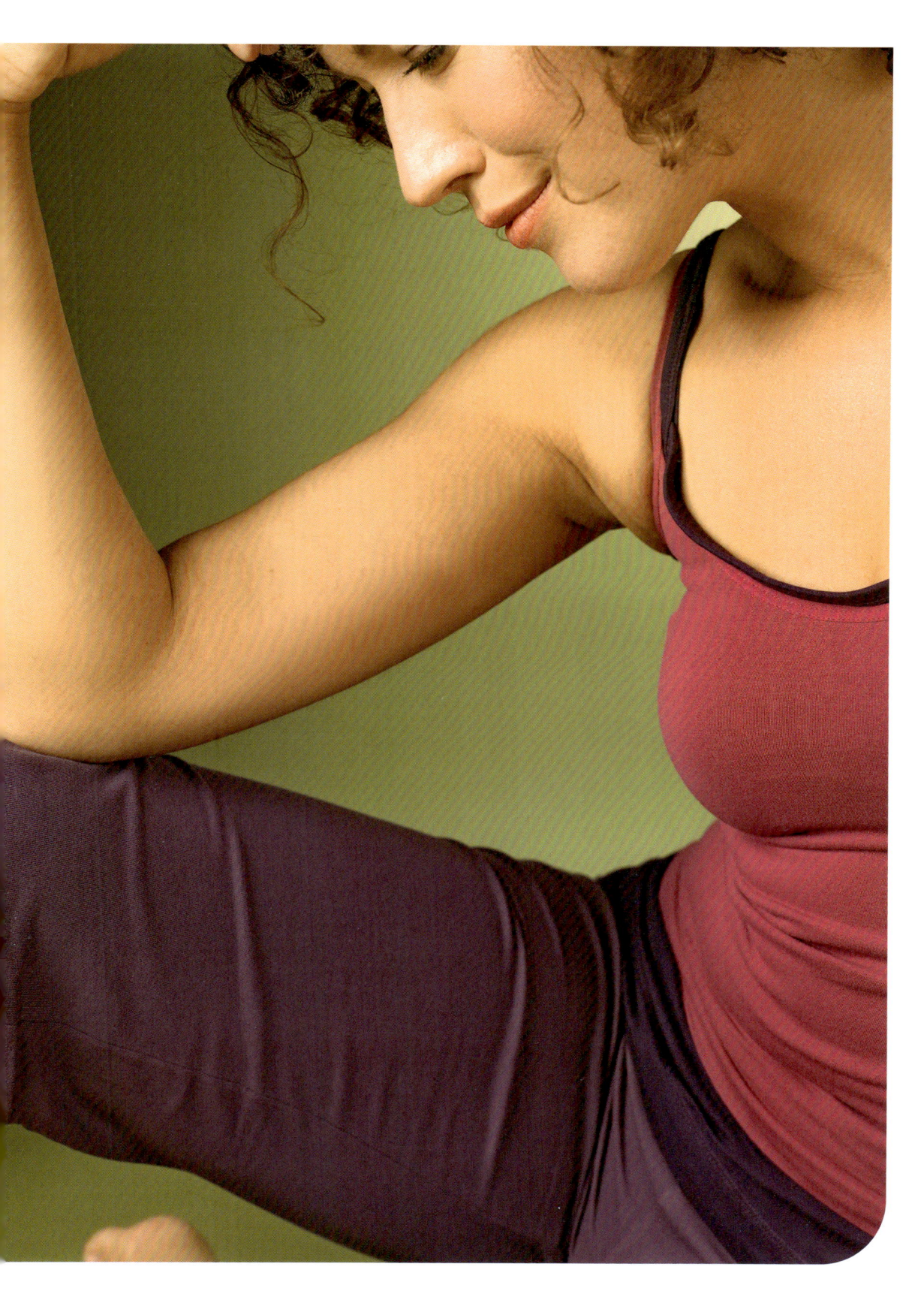

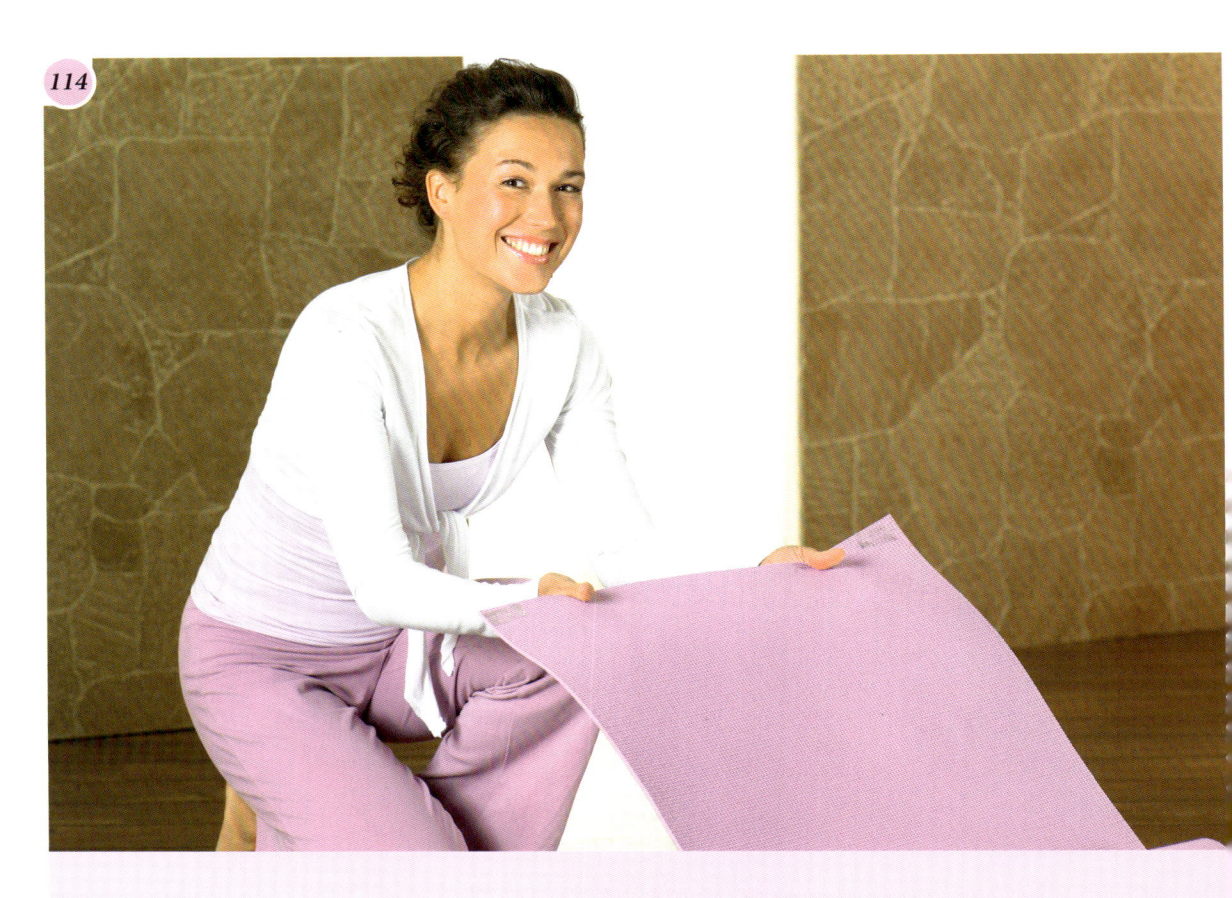

Bewegung tut einfach gut

Zugegeben: **Eine gute Figur** ist letztlich eine Frage des Geschmacks. Entsprechend bewegt sich die Vorstellung des weiblichen Ideals in jungen Jahren irgendwo zwischen Fliegengewicht Victoria Beckham und Kurvenwunder Scarlett Johannsson, später dann zwischen Hannelore Hoger und Iris Berben. Alles tolle Frauen mit einem tollen Körper, keine Frage. Nur sind solche Idealbilder letztlich wenig hilfreich auf dem Weg zur eigenen Wunschfigur. Da bringt auch die These wenig, dass eine Frau angeblich dann besonders attraktiv sei, wenn ihr Taille-Hüft-Verhältnis (engl.: Waist-to-Hip-Ratio, kurz WHR) den magischen Wert von 0,7 aufweist. Denn dieser Wert gilt wie seine Berechnung (Sie teilen dafür Ihren Taillenumfang durch Ihren Hüftumfang) für alle Frauen gleich – egal ob Sie ein Gestagentyp à la Twiggy oder eine Östrogen-geprägte Frau wie Marilyn Monroe sind. Und Sie wissen doch: Unterschiedlicher könnten diese Frauen von der Statur her kaum sein. Verabschieden Sie sich also von der Idee einer allgemeingültigen Superfigur und damit auch von allen Berechnungen. Machen Sie lieber das Beste aus Ihrem (Hormon-)Typ.

EIN NEUES KÖRPERBEWUSSTSEIN

Egal, ob Sie Ihrer Gesundheit zuliebe abnehmen oder sich einfach besser fühlen wollen (oder beides): Den richtigen »Feinschliff« geben Sie Ihrem Körper erst durch Fitness und Bewegung. Denn letztlich ist eine wirklich gute Figur immer eine Sache der Silhouette und der Muskulatur. Eine Frau, die körperlich regelmäßig aktiv ist und dafür sorgt, dass ihre hormontypbedingten Problemzonen wie etwa starke Oberschenkel oder ein Bäuchlein gut in Form sind, wirkt fit, stark und attraktiv. Mag sein, dass Sie mit regelmäßigem Training vielleicht sogar irgendwann eine WHR von 0,7 erreichen. Doch wen interessiert das überhaupt? Es geht doch darum, dass Sie sich rundum wohlfühlen.

Schlank und entspannt

Sie können Ihren Körper am besten dadurch verändern, dass Sie begleitend zur Ernährungsumstellung regelmäßig ein Bewegungsprogramm in Ihren Alltag einplanen. So »kämpfen« Sie erfolgreich gleich an zwei Fronten: Durch eine stoffwechselgerechte Ernährung bauen Sie relativ schnell und sicher die körpereigenen Fettdepots ab. Zugleich erhöhen Sie mit dem Hormonformel-Bewegungsprogramm Ihren Energieverbrauch.

Die Erfolgskombination

Die Insulintrennkost (siehe Seite 66 ff.) und ein Bewegungsprogramm, das auf die unterschiedlichen weiblichen Hormontypen angepasst ist, sind eine ideale Verbindung. Denn wie die Ernährung balanciert auch Sport den Blutzucker- und Insulinspiegel aus, was die Fettverbrennung begünstigt und die Insulinempfindlichkeit der Muskelzellen erhält. Bei einer guten Insulinrezeptorqualität gelangt der Zucker schnell in die Muskelzellen, wo er in den Mitochondrien verbrannt wird. Regelmäßige Bewegung fördert also die Insulinsensitivität der Zellen und sorgt so für einen erhöhten Zucker- und Fettverbrauch. Wer körperlich aktiv ist, hält seinen Stoffwechsel gesund und kann sogar einen bereits gestörten Insulinstoffwechsel wieder ausgleichen.

Eine Abnehmstudie an der Universität von Pennsylvania (2008) zeigt, dass durch die Kombination von Ernährungsumstellung und Sport in zwei Jahren eine Gewichtsabnahme von 10 bis 15 Prozent möglich ist. Sie finden das zu wenig? Bei einer 1,68 Meter großen Frau mit einem Körpergewicht von 70 Kilogramm (BMI 24,8) bedeutet das immerhin 10,5 Kilogramm weniger (erreichter BMI 21,2). Und Sie können das neue Gewicht auch auf Dauer halten – anders als bei Crash-Diäten. Schön und entspannt zu sein, hat eben mit zwanghaftem Kalorienzählen nichts zu tun.

Schön straff

Mit gezieltem Training erhöhen Sie nicht nur Ihre Muskelmasse und kurbeln so noch einmal die Fettverbrennung an. Sie verbessern gleichzeitig auch Ihre Silhouette und Ihre Muskelspannung. Allein das macht schon eine bessere Figur. Die ersten Erfolge sehen Sie bereits nach vier bis sechs Wochen regelmäßigen kombinierten Ausdauer- und Krafttrainings: Ihr Bindegewebe ist deutlich straffer. Nach und nach verschwinden durch die regelmäßige Förderung und Forderung der Muskelzellen die Fettpölsterchen schneller.

Am hormontypbedingten Körperbau allerdings ändert auch das ausgefeilteste Sportprogramm wenig. Die eher kräftigen Schenkel einer Östrogen-geprägten Frau beispielsweise lassen sich nicht einfach wegtrainieren. Aber die Beine werden dank regelmäßiger Bewegung fest und straff und verlieren mess- und sichtbar an Umfang. Für alle Hormontypen gilt deshalb: Bringen Sie Ihre naturgegebenen Maße in die bestmögliche Form – und freunden Sie sich mit Ihren (vermeintlichen) Schwachpunkten an.

> **INFO**
>
> ### Anti-Cellulite-Programm
>
> Insbesondere Östrogen-geprägte Typen hadern oft mit unschönen Dellen an Po und Oberschenkeln. Dabei hat die Orangenhaut ihren biologischen Sinn: Weil sich das Gewebe bei einer möglichen Schwangerschaft dehnen muss, sind bei Frauen die Kollagenfasern, die das Fett unter der Haut durchziehen, parallel zueinander angeordnet. Wenn nun die Fettzellen im Gewebe wachsen, drängen sie durch diese Fasern nach oben und werden als »Orangenhaut« sichtbar. Da das Fett die Durchblutung und den Abfluss von Lymphflüssigkeit behindert, lagert sich zusätzlich oft Wasser ein, was das Dellenprofil noch sichtbarer macht. Die gute Nachricht: Kraft- und Ausdauertraining helfen, die Durchblutung zu verbessern und das Gewebe zu straffen. Besonders zu empfehlen sind Wassergymnastik und Schwimmen, da der Wasserwiderstand die Stoffwechselfunktionen des Gewebes zusätzlich anregt.
>
> #### Insulintrennkost entwässert
> Die abendliche Eiweißmahlzeit der Insulintrennkost entwässert Körper und Haut übrigens besonders effektiv und dauerhaft. Denn Insulin stört die Wasser- und Salzausscheidung (siehe Seite 87). Das kann bei Übergewicht mit chronisch erhöhtem Insulin zu Bluthochdruck und zu Ödemen führen. Wundern Sie sich also nicht, wenn Sie nach einem Abend mit Dessert oder Obst morgens geschwollene Finger, Augenringe oder besonders starke Cellulite haben: Schuld daran ist das Insulin.

DAS RUNDUMPROGRAMM

In diesem Kapitel finden Sie drei verschiedene »Bewegungsbausteine«, die zusammen ein Trainingskonzept ergeben, das exakt an die individuellen Bedürfnisse der unterschiedlichen Hormontypen angepasst ist.

1. Baustein: Yoga für die Hormonbalance

Yoga ist ein ganzheitliches System: Es stärkt die Muskulatur, regt den Kreislauf an, beruhigt das Nervensystem und verbessert die Atmung und die Konzentrationsfähigkeit. Kurzum, Yoga hilft Ihnen, die Balance zwischen Körper, Geist und Seele wiederherzustellen, die im alltäglichen Trubel schnell einmal aus dem Gleichgewicht gerät.

Kraft für Körper, Geist und Seele

Yoga schult Kraft und Beweglichkeit sowie die koordinativen Fähigkeiten, sorgt so für eine aufrechte Haltung und eine entspannte, selbstbewusste Ausstrahlung – und trägt nicht zuletzt viel zu einer erfolgreichen Verletzungsprophylaxe bei. Lassen Sie sich dabei nicht davon irritieren, dass manche der Übungen ab Seite 122 recht »harmlos« aussehen. Weil sie auf die tiefe Muskulatur einwirken, die nahe am Knochen liegt, sind sie sogar besonders wirkungsvoll.

Yoga ist aber viel mehr als ein reines Bewegungsprogramm: Es führt Sie zurück zu Ihrer eigenen Mitte. Als Entspannungsmethode steht Yoga daher anderen Techniken in nichts nach (weitere Wege der Entspannung und Achtsamkeit gegenüber sich selbst lernen Sie im letzten Kapitel des Buches ab Seite 156 kennen).

Wenn Sie Yoga als tägliches Ritual in Ihren Alltag einbauen, hilft es Ihnen, sich wieder mehr auf das Wesentliche zu besinnen und zur Ruhe zu kommen. Jede Frau sollte sich daher jeden Tag 10 bis 20 Minuten für ihre Yogaübungen nehmen – egal welcher Hormontyp sie ist.

2. Baustein: Ausdauertraining

Fett verbrennen, Herz und Kreislauf trainieren oder einfach einmal abschalten: Das alles können Sie mit Ausdauersport (mehr dazu ab Seite 138). Für welche Bewegungsart Sie sich dabei entscheiden, ist Geschmackssache – und hängt natürlich auch davon ab, wie fit Sie bereits sind. Das Wichtigste ist: Das Training muss Ihnen Spaß machen und einen inneren »Raum« ausfüllen, der bisher noch nicht besetzt war. Die wohl einfachste Art der (Fort-)Bewegung ist Laufen. Sie brauchen nur die Laufschuhe zu schnüren und schon kann es losgehen. Allerdings ist Joggen nicht jedermanns Sache und auch nicht unbedingt für jeden Hormontyp geeignet (siehe Seite 140 f.) Alternativen sind Radfahren, Walking oder Inlineskating, ebenso das Training auf dem Crosstrainer, Fahrradergometer oder Rudergerät. Schwimmen ist ebenfalls ein Ganzjahres-Ausdauersport. Allerdings müssen dazu Technik (beispielsweise Brustschwimmen oder Kraulen) und Tempo vorhanden sein. Da 40 Bahnen (1000 Meter) in etwa 25 Minuten machbar sein sollten, ist dieser Sport nicht unbedingt etwas für Einsteiger.

Egal, welche Sportart Ihnen zusagt: Sie sollten an drei Tagen pro Woche trainieren und sich dafür jeweils 30 bis 45 Minuten Zeit nehmen.

3. Baustein: Krafttraining

Durch Abspecken allein verschwinden die Fettzellen im Körper leider nicht. Sie leeren sich nur, lauern aber weiter auf Nachschub. Doch eine stoffwechselgerechte Ernährung hilft, die Fettzellen zu überlisten. Gleichzeitig sollten Sie vermehrt Muskelzellen aufbauen. Weil sie den Grundumsatz des Körpers dauerhaft erhöhen,

INFO

Sport als Lebensbegleiter …

… und nicht als Lebensabschnittsgefährte, das empfiehlt die Diplom-Sportwissenschaftlerin, Yoga- und Fitness-Trainerin Simone Bopp, die den folgenden Bewegungsteil konzipiert hat. Sie selbst ist der beste Beweis für die Wirksamkeit des Programms. Als Testosteron-geprägter Typ hatte sie zwar aufgrund ihres Sportpensums nie wirklich Gewichtsprobleme. Doch wie jede Frau kennt sie zyklusbedingte Gewichtsschwankungen. Als dreifache Mutter weiß sie auch, dass sich der Dauerstress durch die Doppelbelastung von Beruf und Familie gern einmal in Form ein paar überflüssiger Pfunde auf der Waage niederschlägt. Ihre ganz persönlichen Gewichtsfallen sind Schlafmangel, zu wenig Flüssigkeit (unter 2,5 Liter am Tag) und zu fettes Essen.

Simone Bopp hält sich seit 15 Jahren an ein Trainingsprogramm, das sie für die weiblichen Hormontypen und dieses Buch extra noch einmal modifiziert hat. Ihr Motto: »Ich versuche, auf mein eigenes Training keinen Tag zu verzichten. Es verschafft mir den nötigen Ausgleich, hält meinen Körper in Form und fördert damit auch meine gute Laune und Zufriedenheit. Obwohl ich als Personal Trainerin mehrere Stunden am Tag Menschen im Sport begleite und führe, trainiere ich regelmäßig für mich alleine. In dieser Ichzeit tanke ich Kraft und mache meinen Kopf frei für neue Ideen und Pläne. Und alle Frauen, die ich mit diesem Programm auf ihrem sportlichen Weg begleitet habe, tun dies auch. Nicht jeden Tag – aber doch regelmäßig und mit Freude.«

HORMONTYP ● Östrogen

Bewegungsprogramm für Östrogen-geprägte Frauen

Yoga: Jeden Morgen vor dem Frühstück 15 bis 30 Minuten – je nachdem, wie flott Sie Ihr Programm absolvieren. Finden Sie Ihr eigenes Tempo. Beginnen Sie mit dem Sonnengruß auf Seite 122 und schließen Sie daran die Übungen ab Seite 126 an.
Ausdauersport: Dreimal pro Woche, je 30 bis 45 Minuten, zum Beispiel Inlineskating, Cardio-Training oder Nordic Walking.
Krafttraining: Vor allem Übungen für Beine und Po sowie die Körpermitte; zweimal pro Woche im Anschluss an das Ausdauertraining; die besten Übungen für Ihre Problemzonen finden Sie ab Seite 144.

sind sie die natürlichen Gegner der Fettdepots. Das bedeutet, Sie verbrennen auch in Ruhe (beim Sitzen, Stehen oder im Liegen) Fett. Als wäre das nicht genug, sorgen mehr Muskeln auch noch für eine bessere Haltung und beugen so Rückenschmerzen vor. Nicht zuletzt wirken Sie einfach fitter und haben eine stärkere Ausstrahlung. Das Beste aber: Für ein Muskelaufbautraining ist es nie zu spät – egal, wie alt Sie sind, und unabhängig davon, ob Sie schon einmal Krafttraining gemacht haben oder nicht. Diese Chance sollten Sie sich nicht entgehen lassen: Ergänzen Sie daher an zwei Tagen pro Woche das Ausdauertraining durch ein jeweils 20-minütiges Kraftworkout.

BEWEGUNG – IHRE BESTE FREUNDIN

Wenn Sie bisher kaum oder gar keinen Sport getrieben haben, erscheint Ihnen das Hormonformel-Programm vielleicht anfangs ziemlich umfangreich. Aber Sie werden schnell sehen, dass die Bewegung zusehends zu einem festen Bestandteil des Alltags wird. Kein Wunder: Sich körperlich zu fordern, tut eben gut. Trotzdem kann der Einstieg natürlich eine richtige Herausforderung sein. Um Ihre ersten Erfolge schwarz auf weiß festzuhalten, empfiehlt sich für die ersten drei Monate ein Trainingstagesplan am Kühlschrank.

Der persönliche Trainingsplan

Wann immer Sie etwas für sich und Ihre gute Figur getan haben: Kreuzen Sie den Tag dick auf dem Kalender an. Formulieren Sie auch ganz klar die Ziele, die Sie erreichen wollen. Bleiben Sie dabei unbedingt realistisch und überfordern Sie sich nicht. Zum Beispiel: »Ich möchte mithilfe meines Trainings und einer besseren Ernährung in vier Wochen zwei Kilogramm leichter sein.« Auch Ziele, die über das rein Körperliche hinausgehen, sind erlaubt (und wichtig), etwa: »Ich möchte durch meine neuen Gewohnheiten mehr Gelassenheit und Zufriedenheit erreichen.«
Was so ein Plan bringt? Ganz einfach: Ein Trainer oder Coach misst immer die Ausgangssituation seiner Sportler. Er setzt die erreichbaren Ziele und kontrolliert, ob sein Schützling sie erreicht. Jetzt sind Sie Ihre eigene Trainerin – und Sie werden merken: Nach drei Monaten ist das regelmäßige Bewegungspensum gar nicht mehr aus Ihrem Leben wegzudenken und es wird Ihnen fehlen, sobald Sie einmal aussetzen.

Setzen Sie sich nicht unter Druck

Bei allem guten Willen: Stressen Sie sich nicht. Schließlich soll der Sport als Ausgleich zum Alltagstrubel dienen und keinen weiteren Pflichttermin im Kalender darstellen. Wenn es zeitlich einmal gar nicht passt, machen Sie eben am nächsten Tag weiter. Dasselbe gilt, wenn Sie krank sind; in diesem Fall kann körperliche Belastung sogar gefährlich sein. Kurieren Sie sich also erst voll-

HORMONTYP · **Gestagen**

Bewegungsprogramm für Gestagen-geprägte Frauen

Yoga: Jeden Morgen vor dem Frühstück 15 bis 30 Minuten – je nachdem, wie flott Sie Ihr Programm absolvieren. Finden Sie Ihr eigenes Tempo. Beginnen Sie mit dem Sonnengruß auf Seite 122 und schließen Sie daran die Übungen ab Seite 130 an.
Ausdauersport: Dreimal pro Woche, je 30 bis 45 Minuten, zum Beispiel Schwimmen, Radfahren, Ergometertraining.
Krafttraining: Vorwiegend Übungen für Bauch, Beine, Po und Arme; zweimal pro Woche im Anschluss an das Ausdauertraining; die besten Übungen für Ihre Problemzonen finden Sie ab Seite 148.

ständig aus, ehe Sie das Training wieder sanft aufnehmen. Sie werden mit Sicherheit schnell den Anschluss an Ihre vorherigen Leistungen finden.

Gemeinsam fällt es leichter

Wenn Sie noch nie Sport getrieben haben und fürchten, etwas falsch zu machen, aber auch wenn Sie das Gefühl haben, es alleine nicht zu schaffen, sollten Sie sich einer Gruppe Gleichgesinnter anschließen; am besten mit einem Kursleiter, der Ihnen hilft, Trainigsfehler zu vermeiden. Sicher gibt es auch in Ihrer Nähe entsprechende Angebote. Erkundigen Sie sich bei einem Sportverein oder im nächsten Fitnessstudio.
Am einfachsten gelingt der Einstieg in ein bewegteres Leben mit einem Personal Trainer. Er stellt Ihnen ein persönliches Fitnessprogramm zusammen und hilft Ihnen, am Ball zu bleiben, wenn es einmal mit der Selbstmotivation hapern sollte (siehe auch Seite 143).

EINFACH EIN GUTES GEFÜHL

Bauen Sie neben dem Hormonformel-Programm insgesamt mehr Bewegung in Ihren Alltag ein. Fahren Sie – sofern das möglich ist – mit dem Rad zur Arbeit oder zum Einkaufen. Lassen Sie das Auto für kürzere Wege stehen und gehen Sie zu Fuß. Das ist nicht nur klimafreundlich, sondern steigert Schritt für Schritt auch Ihre Fitness und wirkt aktiv dem natürlichen, alterungsbedingten Muskelabbau entgegen.
Die Kombination aus Yoga, Ausdauer- und Krafttraining bringt viel Spaß und sorgt damit für einen enormen Zuwachs an Lebensqualität. Sport wirkt gegen schlechte Stimmung und verhindert Depressionen. Und das regelmäßige Training hat einen weiteren nicht zu unterschätzenden Vorteil: Durch das verbesserte Körpergefühl entwickeln Sie auch ein besseres und stärkeres Selbstbild. Und das macht ungeheuer attraktiv.

HORMONTYP · **Testosteron**

Bewegungsprogramm für Testosteron-geprägte Frauen

Yoga: Jeden Morgen vor dem Frühstück 15 bis 30 Minuten – je nachdem, wie flott Sie Ihr Programm absolvieren. Finden Sie Ihr eigenes Tempo. Beginnen Sie mit dem Sonnengruß auf Seite 122 und schließen Sie daran die Übungen ab Seite 134 an.
Ausdauersport: Dreimal pro Woche, je 30 bis 45 Minuten, zum Beispiel Laufen, Aerobic oder Mountainbiking.
Kraftsport: Vor allem Übungen für Ihre Problemzonen Bauch und Rücken; zweimal pro Woche im Anschluss an das Ausdauertraining; die besten Übungen für Ihre »Schwachstellen« finden Sie ab Seite 152.

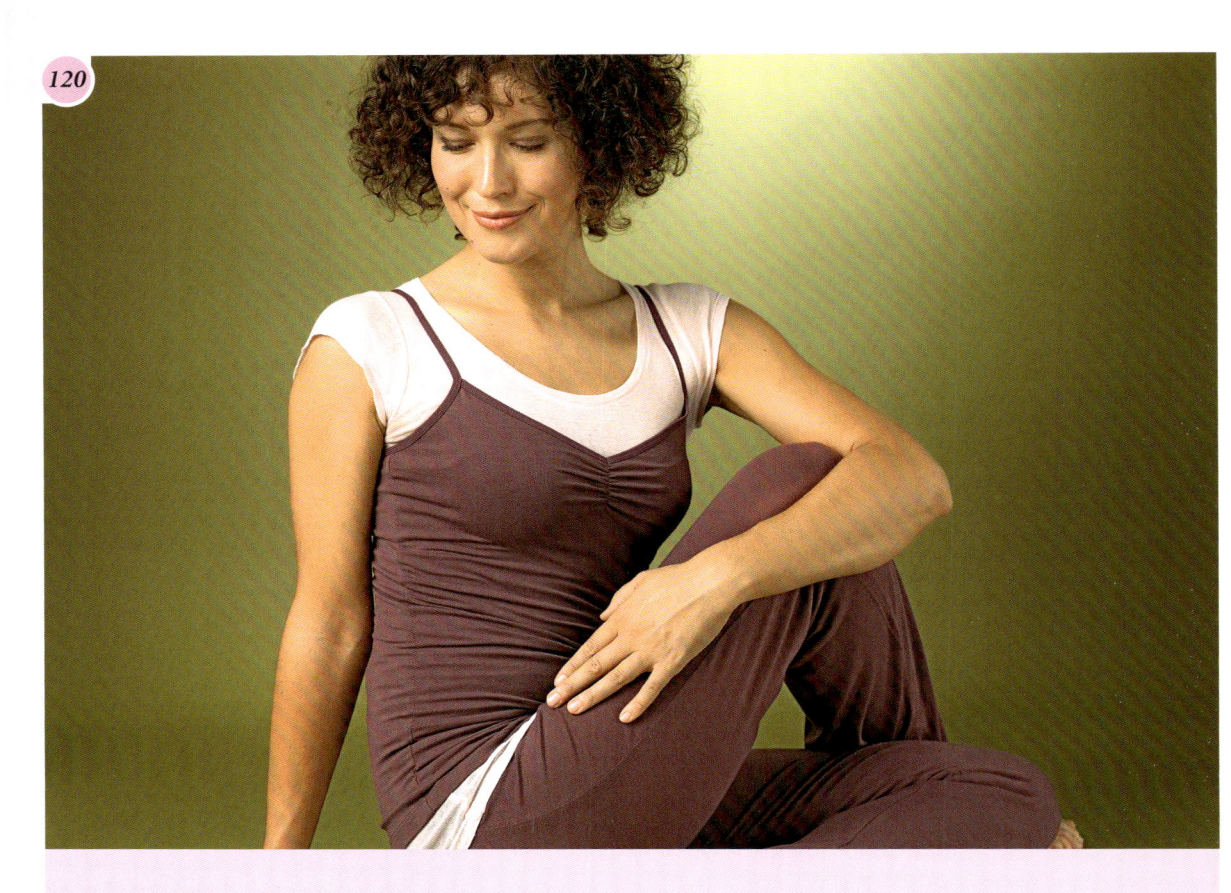

Yoga für jeden Hormontyp

Jeder Hormontyp kämpft im Lauf seines Lebens mit Hormonschwankungen und Veränderungen. Neben einer entsprechenden Ernährung, regelmäßiger Bewegung und ausreichenden Ruhephasen helfen auch spezielle Yogaübungen, den Hormonspiegel auf natürliche Weise und garantiert ohne unangenehme Nebenwirkungen wieder zu harmonisieren. Diese Übungen eignen sich für jedes Alter und steigern Vitalität und Wohlbefinden. Ihr Haupteffekt aber besteht in der positiven Wirkung auf das weibliche Drüsen- und Hormonsystem. Wenn Sie regelmäßig üben, können Symptome wie Zyklusbeschwerden, Unterleibskrämpfe, prämenstruelles Syndrom, Hitzewallungen, Herzrasen, Gelenkbeschwerden, Schlafstörungen und Libidoverlust gelindert oder abgeschwächt und nicht zuletzt eine Gewichtszunahme vermieden werden. Die Wirkung von Yoga auf das Hormonsystem wird schon in alten Yogaschriften wie der »Hatha Yoga Pradipika« (15. Jahrhundert n. Chr.) beschrieben. Bis heute geben die großen Yogalehrer wie Swami Vishnu Devananda, B. K. S. Iyengar und vor allem dessen Tochter Gita S. Iyengar Hinweise auf geeignete Körper- und Atemübungen.

HARMONIE VON INNEN

Der Ursprung des Übungsprogramms auf den folgenden Seiten liegt im Hatha Yoga. Bestimmte Körper- und Atemübungen helfen dabei, die Lebensenergie »Prana« zu vermehren und zum Fließen zu bringen. Bewusste und sorgfältig ausgeführte Bewegungen und Haltungen (Asanas) aktivieren den gesamten Organismus – von den Muskeln und Gelenken bis zu den Organen und Drüsen. Das wiederum hilft, körperlichen Verspannungen und Stress vorzubeugen oder bereits bestehende Beschwerden zu lindern; die Lebensqualität kann sich entscheidend verbessern.
Im Hormonformel-Yoga sind alle Übungen speziell auf das weibliche Hormonsystem ausgerichtet. Wichtige Drüsen wie die Schilddrüse, die Hypophyse oder die Eierstöcke werden angeregt, wodurch der Hormonhaushalt harmonisiert werden kann. Gleichzeitig trainieren die Übungen den Beckenbodenmuskel, festigen die Knochen und steigern die Beweglichkeit der Gelenke. Stoffwechsel und Verdauung werden angeregt und gestärkt, Haut und Haar verbessern sich sichtbar.
Da Yoga zudem das vegetative, für die Entspannung zuständige Nervensystem unterstützt, wirken Yoga-Frauen ausgeglichener und gelassener, fühlen sich attraktiver, lebendiger und haben Freude an ihrem Körper.

Die beste Übungszeit

- Planen Sie Ihr Yogaprogramm am besten täglich, mindestens jedoch zweimal pro Woche ein – gleich morgens, noch vor dem Frühstück. Dafür müssen Sie zwar vielleicht 10 bis 20 Minuten früher aufstehen. Doch die Erfahrung zeigt, dass sich dieses Opfer lohnt: Trotz der kürzeren Nachtruhe profitieren Sie bald von mehr Beweglichkeit, Vitalität und Stärke.
- Zum Yogaüben brauchen Sie vor allem Muße und Hingabe. Setzen Sie lieber auf ein kurzes, konzentriertes Programm, als lange, aber ohne die entsprechende Aufmerksamkeit zu üben. Vergessen Sie auch nicht, vor dem eigentlichen Yoga ein bis zwei Minuten bewusst auf Ihre Atmung zu achten, bis diese schön gleichmäßig wird. Ganz wichtig: Lassen Sie sich von nichts und niemandem stören.

Geeignete Hilfsmittel

- Für die einfachen Übungen ab Seite 122 sind im Grunde keine Hilfsmittel nötig. Es genügt ein ruhiger, warmer Platz für Ihre Yogamatte. Allenfalls wenn Sie in den Vorbeugen selbst mit gebeugten Beinen den Boden nicht mit den Händen erreichen, sollten Sie einen Yogablock einsetzen. In der Rückenlage empfinden viele Frauen eine dünne Decke unter dem Kopf als angenehm; sie lässt sich auch für die Entspannung am Schluss nutzen.
- Die Kleidung sollte figurbetont, aber bequem sein und bei Drehungen und Vorbeugen nicht verrutschen. Moderne Funktionskleidung hat sich beim Yoga nicht bewährt, da der Körper darin schneller auskühlt als in Baumwollkleidung.

INFO

Die Erfinderin des Hormon-Yoga

Die brasilianische Psychologin und Yogalehrerin Dinah Rodrigues – Jahrgang 1927 – zeigt mit dem von ihr entwickelten Hormon-Yoga seit Jahren einen Weg zur Selbsthilfe bei Zyklus- oder Wechseljahrsbeschwerden auf. Eine festgelegte Übungsfolge aus Dreh- und Umkehrhaltungen und Rückbeugen stimuliert dabei in Kombination mit einer bestimmten Atemtechnik alle hormonbildenden Drüsen. Die Yogareihe wurde mit vielen Yogaschülerinnen zwischen 20 und 60 durchgeführt und in eigenen Studien ausgewertet.

DER SONNENGRUSS

Die folgende einfache Variante des Yogaklassikers macht auch Ungeübten und Einsteigerinnen Spaß. Die Übungen folgen im fließenden Wechsel aufeinander. Dabei mobilisieren Sie zuerst die rechte Körperseite, dann die linke. Atmen Sie während des Übens tief durch die Nase bis in den Bauch ein – und ebenso bewusst wieder aus. Lassen Sie den Atem seinem natürlichen Rhythmus folgen.

- Üben Sie am besten gleich nach dem Aufstehen.
- Beginnen Sie zunächst mit drei Durchgängen; sobald Sie nach etwa vier Wochen alle Übungen sicher beherrschen, steigern Sie sich erst auf fünf, mit der Zeit dann auf sieben Runden.

WIRKUNG: Schenkt Energie für den neuen Tag. Kurbelt den Kreislauf an und löst innere Blockaden; die Lebensenergie kann wieder ungehindert fließen.

Der Berg

- Sie stehen aufrecht; die Füße sind parallel zueinander und berühren sich an den Gelenken leicht. Die Arme hängen locker herab. Atmen Sie ruhig und tief in den Bauch hinein. Aktivieren Sie die Beinmuskulatur und »saugen« Sie die Kniescheiben an, bis Sie einen festen Stand verspüren. ❶
- Atmen Sie aus, bis Ihr Bauch ganz flach ist und legen Sie Ihre Hände vor dem Brustbein aneinander. Schultern und Nacken bleiben dabei entspannt. Richten Sie Ihre Aufmerksamkeit nach innen und versuchen Sie, Ihre Mitte zu erspüren.

Rückbeuge

- Strecken Sie Ihre Arme über dem Kopf aus und beugen Sie den Oberkörper nach hinten. Dabei ziehen Sie Ihre Schulterblätter zusammen. Bleiben Sie währenddessen stabil in Ihrer Körpermitte und ziehen Sie den Bauchnabel nach innen, sodass sich Ihr Unterbauch fest anfühlt. Die Beine bleiben gestreckt. ❷

Vorbeuge mit gebeugten Beinen

- Atmen Sie aus, beugen Sie Ihre Beine etwas und bringen Sie den Oberkörper langsam nach vorn.

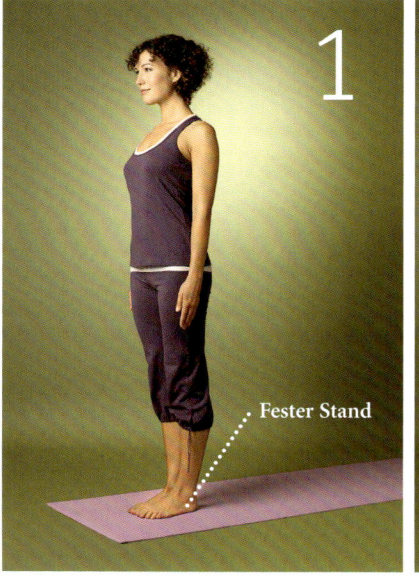

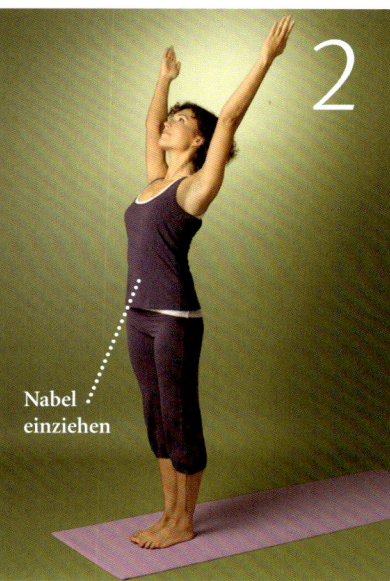

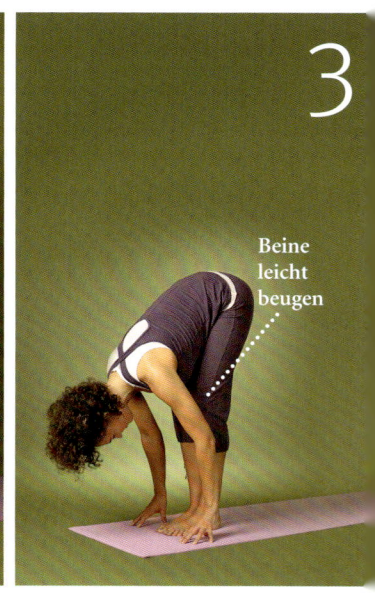

1 Fester Stand

2 Nabel einziehen

3 Beine leicht beugen

Legen Sie den Oberkörper auf den Oberschenkeln ab und platzieren Sie Ihre Fingerkuppen vor oder neben Ihren Füßen auf dem Boden. Die Hände sind dabei etwa schulterbreit voneinander entfernt. ❸

Sprinter rechts zurück

- Atmen Sie wieder ein und stellen Sie Ihr rechtes Bein in einem weiten Ausfallschritt nach hinten; das Knie berührt den Boden. Der Spann liegt ebenfalls auf dem Boden Das linke Bein ist angewinkelt. Achten Sie darauf, dass Ihre linke Ferse sich senkrecht unter dem Knie befindet.
- Verteilen Sie Ihr Körpergewicht gleichmäßig auf alle zehn Fingerkuppen, das rechte Knie und auf beide Füßen.
- Schieben Sie das Brustbein nach vorn und ziehen Sie die Schultern nach hinten unten. Ihr Blick ist nach vorn gerichtet. ❹

Vierfüßlerstand

- Atmen Sie aus und wieder ein. Nehmen Sie dann auch das linke Bein nach hinten und kommen Sie in den Vierfüßlerstand. Die Hände sind unter den Schultern, die Knie unter der Hüfte und hüftbreit geöffnet.
- Verteilen Sie jetzt Ihr Gewicht gleichmäßig auf Hände, Knie und Füße. Ziehen Sie Ihren Bauchnabel leicht nach innen, so dass sich Ihr Unterbauch fest anfühlt; auf diese Weise unterstützt die Bauchmuskulatur die Lendenwirbelsäule bei ihrer Haltearbeit. Halten Sie Ihre Schultern und Ihren oberen Rücken stabil und fallen Sie nicht ins Hohlkreuz. ❺

Raupe

- Atmen Sie aus und verlagern Sie Ihr Gewicht langsam und kontrolliert nach vorn unten, bis Ihr Brustbein zwischen den Händen den Boden berührt. Das Kinn liegt dabei leicht am Boden auf. Das Becken ist leicht angehoben. Knie und Zehen haben Kontakt zum Boden. ❻

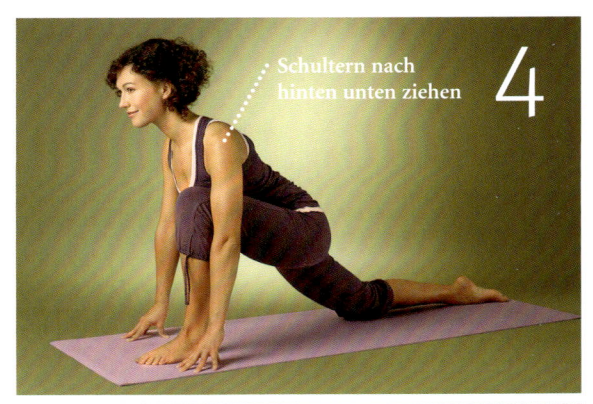

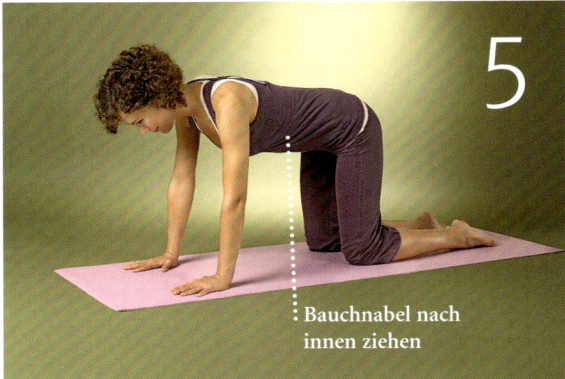

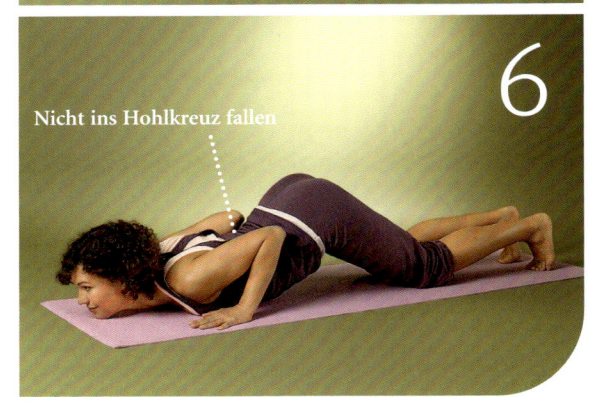

Kobra

- Legen Sie sich auf den Bauch, die Arme liegen seitlich am Körper, die Stirn ruht auf dem Boden. Atmen Sie tief ein und setzen Sie Ihre Hände neben die Schultern.
- Richten Sie nun Ihren Oberkörper auf. Benutzen Sie dazu möglichst Ihre Rückenmuskeln und stützen Sie sich nur ganz leicht auf Ihren Handflächen auf.
- Aktivieren Sie die Beinmuskulatur, pressen Sie den Fußspann zum Boden, »saugen« Sie die Kniescheiben an und drücken Sie das Schambein fest zum Boden. Schieben Sie nun das Brustbein nach vorn und ziehen Sie beide Schulterblätter nach unten zusammen. ❼
- Verweilen Sie 3 bis 5 Atemzüge lang in dieser Position und legen Sie sich anschließend wieder ganz auf der Unterlage ab.

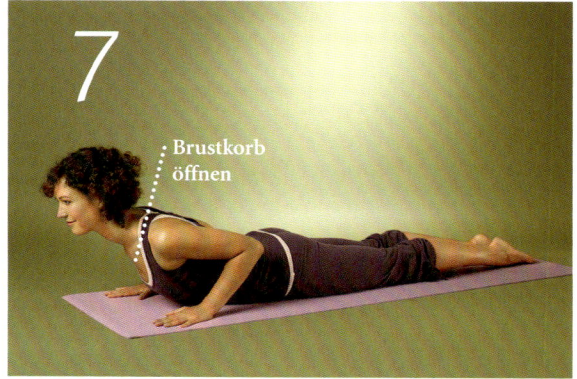

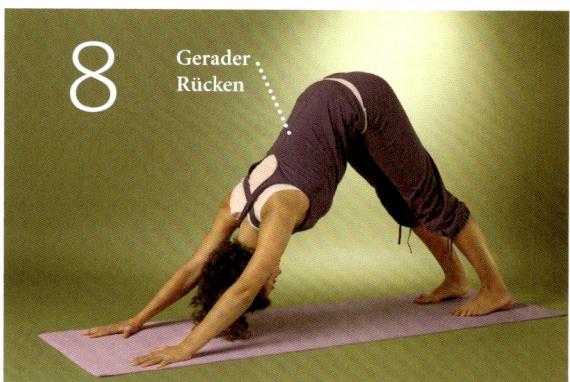

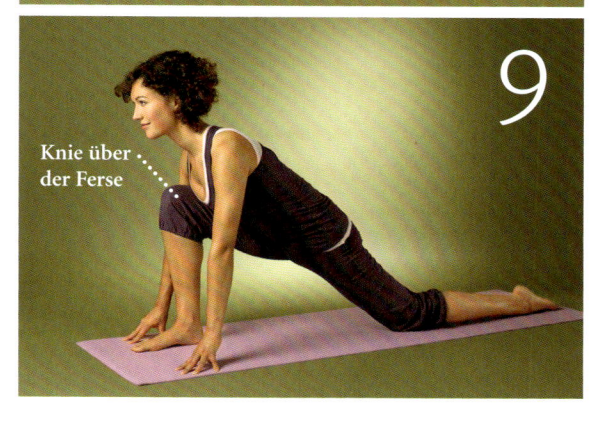

Hund

- Atmen Sie aus und gehen Sie zurück in den Vierfüßlerstand. Schieben Sie dann Ihr Becken Richtung Decke, bis Sie nur noch auf Händen und Zehenspitzen stehen. Die Beine sind etwa hüftbreit geöffnet, die Knie leicht gebeugt. Ziehen Sie den Bauchnabel sanft nach innen und schieben Sie das Gesäß weit nach oben. Spüren Sie deutlich die Dehnung in der Wirbelsäule. Ziehen Sie Ihre Schulterblätter zueinander und öffnen Sie den Brustkorb.
- Wenn Sie etwas mehr Übung haben, können Sie beginnen, die Beine zu strecken und die Fersen in Richtung Boden zu dehnen. Achten Sie aber darauf, dass der Rücken sich nicht rundet, sondern schön lang bleibt. Gelingt dies nicht, halten Sie die Beine leicht gebeugt. ❽
- Halten Sie die Position für 5 bis 10 gleichmäßige Atemzüge. Laufen Sie dann mit kleinen Schritten nach vorn zwischen Ihre Hände.

Sprinter rechts vor

- Atmen Sie ein und stellen Ihr linkes Bein in einem weiten Ausfallschritt nach hinten; das Knie berührt den Boden. Das rechte Bein ist angewinkelt. Achten Sie darauf, dass die rechte Ferse sich senkrecht unter dem Knie befindet. Verteilen Sie Ihr Gewicht gleichmäßig auf die Fingerkuppen, das Knie und die Füße. Schieben Sie das Brustbein nach vorn und ziehen Sie die Schultern nach hinten unten. Der Blick geht nach vorn. ❾

Vorbeuge mit gebeugten Beinen

- Atmen Sie aus, beugen Sie die Beine etwas und bringen Sie den Oberkörper langsam nach vorn. Legen Sie ihn auf den Oberschenkeln ab und platzieren Sie Ihre Fingerkuppen schulterbreit vor oder neben Ihren Füßen.
- Versuchen Sie, Ihre Beine abwechselnd so weit wie möglich zu strecken. Nacken und Schultern bleiben dabei ganz locker, auch die Bauchmuskeln sind entspannt. ❿

Rückbeuge

- Strecken Sie beide Arme über dem Kopf aus und beugen Sie den Oberkörper nach hinten. Dabei ziehen Sie Ihre Schulterblätter zusammen. Bleiben Sie währenddessen stabil in der Körpermitte und ziehen Sie den Bauchnabel nach innen, sodass sich Ihr Unterbauch fest anfühlt. Die Beine bleiben gestreckt. ⓫

Namasté (Gruß)

- Atmen Sie aus und schließen Sie Ihre Hände vor der Brust. Schultern und Nacken sind entspannt. Ihre Aufmerksamkeit ist nach innen gerichtet. Spüren Sie in Ihre Mitte. ⓬
Atmen Sie ruhig ein und aus und leiten Sie gedanklich den nächsten Durchgang des Sonnengrußes ein. Mit dem Einatmen beginnen Sie dann wieder mit der Rückbeuge (siehe Seite 122, Übungsbild 2).

Sie wollen noch mehr Yogaübungen kennenlernen? Ab der nächsten Seite finden Sie drei Programme, die genau auf die unterschiedlichen weiblichen Hormontypen und ihre spezifischen körperlichen Bedürfnisse abgestimmt sind. Führen Sie diese Übungen direkt im Anschluss an den »Sonnengruß« aus und beenden Sie jeden Zyklus mit der Entspannung in Rückenlage.

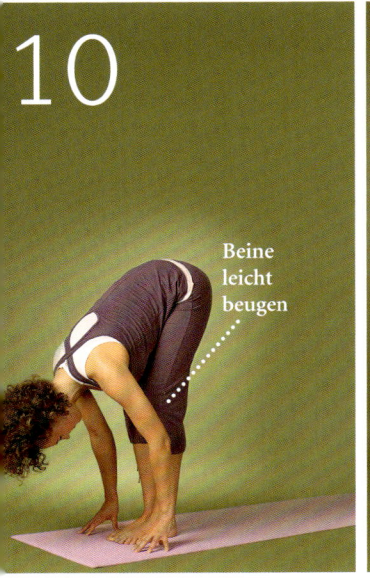

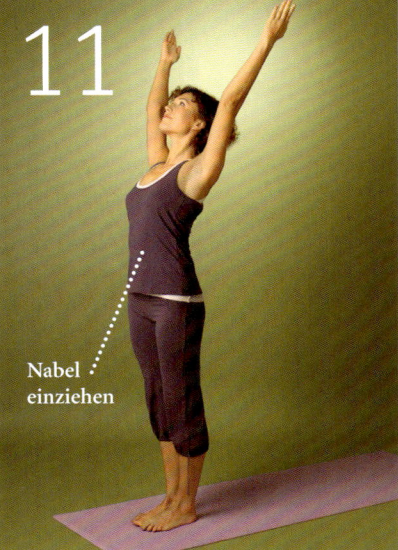

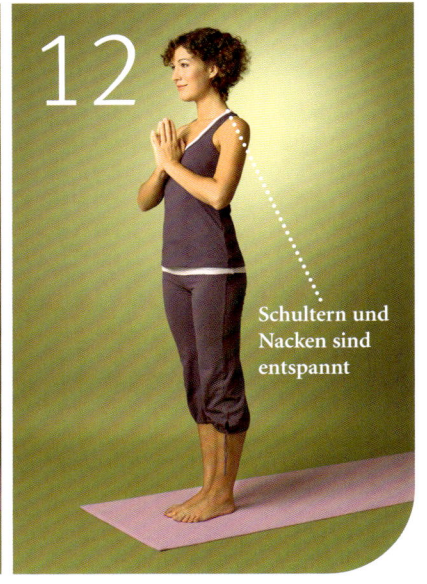

10 Beine leicht beugen

11 Nabel einziehen

12 Schultern und Nacken sind entspannt

YOGA FÜR DEN ÖSTROGEN-GEPRÄGTEN TYP

Die Asanas auf den nächsten Seiten berücksichtigen die Körperform der Östrogen-geprägten Frau und helfen, ihre körperlichen Schwachstellen auszugleichen: Sie stärken die Beinmuskeln, fördern die Aufrichtung des Körpers und sorgen so für einen selbstbewussteren Auftritt. Gestagen-geprägte Frauen finden ein entsprechendes Yogaprogramm ab Seite 130, Testosteron-geprägte Frauen auf Seite 134 ff.

Dreieck

WIRKUNG: *Diese Übung dehnt die Flanken und Beine, kräftigt Rumpf und Beine, streckt und entlastet die Wirbelsäule, vertieft die Atmung, regt den Stoffwechsel an und stimuliert den Kreislauf.*

- Sie stehen mit mehr als schulterbreit geöffneten Beinen auf der Unterlage. Strecken Sie die Beine kraftvoll durch. Spannen Sie den Unterbauch an und atmen Sie ruhig im eigenen Rhythmus.
- Nun drehen Sie den linken Fuß mit der Spitze zur Seite. Heben Sie den rechten Arm gestreckt nach oben. Der linke sinkt währenddessen nach unten. Legen Sie die linke Hand aufs linke Schienbein; die Arme bilden eine gerade Linie. Der Blick geht nach oben zur rechten Hand. ❶
- Halten Sie die Position 2 bis 3 Atemzüge.
- Gehen Sie zurück in die Ausgangsposition und finden Sie in die eigene Mitte zurück.
- Drehen Sie jetzt den rechten Fuß mit der Spitze zur Seite. Heben Sie den linken Arm nach oben, während der rechte nach unten sinkt. Legen Sie die rechte Hand auf dem rechten Schienbein ab. Der Blick ist zur linken Hand gerichtet.
- Halten Sie auch diese Position für 2 bis 3 gleichmäßige Atemzüge.

Kraftvolle Haltung

WIRKUNG: *Diese Haltung stärkt die Fußgelenke, die Bein- und Rückenmuskulatur. Sie verbessert die Haltung und wirkt auf den gesamten Körper erfrischend und belebend.*

- Stellen Sie sich aufrecht hin. Beine und Füße stehen jeweils parallel zueinander. Die Arme hängen locker an den Seiten herab.
- Beim Einatmen beugen Sie die Beine und strecken gleichzeitig Arme und Oberkörper nach oben. Die Handflächen berühren sich wie zum Gebet. Ist dies anfangs noch zu anstrengend, öffnen Sie die Arme etwa schulterbreit.
- Drücken Sie die Knie fest aneinander und die Fersen in den Boden. Heben Sie den Bauch leicht an. Ziehen Sie die Schulterblätter nach hinten und unten und öffnen Sie den Brustkorb.

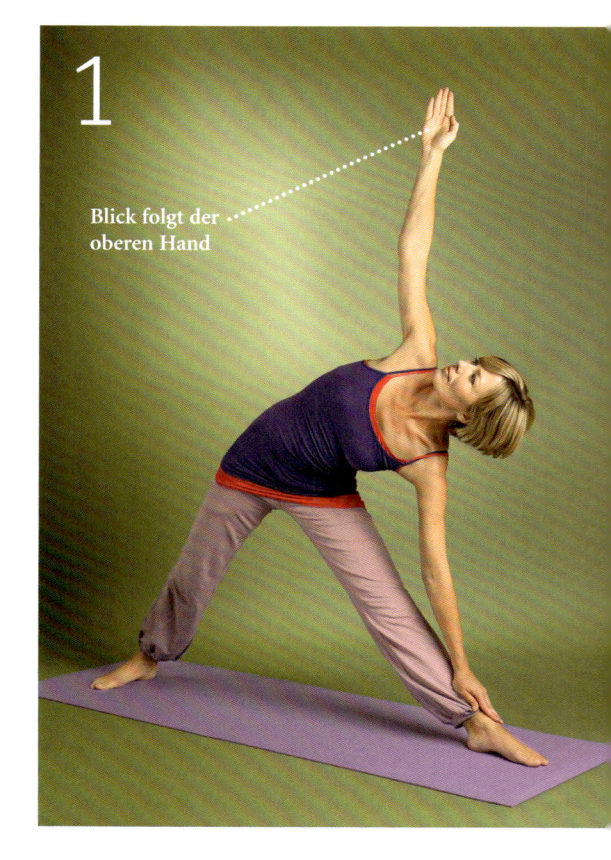

1

Blick folgt der oberen Hand

Spannen Sie die Muskeln der Körperrückseite an und ziehen Sie sie nach oben. Ihr Blick ist auf die Hände gerichtet. ❷
- Verweilen Sie 3 bis 10 Atemzüge in dieser Haltung.
- Beim Einatmen strecken Sie die Beine langsam wieder. Erst wenn Sie ganz aufrecht stehen, senken Sie auch die Arme wieder.

Held

WIRKUNG: Die Asana kräftigt die Beine, macht das Becken beweglicher und stärkt die aufrichtende Rumpfmuskulatur. Sie schenkt Kraft und Vitalität.

- Stellen Sie das linke Bein in einem weiten Ausfallschritt nach hinten. Der linke Fuß ist leicht ausgedreht, der rechte Fuße zeigt nach vorn. Das rechte Bein ist gebeugt, je nach Kraft bis in einen 90-Grad-Winkel. Das linke Bein ist kraftvoll gestreckt. Mit beiden Füßen üben Sie einen deutlichen Druck in Richtung Boden aus. Achten Sie darauf, dass Ihr Becken möglichst parallel zum Schultergürtel ausgerichtet ist, beides quer zur Bewegungsrichtung. Um dies zu erleichtern, sollten die Fersen etwa hüftbreit versetzt und nicht auf einer Linie platziert werden.
- Heben Sie beide Arme mit einer halbkreisförmigen Bewegung nach oben. Sie können die Handinnenflächen zueinander legen oder – für mehr Öffnung in der Schulter und Entspannung im Nacken – schulterbreit geöffnet halten. ❸
- Halten Sie die Position 3 bis 10 tiefe und gleichmäßige Atemzüge lang. Versuchen Sie, mit jeder Atmung noch ein wenig länger zu werden.
- Lösen Sie sich langsam wieder aus der Haltung.
- Stellen Sie anschließend das linke Bein nach vorn und wiederholen Sie die Übung noch einmal.

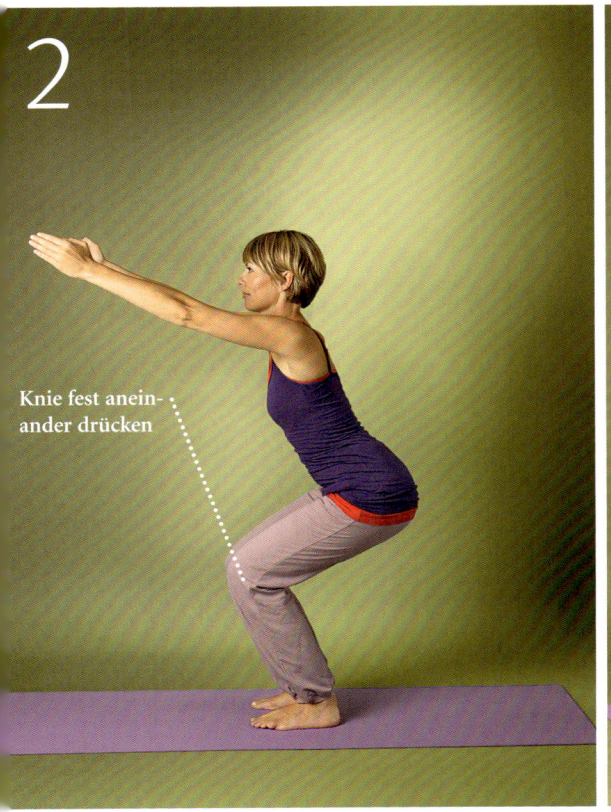

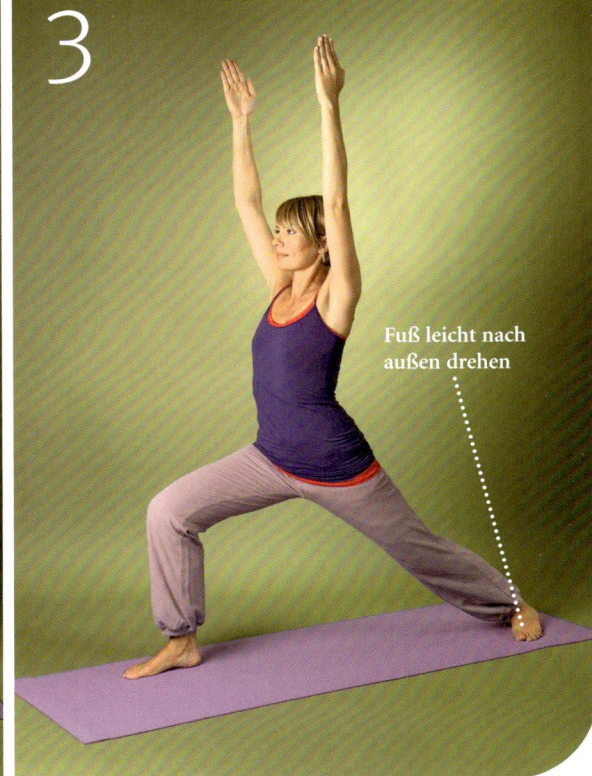

2

Knie fest aneinander drücken

3

Fuß leicht nach außen drehen

Krieger

WIRKUNG: Die Übung stärkt und formt die Beine, kräftigt die Unterleibsorgane und die aufrichtende Muskulatur. Sie lindert Wadenkrämpfe und hält die Rückenmuskeln geschmeidig.

- Stellen Sie das linke Bein erneut in einem weiten Ausfallschritt nach hinten. Der linke Fuß ist wieder leicht ausgedreht, der rechte Fuße zeigt nach vorn. Das rechte Bein ist gebeugt, je nach Kraft bis in einen 90-Grad-Winkel. Das hintere Bein ist kraftvoll gestreckt. Mit beiden Füßen üben Sie einen deutlichen Druck in Richtung Boden aus. Becken und Schultergürtel stehen jetzt parallel zur Bewegungsrichtung. Um dies zu erleichtern, platzieren Sie beide Fersen auf einer Linie.
- Führen Sie nun die Arme gestreckt bis auf Schulterhöhe nach oben. Die Handflächen zeigen dabei zum Boden. Der Blick ist auf die vordere Hand gerichtet. Achten Sie darauf, den Oberkörper nicht nach vorn »fallen« zu lassen. Um ein Hohlkreuz zu vermeiden, machen Sie den Bauch ganz fest. Das stabilisiert den unteren Rücken. ❶
- Halten Sie die Position für 3 bis 10 Atemzüge.
- Lösen Sie sich aus der Haltung und stellen Sie sich aufrecht hin.
- Üben Sie dann zur anderen Seite.

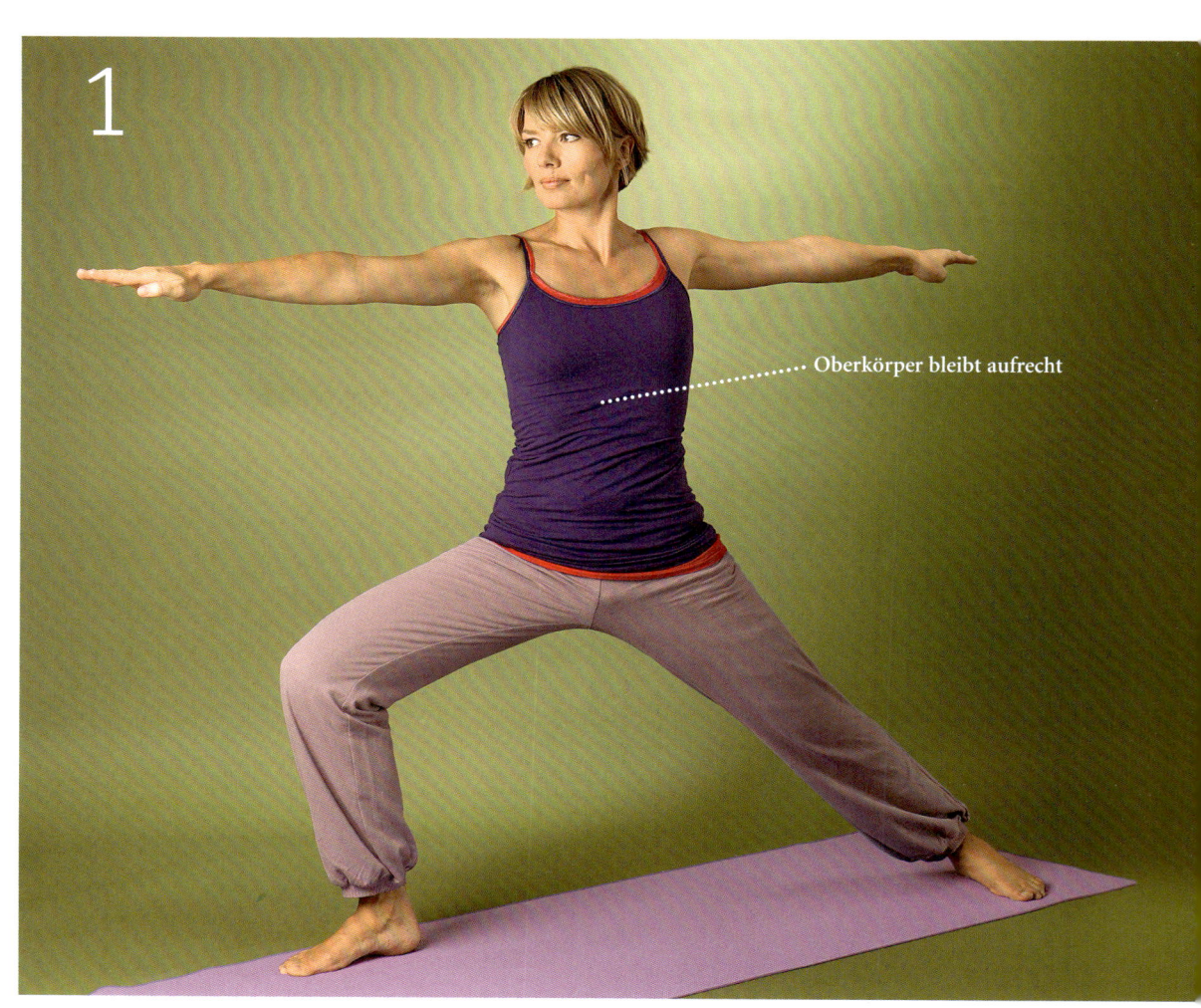

Oberkörper bleibt aufrecht

Entspannung

WIRKUNG: Verschafft Erholung von den Übungen, nimmt die Müdigkeit und beruhigt den Geist.

- Legen Sie sich auf den Rücken und grätschen Sie die Beine mehr als hüftbreit. Die Füße fallen entspannt nach außen. Ziehen Sie beide Schultern von den Ohren weg nach unten. Die Arme liegen locker neben dem Körper, die Hände sind entspannt, die Handflächen zeigen zur Decke. Der obere Rücken mit den Schulterblättern liegt flach am Boden auf. Auch der Nacken liegt auf der Unterlage. ❷
- Körper und Geist sind jetzt ganz ruhig. Atmen Sie in Ihrem eigenen Rhythmus: Lassen Sie den Atem kommen und gehen. Richten Sie Ihre Konzentration nach innen und fühlen Sie in Ihre Mitte.
- Bleiben Sie mindestens eine Minute lang so entspannt am Boden liegen.
- Rollen Sie sich dann zur Seite und drehen Sie sich in den Vierfüßlerstand. Verlagern Sie Ihr Gewicht auf die Füße und richten Sie sich langsam, Wirbel für Wirbel auf.
- Recken und strecken Sie sich und holen Sie noch ein-, zweimal richtig tief Luft: Jetzt sind Sie fit für den Tag!

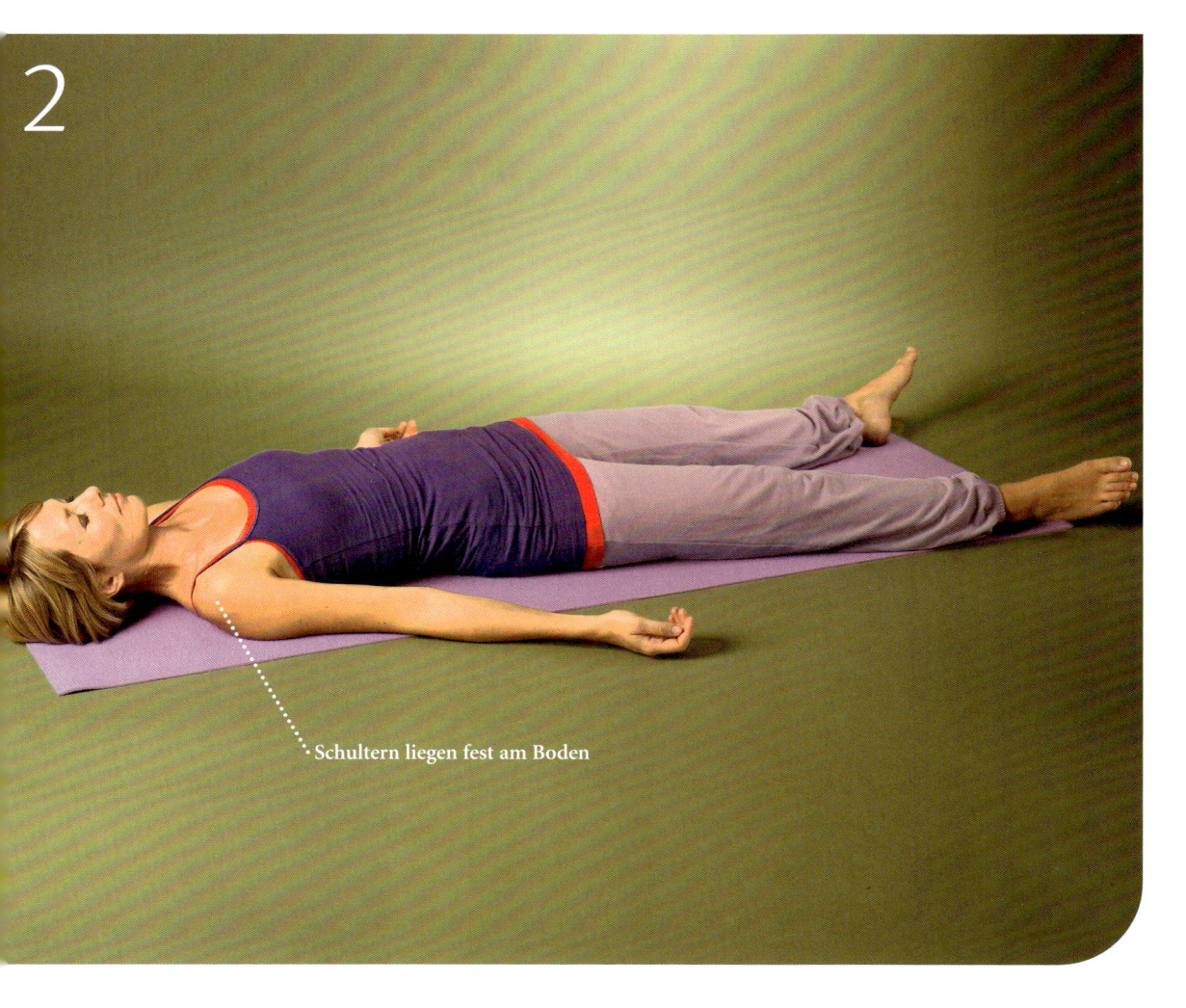

Schultern liegen fest am Boden

YOGA FÜR DEN GESTAGEN-GEPRÄGTEN TYP

Die folgende Yoga-Übungssequenz schließt unmittelbar an den morgendlichen Sonnengruß von Seite 122 ff. an. Die Asanas berücksichtigen die spezifische Körperform der Gestagen-geprägten Frau und gleichen ihre körperlichen Schwachstellen aus. Sie fördern vor allem die Beweglichkeit des Beckens, stärken die Körpermitte und richten den Oberkörper auf, indem sie den Rücken kräftigen. Zudem wirken sie anregend auf die Bauchorgane und die Durchblutung. Das wirkt verdauungsfördernd und entspannend.

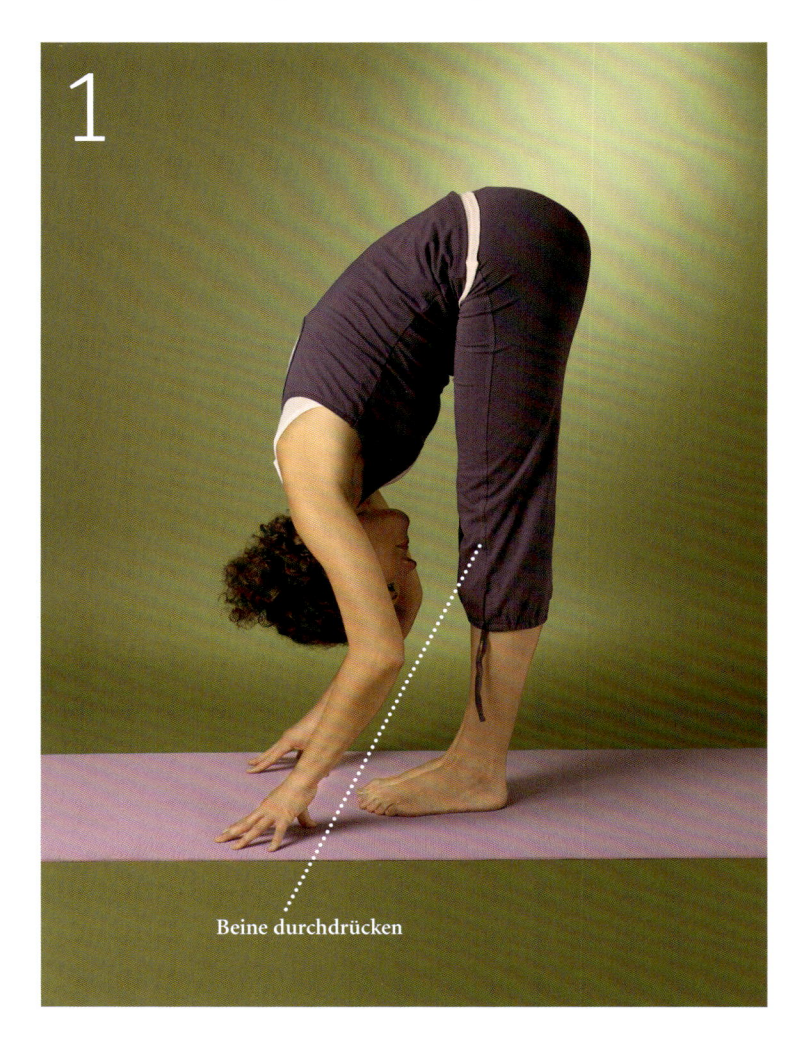

Vorbeuge

WIRKUNG: Die Asana dehnt die gesamte Körperrückseite. Sie kräftigt die Bauchorgane, regt die Verdauung und den Stoffwechsel an und entspannt.

- Sie stehen aufrecht und mit geschlossenen Beinen. Die Füße sind parallel zueinander. Die Arme hängen locker an den Seiten herab. Der Blick ist nach vorn gerichtet. Drücken Sie Ihre Beine kraftvoll durch und atmen Sie in Ihrem eigenen Rhythmus.
- Verlagern Sie Ihr Gewicht auf die Vorderfüße und lassen Sie den Oberkörper von der Lendenwirbelsäule ausgehend Wirbel für Wirbel langsam nach unten sinken. Kopf und Schultern sind ganz locker.
- Spannen Sie Ihre Oberschenkelmuskulatur an und spüren Sie, wie sie sich beim Absenken des Oberkörpers leicht nach oben zieht. Rumpf und Bauch sind in der Bewegung ganz entspannt. Platzieren Sie die Fingerkuppen (wenn Sie sehr gelenkig sind die Handflächen) in Schulterbreite etwas vor Ihren Füßen. ❶
- Wenn Sie mit den Fingerspitzen den Boden noch nicht erreichen, stellen Sie ein dickes Polsterkissen oder einen kleinen Hocker bereit, damit Sie die Hände darauf ablegen können.
- Halten Sie diese Position für 3 bis 10 tiefe und gleichmäßige Atemzüge.
- Um sich aus der Haltung zu lösen, richten Sie sich Wirbel für Wirbel langsam wieder nach oben auf.

1

Beine durchdrücken

Kamel

WIRKUNG: Diese Übung streckt den Rücken und vertieft die Atmung. Sie dehnt außerdem den Bauch und die Bauchorgane.

- Gehen Sie auf die Knie und öffnen Sie die Beine hüftbreit. Falls Sie empfindliche Knie haben, legen Sie ein gefaltetes Handtuch unter. Stellen Sie die Zehen auf dem Boden auf (Abbildung 2) oder legen Sie die Fußrücken auf dem Boden ab (Abbildung 3). Der Oberkörper ist gerade, die Arme hängen locker an den Seiten herab. Der Blick ist nach vorn gerichtet. ❷
- Machen Sie mit jeder Hand eine Faust und legen Sie diese im Bereich des unteren Rückens rechts und links neben die Wirbelsäule. Drücken Sie Ihre Oberschenkel nach vorn. Ziehen Sie den Bauchnabel kraftvoll nach innen; so bleibt der Unterbauch fest und Sie sinken nicht ins Hohlkreuz. Der Blick ist zur Decke gerichtet.
- Mit den Fäusten schieben Sie das Becken nach vorn. Dabei spüren Sie, wie sich der Oberkörper nach hinten und oben öffnet. Die Schultern ziehen Sie leicht nach unten von den Ohren weg. ❸
- Halten Sie die Dehnung 5 bis 10 entspannte Atemzüge lang, ehe Sie wieder in die Ausgangsposition zurückgehen.

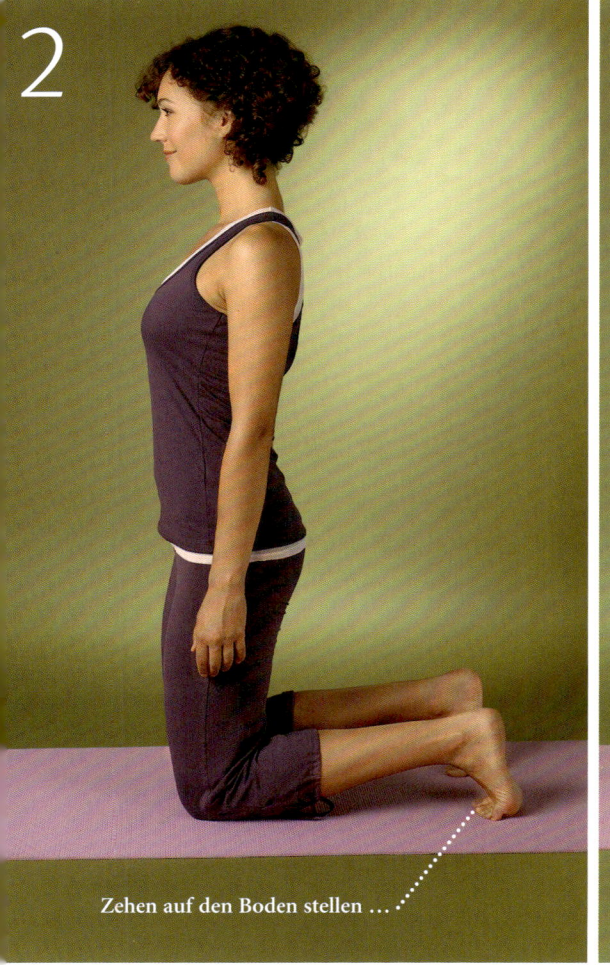

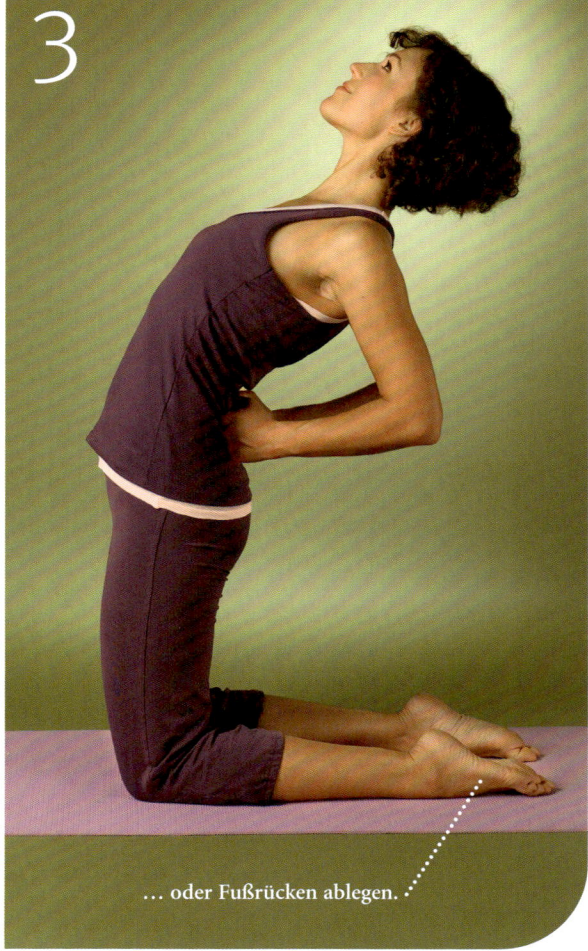

2 Zehen auf den Boden stellen …

3 … oder Fußrücken ablegen.

Drehsitz

WIRKUNG: Durch die Drehung des Körpers wird die Wirbelsäule geschmeidiger. Da Sie sich zudem auf die genaue Koordination Ihrer Bewegung konzentrieren müssen, wirkt die Übung ausgleichend und beruhigend.

- Setzen Sie sich im Schneidersitz auf den Boden. Heben Sie das rechte Knie und stellen Sie den rechten Fuß an der Außenseite des linken Oberschenkels ab.
- Setzen Sie die rechte Hand neben dem Po auf dem Boden auf, ohne sich darauf abzustützen. Auf diese Weise dehnen Sie das Schultergelenk. Beine und Becken sind entspannt, das Brustbein aufgerichtet. Mit der linken Hand umfassen Sie von vorn das rechte Fußgelenk; oder Sie legen, um sich leichter aufrecht halten zu können, den linken Arm um das rechte Knie. ❶
- Wachsen Sie mit dem Einatmen lang nach oben. Beim nächsten Ausatmen beginnen Sie dann, den Oberkörper vom Bauchnabel her zur rechten Seite hin zu drehen. Halten Sie den Nacken dabei ganz entspannt, der Blick geht zur Seite.
- Atmen Sie 5- bis 10-mal tief ein und aus.
- Lösen Sie sich behutsam wieder aus der Drehung und kommen Sie wieder in den Schneidersitz.
- Nun stellen Sie den linken Fuß an der Außenseite des rechten Oberschenkels ab. Setzen Sie die linke Hand neben dem Po auf und drehen Sie sich achtsam nach links.
- Halten Sie die Drehung wiederum für 5 bis 10 gleichmäßige Atemzüge.

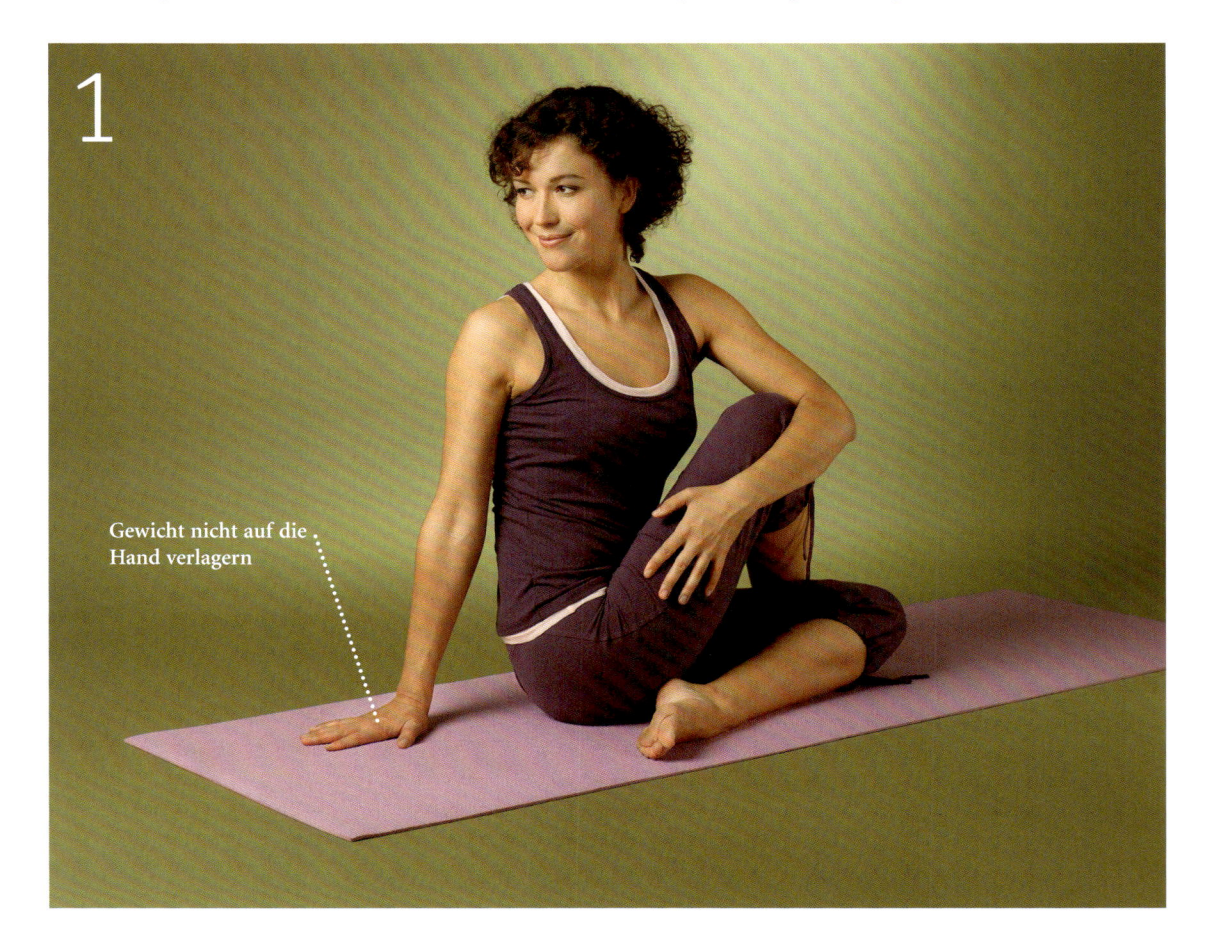

1

Gewicht nicht auf die Hand verlagern

Schulterbrücke

WIRKUNG: Diese Übung kräftigt den Rücken und entspannt den Nacken. Zudem streckt sie den Bauch und die Bauchorgane.

- Legen Sie sich mit angewinkelten Beinen auf den Rücken. Die Füße stehen hüftbreit geöffnet und parallel zueinander. Die Arme liegen seitlich neben dem Körper, die Handinnenflächen zeigen in Richtung Decke. Drücken Sie kraftvoll und gleichmäßig mit Großzehballen, innerer Ferse, Kleinzehballen und äußerer Ferse in den Boden.
- Heben Sie langsam erst das Becken und dann Wirbel für Wirbel den Rücken, bis Ihr Körper von den Schultern bis zu den Knien eine schiefe Ebene bildet. Die Schultern bleiben dabei am Boden, die Arme liegen neben dem Oberkörper. ❷
- Verweilen Sie für 3 bis 10 gleichmäßige Atemzüge in dieser Haltung.
- Um den Rücken wieder abzulegen, heben Sie leicht die Fersen und rollen behutsam jeden Wirbel einzeln zum Boden hin ab.

Entspannung

WIRKUNG: Verschafft Erholung von den vorangegangenen Übungen, nimmt die Müdigkeit und beruhigt den Geist.

- Wenn Sie leicht frieren, legen Sie sich für diese Abschlussübung eine leichte Decke bereit. Denn Frösteln wirkt der Entspannung entgegen.
- Legen Sie sich auf den Rücken und grätschen Sie die Beine mehr als hüftbreit. Die Füße fallen entspannt nach außen. Ziehen Sie Ihre Schultern von den Ohren weg nach unten. Ihre Arme liegen locker neben dem Körper, die Hände sind entspannt, die Handflächen zeigen zur Decke. Der obere Rücken mit den Schulterblättern liegt ganz flach auf dem Boden auf, ebenso der Nacken. Körper und Geist sind ruhig. Atmen Sie in Ihrem eigenen Rhythmus. Richten Sie Ihre Konzentration nach innen und fühlen Sie in Ihre Mitte. ❸
- Bleiben Sie eine Minute lang so entspannt liegen. Lassen Sie dabei den Atem in seinem eigenen Rhythmus kommen und gehen.
- Rollen Sie sich zur Seite und drehen Sie sich in den Vierfüßlerstand. Verlagern Sie Ihr Gewicht auf die Füße und richten Sie sich langsam, Wirbel für Wirbel auf. Recken und strecken Sie sich und starten Sie erfrischt in den Tag.

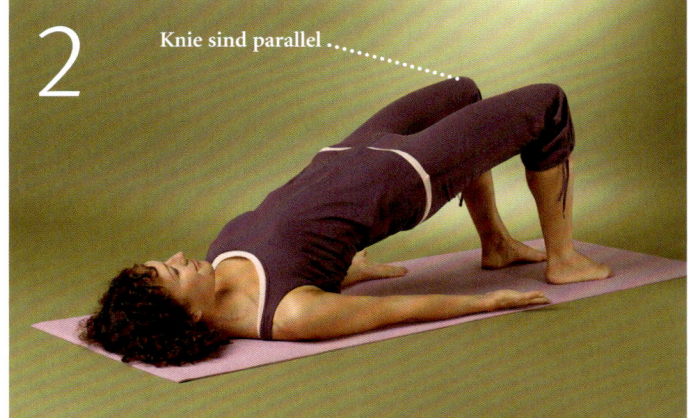

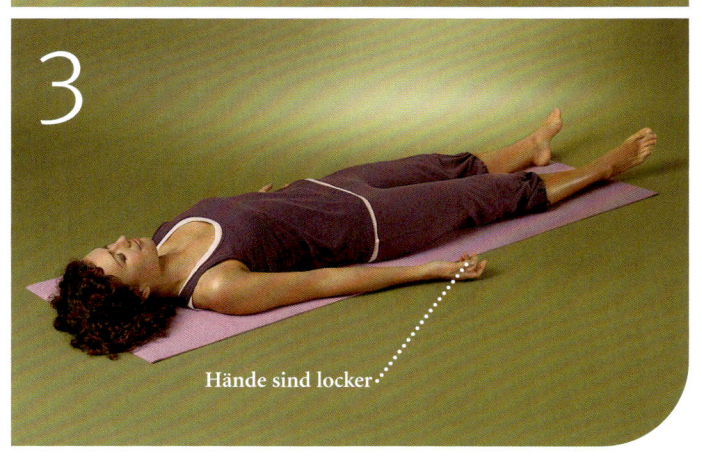

2 — Knie sind parallel

3 — Hände sind locker

YOGA FÜR DEN TESTOSTERON-GEPRÄGTEN TYP

Die folgenden Übungen schließen ebenfalls direkt an den Sonnengruß von Seite 122 an. Sie sind optimal auf die Problemzonen der Testosteron-geprägten Frau abgestimmt und helfen somit, ihre körperlichen Schwachstellen auszugleichen. Sie stärken vor allem die Körpermitte – also den Bereich, an dem dieser Hormontyp bevorzugt Fett speichert. Gleichzeitig verhelfen sie zu mehr Beweglichkeit und öffnen den Brustkorb; das ist wichtig, falls eine schwere Brust den Rücken nach vorn zieht.

Baum

WIRKUNG: *Diese Übung ist optimal, wenn Sie Ihr Gleichgewicht und Ihre Koordination verbessern wollen.*

- Sie stehen aufrecht mit geschlossenen Beinen. Die Arme hängen locker an den Seiten herab. Die Handflächen zeigen zu den Schenkeln.
- Legen Sie den linken Fuß an die Innenseite des rechten unteren Oberschenkels. Wenn Sie das noch nicht schaffen, stemmen Sie den Fuß weiter unten gegen die Wade. Strecken Sie das rechte Bein kraftvoll durch und konzentrieren Sie sich auf die Stabilität des Hüftgelenks.
- Heben Sie nun in einem Halbkreis beide Arme nach oben und legen Sie die Handflächen über dem Kopf wie zum Gebet aneinander. Der Blick ist geradeaus gerichtet, der Nacken entspannt und die Schultern locker. ❶
- Versuchen Sie, die Stellung für 5 bis 10 gleichmäßige Atemzüge zu halten.
- Mit dem Ausatmen lassen Sie die Arme wieder an die Seite des Körpers sinken und stellen den linken Fuß auf den Boden.
- Wechseln Sie nun das Standbein: Legen Sie den rechten Fuß an den linken Oberschenkel beziehungsweise die linke Wade und führen Sie die Arme über dem Kopf nach oben.
- Genießen Sie die innere Ruhe erneut 5 bis 10 tiefe Atemzüge lang, ehe Sie sich langsam wieder aus der Haltung lösen.

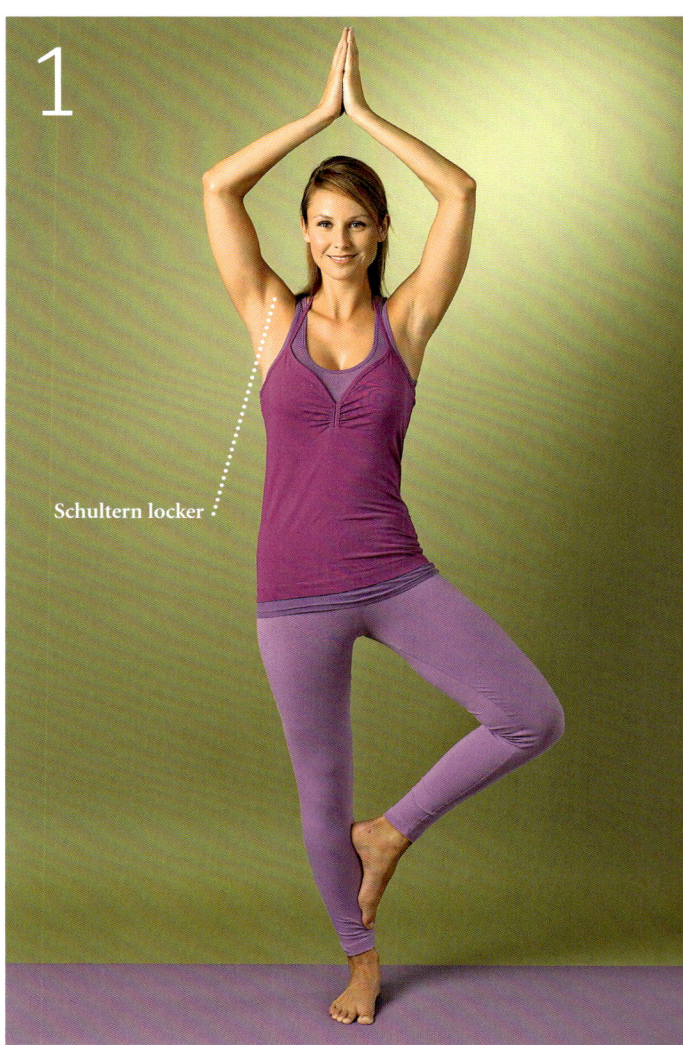

Schultern locker

Gestreckter Winkel

WIRKUNG: Kräftigt den ganzen Körper und hilft, Taille und Hüften wieder in Form zu bringen.

- Gehen Sie in einen weiten Ausfallschritt. Das rechte Bein ist bis zu einem Winkel von 90 Grad angebeugt, der rechte Fuß zeigt nach außen. Das linke Bein ist gestreckt und der Fuß leicht eingedreht, sodass Sie einen guten Stand bekommen. Drücken Sie Ihr Becken leicht nach vorn. Ihr rechter Unterarm liegt leicht, ohne sich abzustützen, auf Ihrem rechten Oberschenkel. Die Handfläche zeigt nach oben.
- Strecken Sie nun den linken Arm in einer halbkreisförmigen diagonalen Bewegung bis weit über den Kopf. ❷
- Halten Sie diese Position für 5 bis 10 gleichmäßig tiefe Atemzüge.
- Senken Sie den Arm wieder ab und verlagern Sie Ihr Gewicht jetzt in einem Ausfallschritt auf das linke Bein. Legen Sie den linken Arm ab und strecken Sie den rechten über den Kopf zur Seite.
- Atmen Sie wieder 5- bis 10-mal tief ein und aus.

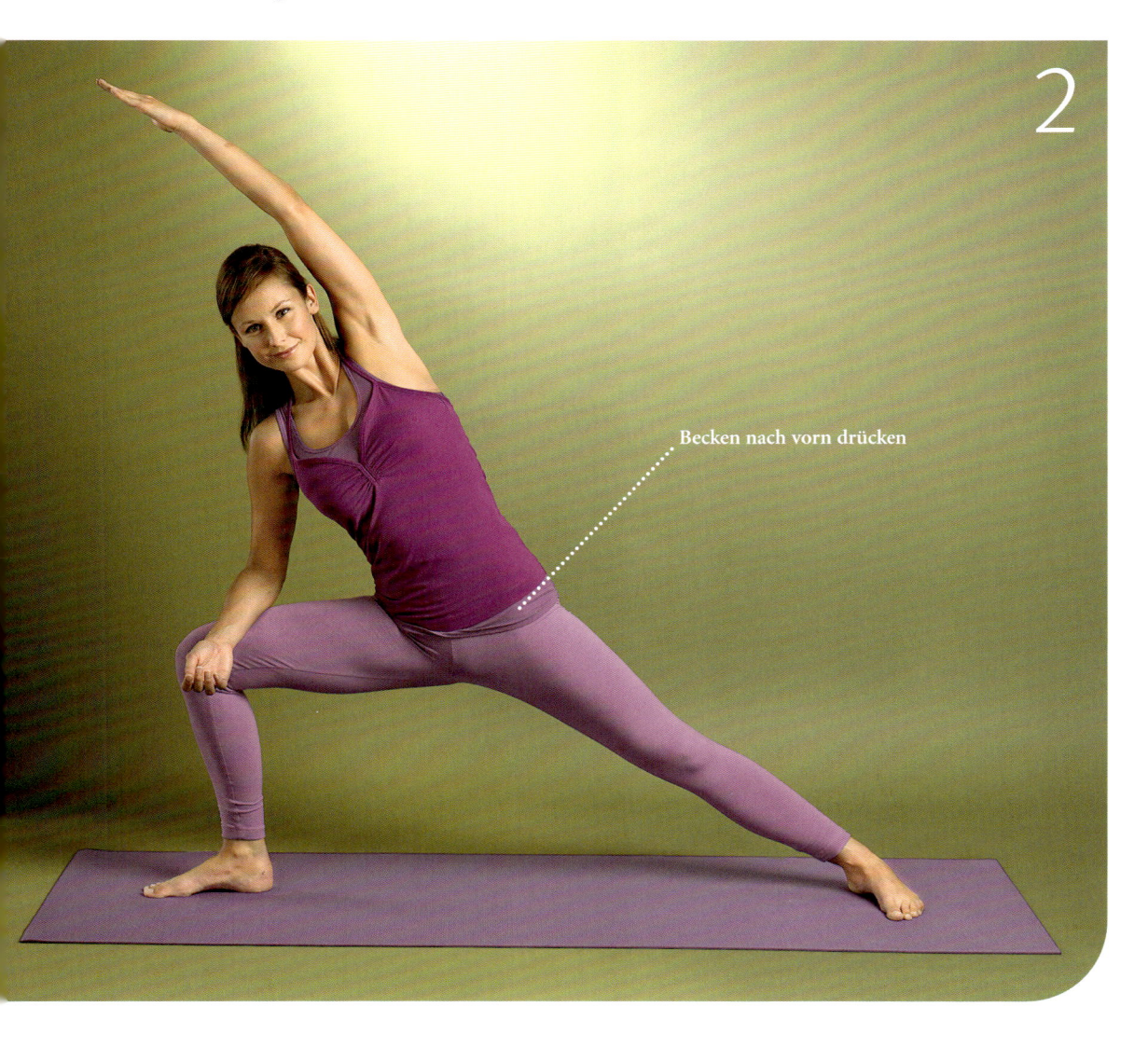

Becken nach vorn drücken

Fisch

WIRKUNG: Diese Übung kräftigt die Rückenmuskeln und verbessert Ihre Haltung. Zudem entspannt sie die Schultern und den Nacken.

- Legen Sie sich auf den Rücken. Die Beine sind gestreckt und geschlossen. Schieben Sie beide Hände unter den Po (Handflächen nach oben) und strecken Sie die Beine lang aus bis in die Fußspitzen. Schieben Sie jetzt Ihre Hände so weit wie möglich mit gestreckten Armen in Richtung Oberschenkel. Der Hinterkopf bleibt dabei auf dem Boden.
- Atmen Sie ein. Drücken Sie dabei beide Ellbogen in den Boden und heben Sie den Brustkorb so weit wie möglich nach oben an. Die Dehnung erfolgt dabei im Brustbereich und im Nacken, nicht im Lendenwirbelbereich. Beugen Sie Ihren Kopf vorsichtig nach hinten, sodass nur noch der Scheitel den Boden berührt. ❶
- Atmen Sie tief und ruhig durch die Nase bis in den Bauch hinein. Halten Sie diese Stellung einige Atemzüge lang.
- Um die Übung zu beenden, lassen Sie den Brustkorb beim Ausatmen langsam und kontrolliert wieder auf den Boden sinken und legen Ihre Arme neben den Körper.

Krokodil

WIRKUNG: Entspannt den Rücken und den Geist, macht beweglicher und vertieft die Atmung.

- Legen Sie sich mit gebeugten Beinen auf den Rücken. Heben Sie Ihr Becken etwas an und verlagern Sie Ihr Körpergewicht ein wenig nach rechts. Strecken Sie das rechte Bein aus und dehnen Sie es über die Ferse. Beugen Sie das linke Knie und stellen Sie den linken Fuß auf das rechte Knie.
- Heben Sie nun die linke Hüfte und lassen Sie das linke Knie langsam über das rechte Bein zum Boden sinken. Die linke Schulter bleibt dabei am Boden. Der linke Arm ist zur Seite gestreckt, die rechte Hand liegt auf dem linken Knie. Finden Sie eine angenehme Position für den Nacken und drehen Sie den Kopf leicht nach links. Lassen Sie sich in die Körperdrehung hineinsinken. ❷
- Halten Sie diese Position für 5 bis 8 gleichmäßige und tiefe Atemzüge.
- Lösen Sie sich langsam wieder aus der Haltung, kehren Sie zurück in die Ausgangsposition und wiederholen Sie die Übung zur linken Seite.
- Genießen Sie auch auf dieser Seite die Haltung 5 bis 8 entspannte Atemzüge lang.

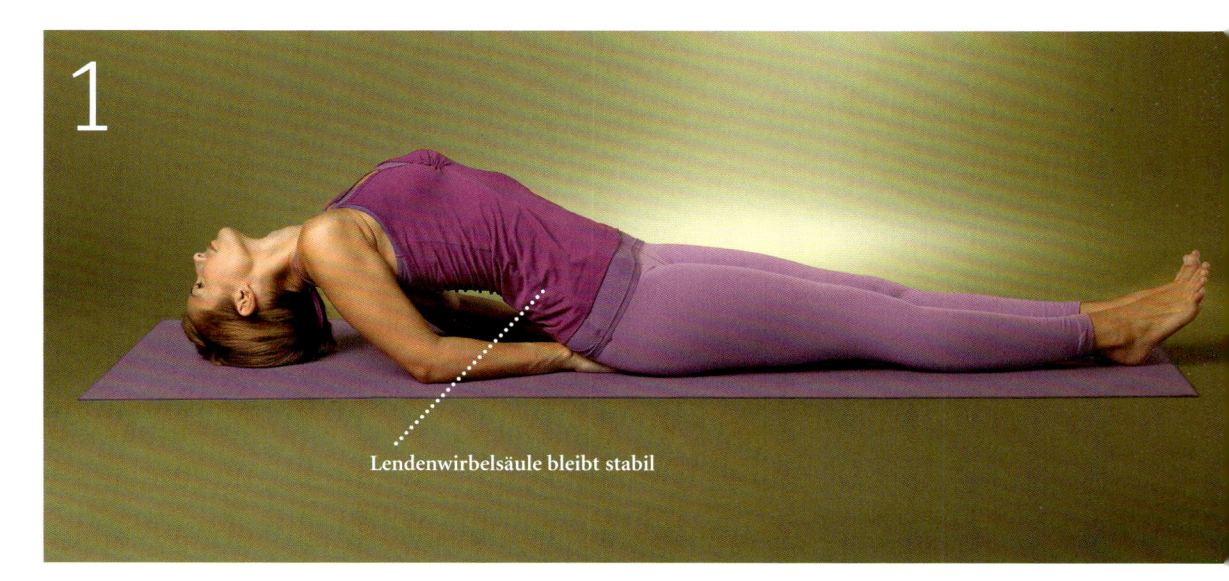

1

Lendenwirbelsäule bleibt stabil

Yoga für jeden Hormontyp **137**

Entspannung

WIRKUNG: Verschafft Erholung von den Übungen, nimmt die Müdigkeit und beruhigt den Geist.

- Legen Sie sich auf den Rücken und grätschen Sie die Beine mehr als hüftbreit. Die Füße fallen entspannt nach außen. Ziehen Sie Ihre Schultern von den Ohren weg nach unten. Ihre Arme liegen locker neben dem Körper, die Hände sind nach oben hin geöffnet. Der obere Rücken mit den Schulterblättern sowie der Nacken liegen ganz flach auf dem Boden. Körper und Geist sind ruhig. Atmen Sie in Ihrem Rhythmus, richten Sie Ihre Konzentration nach innen und fühlen Sie in Ihre Mitte. ❸
- Bleiben Sie eine Minute lang so entspannt liegen.
- Rollen Sie sich dann zur Seite und stehen Sie langsam auf. Recken und strecken Sie sich: Sie sind fit für den Tag!

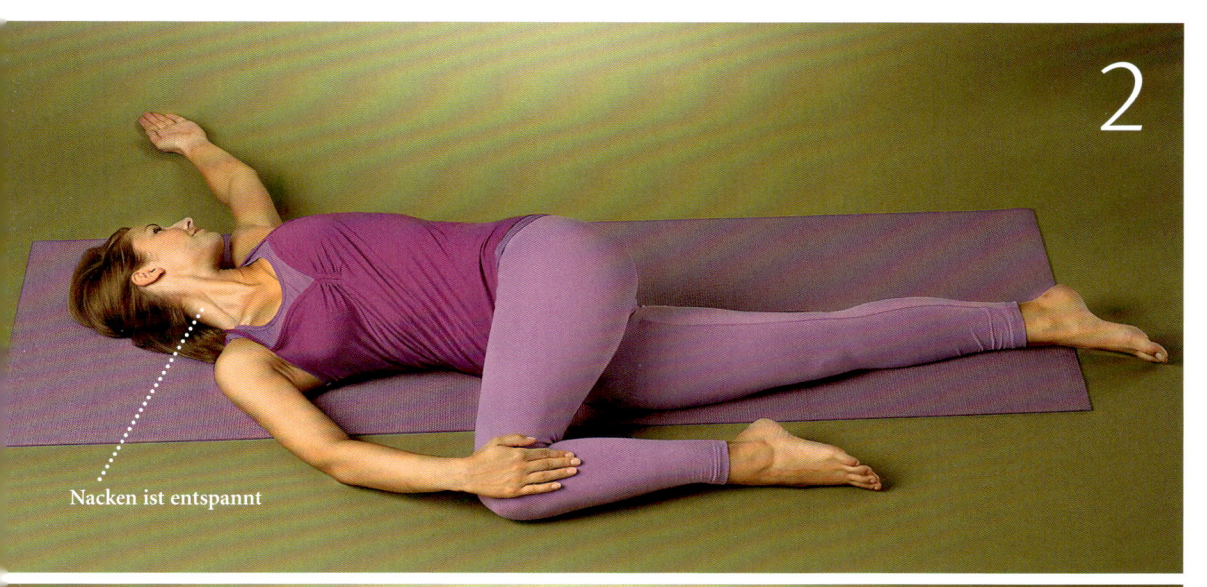

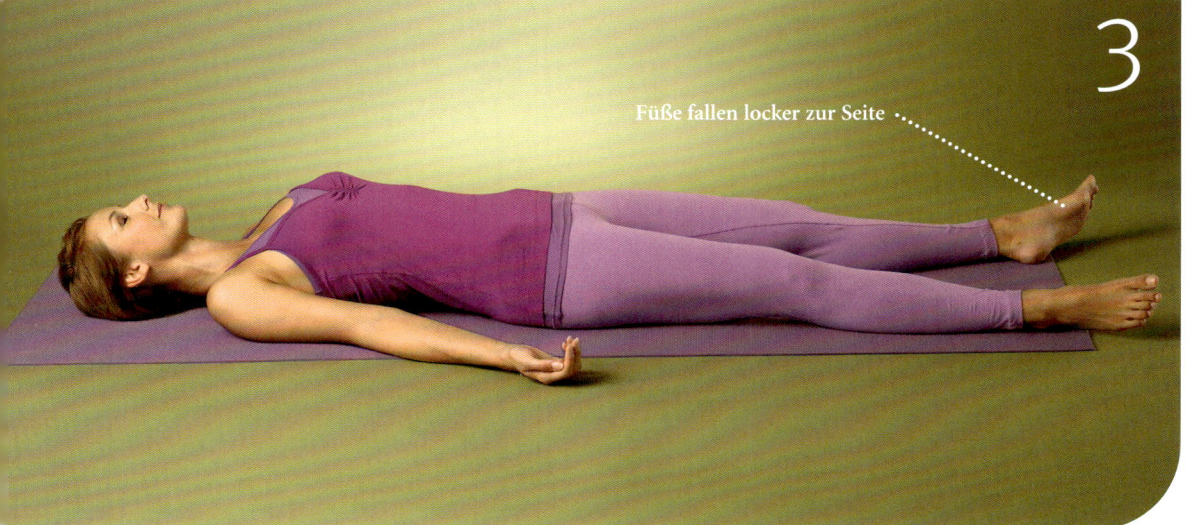

Nacken ist entspannt

Füße fallen locker zur Seite

Das Ausdauertraining

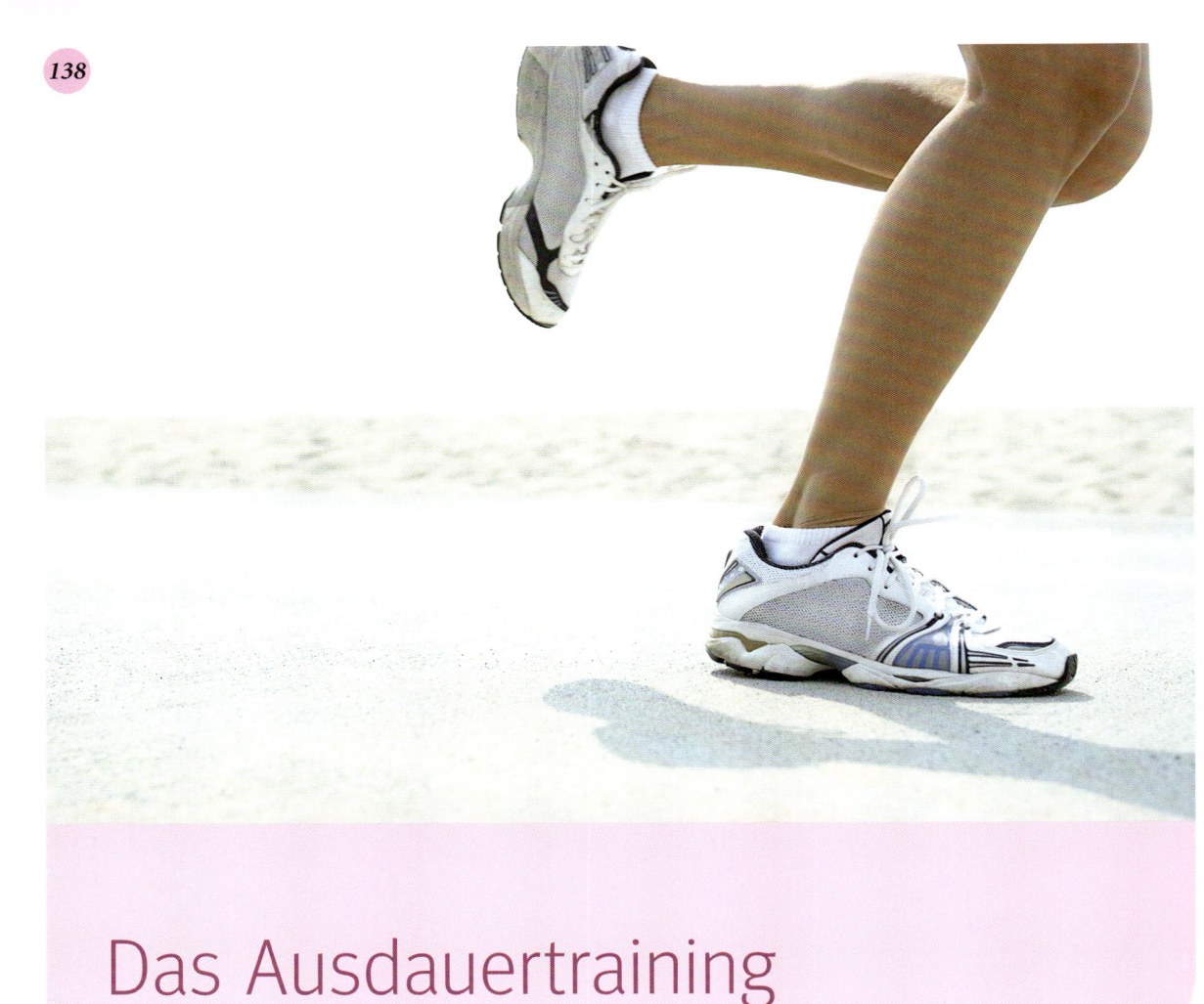

Der nächste Bewegungsbaustein des Hormonformel-Programms ist das Ausdauertraining. Es kurbelt den Stoffwechsel an, verbessert die Grundausdauer und steigert den Grundumsatz, also diejenige Menge an Energie, die der Körper benötigt, um all seine Funktionen im Ruhezustand aufrechtzuerhalten. Selbstverständlich wirkt sich regelmäßiges Training auch auf die Gesundheit positiv aus: Es vergrößert das Herzvolumen, reguliert den Blutdruck und pflegt die Blutgefäße. All das entlastet Ihr Herz und senkt das Risiko für einen »Eva-Infarkt« (siehe Seite 63).

Wer regelmäßig Sport treibt, erholt sich nach Belastungen und Krankheiten schneller. Denn Blutfluss und Sauerstofftransport-Kapazität verbessern sich, der Körper bildet mehr rote Blutkörperchen. Zugleich können im Muskel anfallende Säuren besser neutralisiert werden. Kurzum: Das gesamte Immunsystem ist leistungsfähiger und alle Stoffwechselvorgänge verbessern sich. Dieses Plus an Vitalität sieht man Ihnen auch an: Schon nach einer halben Stunde Ausdauersport strahlt Ihr Teint rosig und gesund. So gesehen wirkt Bewegung wie ein natürliches Anti-Aging.

PERFEKTES ANTI-STRESS-MITTEL

Ausdauertraining bringt aber nicht nur den Körper in Schwung. Es ist auch ein wirksames Mittel zum Stressabbau – vor allem, wenn sich über den Tag viel Druck angestaut hat. Eine Runde laufen oder Rad fahren tut dann einfach gut und sorgt trotz anstrengendem Tagespensum für eine relativ gelassene Stimmung.

Warum baut Bewegung Stress ab?

Ob Sie ruhig und gelassen sind oder nervös und angespannt, hängt davon ab, wie aktiv Sympathikus beziehungsweise Parasympathikus sind. Diese beiden gegenläufigen Komponenten des vegetativen Nervensystems befinden sich ständig im Wechselspiel und bestimmen dadurch Aktivität und Ruhelage.

Die Balance muss stimmen

Nimmt der sympathische Teil überhand, wird der Körper in Alarmstimmung und Leistungsbereitschaft gesetzt: Blutdruck, Puls und Muskeltonus (Grundspannung der Muskeln) steigen. Wachsamkeit und Konzentration nehmen zu – leider auf Kosten des Urteilsvermögens. Stoffwechsel und Hormone sind auf Flucht oder Angriff und Kampf eingestellt: Der Körper steht unter Stress. Umgekehrt führen parasympathische Reize dazu, dass sich der Muskeltonus in Richtung Ruhe, Entspannung und Erholung verschiebt: Puls und Blutdruck sinken, Stoffwechsel und Hormone sorgen dafür, dass sich die Energiereserven wieder füllen. Die Verdauung wird stimuliert, die Körpersubstanz wieder aufgebaut, der Geist kommt zur Ruhe, die Regeneration setzt ein.

Gerät das Gleichgewicht innerhalb des vegetativen Nervensystems aus dem Lot und stehen Sie körperlich und psychisch vermehrt unter Druck, zehrt das stark an der Substanz. Und das beeinträchtigt über kurz oder lang Gesundheit und Lebensqualität. Um die Spannung abzubauen und alle damit einhergehenden Prozesse im Körper wieder zu regulieren, müssen Sie sich bewegen.

DAS GRUNDLAGENTRAINING

Damit das Ausdauertraining seine positive Wirkung voll entfalten kann, dürfen Sie nicht zu intensiv trainieren. Ob das Tempo stimmt, sehen Sie an Ihrer Herzfrequenz. Dabei gilt die Faustregel: Ziehen Sie zunächst Ihr Lebensalter von 226 ab (bei Männern 220 minus Alter); von diesem Ergebnis errechnen Sie dann 70 bis 80 Prozent. Und schon haben Sie Ihren optimalen Trainingspuls ermittelt. Bei einer 40-Jährigen liegt dieser beispielsweise etwa zwischen 130 und 150 Schlägen pro Minute.

Trainingsdauer

Die Dauer einer Sporteinheit sollte zwischen 30 und 45 Minuten betragen – je nachdem, wie oft Sie trainieren. Um Muskelkater vorzubeugen, planen Sie nach dem Training am besten noch Zeit für eine bis zwei Runden »Sonnengruß« ein (siehe Seite 122 ff.).

> **+ TIPP**
>
> ### So hilft Sport beim Abnehmen
>
> Wenn Sie Körperfett reduzieren möchten, gelten folgende Regeln:
> 1. Sie müssen mindestens dreimal in der Woche trainieren.
> 2. Je größer der Muskelanteil des Körpers, desto höher ist der Energieverbrauch und desto eher schwindet das Körperfett. Krafttraining muss also sein (siehe Seite 142 ff.).
> 3. Der Energieverbrauch muss höher sein als die Energieaufnahme.

AUSDAUERPROGRAMM FÜR ÖSTROGEN-GEPRÄGTE FRAUEN

Dieser Hormontyp neigt zur Cellulite und kämpft entsprechend häufig mit Problemzonen an Oberschenkeln, Po und Bauch. Um das Gewebe nicht zusätzlich zu belasten, empfiehlt sich ein erschütterungsfreies Training. Laufen ist deshalb für diesen Frauentyp nicht so gut geeignet. Muss der Stützapparat beim Laufen gleichzeitig die mangelnde Muskelbalance ausgleichen, ist die Belastung noch einmal so hoch.

Inlineskating

Zum Glück gibt es aber auch Sportarten mit weniger »ruckartigen« Bewegungen. Für alle Östrogen-geprägten Frauen, die sich gern an der frischen Luft bewegen, ist Inlineskaten ideal. Neben der Fahrtechnik, die Sie optimalerweise in einem Kurs erlernen, ist dazu jedoch eine solide Ausdauer nötig. Zunächst steht daher das aerobe Training, also ein Training bei niedriger Intensität, im Vordergrund: Nicht das Tempo ist wichtig, sondern ein möglichst langes Training. Vergessen Sie aber auch nicht das anaerobe Training (hohe Intensität), denn der Anteil des rein aeroben Trainings ist beim Inlineskating im Vergleich zu den meisten klassischen Ausdauersportarten eher geringer anzusetzen. Der Grund: Im Skating lassen sich die spezifische Muskelarbeit und Koordination nur bei ausreichender Dynamik verfeinern. Deshalb gehört es ab und zu einfach dazu, richtig Gas zu geben – immer vorausgesetzt, Sie haben die Geschwindigkeit unter Kontrolle und tragen entsprechende Schutzkleidung (Helm, Knie- und Ellbogenschoner). Grundsätzlich gilt beim Skate-Training:

- Wärmen Sie sich zunächst ohne Inlineskates auf (Lockerungs- und Dehnübungen).
- Hängen Sie daran verschiedene Geschicklichkeitsübungen und ein kurzes Fahrtechniktraining an.
- Den Großteil der Zeit macht dann das aerobe/anaerobe Ausdauertraining aus.
- Fürs abschließende Cool-down rollen Sie langsam aus und machen noch ein kurzes Stretching. Wenn Sie Ihre Ausdauer im Fitnessstudio trainieren wollen, bieten sich Stepper und Crosswalker an.

AUSDAUERPROGRAMM FÜR GESTAGEN-GEPRÄGTE FRAUEN

Ein typisches körperliches Merkmal dieses Hormontyps ist die geringe Beinkraft, die zudem häufig mit einer Unbeweglichkeit in den Hüften einhergeht. Der beste Ausdauersport für diesen Hormontyp ist daher Radfahren. Denn wie beim Inlineskating (das sich für den Gestagentyp ebenfalls anbietet) ist auch hier das Bindegewebe kaum Erschütterungen ausgesetzt. Gleichzeitig verbessert sich die Beinmuskulatur durch regelmäßiges Fahren schnell.

Radfahren

Egal, ob Sie sich zu Hause oder im Fitnessstudio auf das Fahrrad-Ergometer setzen, mit dem Citybike durch den Stadtpark fahren oder sich mit dem Mountainbike durchs Gelände »kämpfen«: Achten Sie immer auf die Trainingsdauer und -belastung. Starten Sie daher nur mit einem elektronischen Pulsmesser (aus dem Sportfachhandel). Anders als beispielsweise beim Lauftraining sollte die Herzfrequenz beim Radeln im oberen Bereich liegen (bei einer 40-jährigen Frau also etwa bei 140 bis 150 Schlägen pro Minute). Außerdem sind die Pedalumdrehungen pro Minute (RPM) von Bedeutung. Auf dem Ergometer können Sie diesen Wert ganz einfach am Display ablesen: 80 bis 90 sind ideal. Wenn Sie draußen fahren, sollten Sie darauf achten, nicht mit wenigen, kraftraubenden Umdrehungen zu treten, sondern die Frequenz der Pedale hoch zu halten und in einem niedrigen Gang zu fahren.

Ein Trainingsplan, wie Sie ihn beispielsweise fürs Laufen brauchen, ist beim Radfahren nicht nötig. Sie fahren vom ersten Tag an 30 Minuten und regeln die Belastung einfach über die Gangschaltung. Wenn der Puls zu hoch ist oder das Treten schwerfällt, wählen Sie einen leichteren Gang.

AUSDAUERPROGRAMM FÜR TESTOSTERON-GEPRÄGTE FRAUEN

Die Testosteron-geprägte Frau ist die geborene Läuferin. Der Grund: Sie hat meist eine aufrechte Haltung, starke Beine und eine hohe Muskelgrundspannung. Auch wenn es sich am Anfang vielleicht noch nicht so anfühlen mag: Mit ein bisschen Training (siehe Kasten) kommen Sie leicht in Schwung. Zusätzliches Plus: Laufen lockert die Rückenmuskulatur – und die ist bei diesem Typ (wegen der großen Brust) oft verspannt.

Laufen

Kaum ein Ausdauersport ist so unkompliziert wie das Laufen. Im Grunde brauchen Sie dazu nur ein Paar gute Laufschuhe – und schon kann es losgehen. Wenn Sie unsicher sind oder lange keinen Sport mehr getrieben haben, kann ein Einführungskurs bei einem Personal Trainer helfen, die richtige Lauftechnik zu erlernen. Vielleicht findet sich auch ein erfahrener Läufer in Ihrem Freundeskreis, der Ihnen mit Rat und Tat zur Seite steht. Apropos Schuhe: Lassen Sie sich in einem Fachgeschäft beraten. Dort können Sie sogar eine Laufbandanalyse durchführen lassen, um eine eventuelle Fehlstellung zu diagnostizieren; sie lässt sich mit dem richtigen Schuh gut ausgleichen. Außerdem empfehlenswert: Zwei Paar gute Laufsocken, um Blasen zu verhindern, und funktionelle Sportbekleidung, die den Schweiß schnell vom Körper ableitet.

LAUFTRAININGSPLAN

Der leichte Weg zum Lauftraining

Vor dem Trainingsbeginn 8 Tage lang gehen (mindestens 20 Minuten)

1. Woche
2 Minuten laufen
4 Minuten gehen
5 Wiederholungen

2. Woche
3 Minuten laufen
3 Minuten gehen
5 Wiederholungen

3. Woche
5 Minuten laufen
2,5 Minuten gehen
4 Wiederholungen

4. Woche
7 Minuten laufen
3 Minuten gehen
3 Wiederholungen

5. Woche
8 Minuten laufen
2 Minuten gehen
3 Wiederholungen

6. Woche
9 Minuten laufen
2 Minuten gehen
2 Wiederholungen
noch 8 Minuten laufen

7. Woche
9 Minuten laufen
1 Minute gehen
3 Wiederholungen

8. Woche
13 Minuten laufen
2 Minuten gehen
2 Wiederholungen

9. Woche
14 Minuten laufen
1 Minuten gehen
2 Wiederholungen

10. Woche
30 Minuten laufen

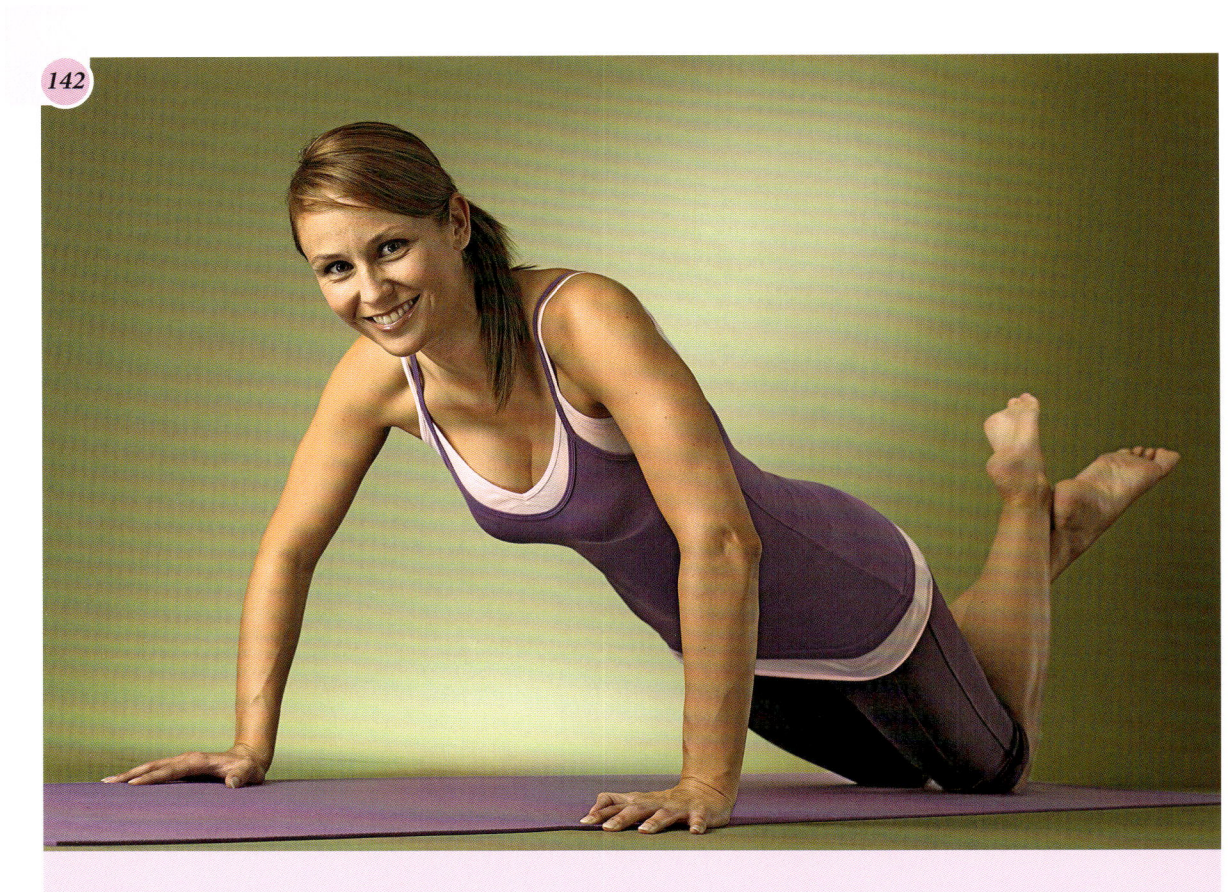

Das Muskelaufbautraining

Das Krafttraining zum Muskelaufbau verbraucht im Vergleich zum Ausdauersport zwar deutlich weniger Kalorien. Dafür hat das Muskelwachstum aber einen enormen Abnehm- und vor allem Straffungseffekt. Schließlich stehen dem Stoffwechsel mit der Zeit in den Muskelzellen immer mehr und besser ausgebildete Verbrennungsmotoren (Mitochondrien) zur Verfügung. Und die sorgen dafür, dass sich der Grundumsatz erhöht: In einem Jahr kann jedes Kilogramm Extramuskulatur 1,5 Kilo Fettgewebe abbauen. Verunsichern Sie sich nicht selbst, indem Sie ständig auf die Waage steigen. Wenn Sie regelmäßig Ihre Kraft und Ausdauer trainieren, wird der Körper schon allein durch den Muskelaufbau straffer und fester. Weil die neuen Kraftpakete aber schwerer sind als Fett, tut sich mitunter auf der Waage nicht viel – obwohl Ihre Figur viel besser ist als vorher. Orientieren Sie sich also, wenn Sie regelmäßig trainieren, nicht an Kilos oder Ihrer aktuellen Konfektionsgröße. Machen Sie stattdessen den Hosentest: Sobald die Lieblingsjeans nicht mehr zwickt und über dem Bund keine Röllchen mehr zu sehen sind, hat sich das Training bereits bezahlt gemacht.

Spezielle Körperpartien ganz exakt zu modellieren, gelingt nur, wenn Sie wie Madonna oder Model-Mama Heidi Klum einen Personal Trainer beschäftigen, der jeden Tag zwei bis drei Stunden die verschiedenen Muskelgruppen mit Ihnen trainiert. Freuen Sie sich daher einfach über eine langsame, aber stete Figurstraffung – am ganzen Körper und in Ihrem individuellen Tempo. Ein zusätzliches Plus: Regelmäßiges Krafttraining übt durch Muskelzug an den Knochen einen Knochenaufbaureiz aus und beugt Osteoporose vor.

OHNE UMWEGE ANS ZIEL

Die besten Ergebnisse bringt ein kontrolliertes Bewegungstraining. Übertreiben Sie es aber nicht: Fangen Sie langsam an und steigern Sie sich mit der Zeit. Gerade zu Beginn ist es hilfreich, unter geschulter Anleitung in einem Fitnesscenter zu üben, sich einer Trainingsgruppe anzuschließen oder mit einem Personal Trainer zu arbeiten, der Sie individuell betreut. Das ist vor allem bei Gelenkbeschwerden und stärkerem Übergewicht (BMI > 30) ratsam, damit das Krafttraining der Gesundheit nicht mehr schadet als nutzt.

Ein Personal Trainer ist übrigens gar nicht so teuer, wie viele Frauen befürchten. Oft hält der Coach lediglich eine Einführungsstunde und erstellt einen persönlichen Trainingsplan. Später kontrolliert er dann nur noch alle acht bis zwölf Wochen die Fortschritte, variiert das Programm und sorgt so für neue Herausforderungen und Abwechslung im Trainingsalltag.

Vertrauen Sie bei Ihrer Suche nach einem geeigneten Personal Trainer weniger auf bunt bebilderte Anzeigen verschiedener Institute und Verbände, sondern hören Sie sich erst einmal in Ihrer näheren Umgebung um. Zu 99 Prozent erfolgt die Vermittlung über persönliche Kontakte.

Wie oft und wie lange üben?

Planen Sie das Krafttraining zweimal pro Woche ein, und zwar direkt im Anschluss an das Ausdauertraining. Dann ist der Körper bereits warm und Sie sparen sich das Aufwärmen.

Jede Einheit dauert gerade einmal 15 bis 20 Minuten. Denn weil sich Übungen für verschiedene Muskelgruppen abwechseln, ermüdet die Muskulatur nicht und Sie müssen zwischendurch keine Pausen machen. Zwischen den einzelnen Wiederholungen (Sätzen) genügt es, sich drei entspannte Atemzüge lang zu erholen.

INFO

Dickmacher Jo-Jo-Effekt

Wer ständig Diät hält, dessen Körpergewicht schaukelt sich auf Dauer immer weiter nach oben. Schließlich benötigt der Körper eine gewisse Menge an Energie, um alle lebenswichtigen Funktionen aufrechtzuerhalten. Kommt von außen nichts nach, muss er eben an die eigenen Depots. Dabei wird jedoch keineswegs nur Fett verbrannt. Um zum Beispiel die Versorgung des Gehirns zu sichern, baut der Organismus auch Muskelmasse ab. Im Klartext bedeutet dies, dass mit jeder Diät auch die Muskelmasse abnimmt. Weil Muskeln aber die »Hauptenergiefresser« sind, sinkt dadurch auch der Grundumsatz. Irgendwann verbraucht der Körper im Ruhezustand dann kaum noch Energie. Die Folge: Wenn Sie nach der Diät essen wie davor, nehmen Sie sofort zu. Um erfolgreich abzunehmen, ist es daher neben der Insulintrennkost wichtig, neue Muskeln aufzubauen und so den täglichen Grundumsatz gehörig zu steigern.

KRAFTTRAINING FÜR ÖSTROGEN-GEPRÄGTE FRAUEN

Die Muskelübungen auf den nächsten Seiten sind speziell auf die Schwachstellen dieses Hormontyps abgestimmt: Sie festigen Beine und Po und lassen diese bei regelmäßigem Training sogar schmaler und knackiger werden. Sie stärken die Körpermitte, also Bauch und unteren Rücken, deren Muskulatur bei vielen Östrogen-geprägten Frauen zu schwach ist. Einige Übungen kräftigen zudem die Arme. Insgesamt profitiert die gesamte Körperhaltung und -aufrichtung.

Kniebeuge

WIRKUNG: Formt den Po und die Oberschenkel.

- Stehen Sie aufrecht, die Füße sind hüftbreit geöffnet. Die Arme hängen locker herab, Schultern und Nacken sind entspannt. Der Blick ist nach vorn gerichtet. Verlagern Sie Ihr Gewicht leicht auf die Fersen und ziehen Sie den Bauchnabel nach innen.
- Atmen Sie ein und »setzen« Sie sich so nach hinten, dass die Knie möglichst über den Fersen stehen. Gehen Sie nur so weit hinab, dass Sie die Position einige Atemzüge lang halten können.
- Ziehen Sie den Bauch weiter nach innen und bringen Sie beide Arme gestreckt nach vorn. Die Handflächen zeigen dabei zueinander. Wirbelsäule und Nacken bilden eine gerade Linie. Stabilisieren Sie Ihren Oberkörper mithilfe der Bauchmuskeln. Ziehen Sie dazu den Nabel nach innen und machen Sie den Bauch ganz fest. ❶
- Wichtig: Achten Sie auf eine sorgfältige Übungsausführung. Senken Sie den Po nicht zu tief, sondern beugen Sie die Knie maximal bis zu einem 90-Grad-Winkel. Die Knie bleiben fest, zeigen nach vorn und kippen nicht nach innen.
- Mit dem Einatmen gehen Sie dann langsam zurück in die Ausgangsposition.
- Nach 15 Wiederholungen machen Sie 3 Atemzüge lang eine kurze Pause. Dann wiederholen Sie diesen Durchgang weitere 3-mal.
- Wenn Sie kräftiger geworden sind, führen Sie die Übung 25-mal hintereinander aus und wiederholen die Abfolge 3-mal.

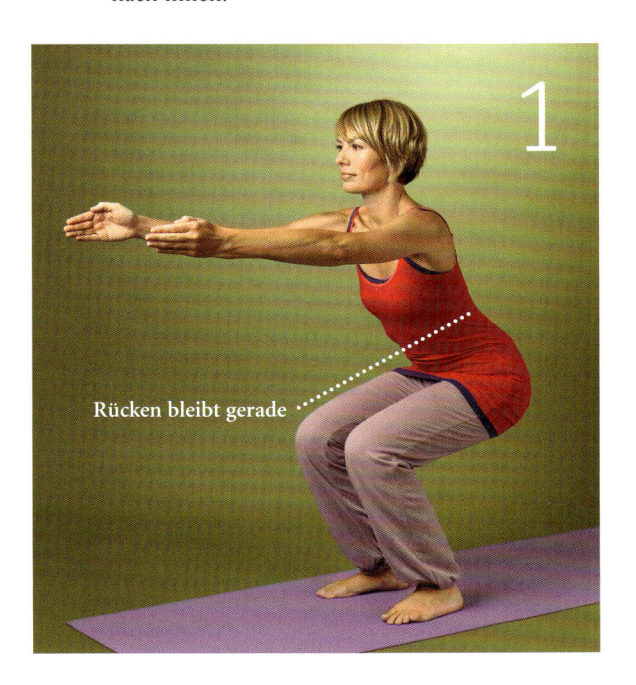

Beinheben

WIRKUNG: Kräftigt den Po sowie die Rückseite der Beine und stärkt den unteren Rücken. Öffnet den Brustkorb und vertieft die Atmung.

- Stellen Sie sich vor einen Stuhl, der auf einer rutschfesten Unterlage steht. Ihre Beine stehen eng beieinander. Beugen Sie sich nach vorn und stützen Sie sich mit den flachen Händen auf dem Sitz ab. Schultern und Nacken sind gestreckt. Der Blick ist nach unten gerichtet.
- Verlagern Sie Ihr Gewicht fest auf das linke Bein und ziehen Sie den Bauchnabel leicht nach innen. Hüfte und Knie des Standbeins haben einen fes-

Rücken bleibt gerade

1

ten Stand und sollten bei der nun folgenden Bewegung nicht ausweichen. Damit der Rücken lang bleibt, beugen Sie das Standbein leicht.
- Strecken Sie nun das rechte Bein bis in die Fußspitze und bringen Sie es langsam und konzentriert in der Verlängerung des Oberkörpers nach oben. Lassen Sie Ihren Atem einen Moment ruhig fließen. ❷
- Mit einem Ausatmen senken Sie das Bein dann langsam und kontrolliert wieder zurück in die Ausgangsposition.
- Wiederholen Sie die Bewegung mit demselben Bein insgesamt 10- bis 20-mal.
- Wechseln Sie dann die Seite: Jetzt steht das rechte Bein fest am Boden, während Sie das linke 10- bis 20-mal wie beschrieben langsam heben und senken.

Käfer

WIRKUNG: Diese Übung kräftigt die geraden und schrägen Bauchmuskeln.

- Legen Sie sich auf den Rücken, umfassen Sie mit beiden Händen das rechte Knie und ziehen Sie es an die Brust. Der Rücken liegt auf dem Boden. Der Blick ist nach oben gerichtet, Schultern und Nacken sind entspannt. Wenn Sie Probleme mit dem Nacken haben, nehmen Sie die linke Hand an den Hinterkopf und entlasten dadurch die Nackenmuskulatur. Achten Sie in diesem Fall ganz besonders gut darauf, dass die nachfolgende Drehung weniger vom Kopf als vom Brustbein ausgeht.
- Heben Sie nun das gestreckte linke Bein leicht an, bis es über dem Boden schwebt. Mit dem Ausatmen beugen Sie Oberkörper und Kopf nach rechts und ziehen sich ohne Schwung nur mit der Kraft der Bauchmuskulatur ein wenig nach oben, sodass die Schulterblätter sich vom Boden lösen. Der untere Rücken liegt weiter am Boden. Ziehen Sie Bauchnabel und Beckenboden fest nach innen und halten Sie die Position während der Ausatmung. ❸
- Mit dem Einatmen wechseln Sie langsam und konzentriert die Seite: Ziehen Sie das linke Bein zur Brust, während das rechte Bein gestreckt über dem Boden schwebt. Stützen Sie bei Bedarf den Nacken diesmal mit der rechten Hand. Drehen Sie sich dann zur linken Seite, atmen Sie aus und halten Sie die Position erneut bis zum nächsten Einatmen. Legen Sie den Oberkörper zwischendurch nicht auf dem Boden ab; er bleibt während der ganzen Übung erhoben.
- Wiederholen Sie die Übung im Wechsel jeweils 10- bis 20-mal auf der rechten und linken Seite.
- Legen Sie sich flach auf den Boden und machen Sie eine kurze Pause von etwa 3 Atemzügen. Lassen Sie dann noch 2 Sätze folgen.

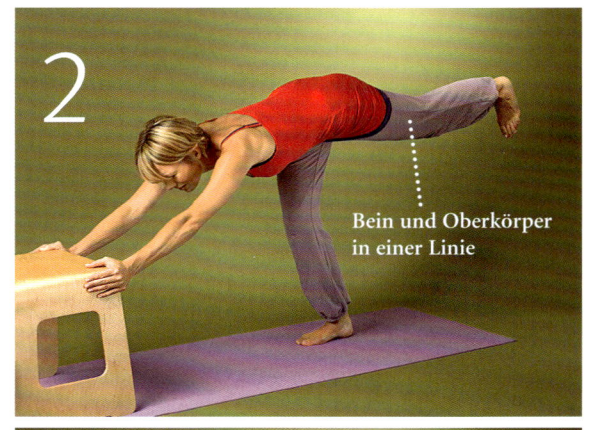

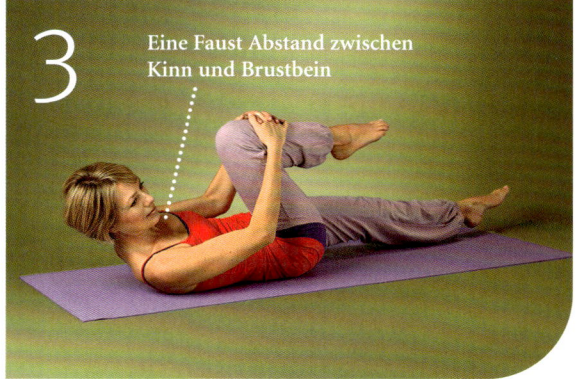

Kraftschere

WIRKUNG: Kräftigt und formt den Bauch sowie die Beine – insbesondere die Beininnenseiten.

- Bleiben Sie in der Rückenlage und strecken Sie beide Beine auf dem Boden aus. Die Arme liegen entspannt neben dem Körper, die Handflächen zeigen zum Boden.
- Heben Sie Ihre Beine gerade nach oben; die Fußspitzen sind gestreckt, die Beinmuskulatur ist angespannt. Der Blick ist nach oben gerichtet.
- Ziehen Sie den Bauchnabel und den Beckenboden nach innen. Atmen Sie ein und öffnen Sie dabei die Beine langsam und kontrolliert, so weit es Ihnen möglich ist. ❶
- Halten Sie die Position einen kurzen Moment, ehe Sie die Beine mit der nächsten Ausatmung langsam, aber kraftvoll wieder schließen.
- Wiederholen Sie die Übung zu Beginn 30-mal. Führen Sie die Bewegung aber immer schön langsam aus. Wenn Ihr Fitnesslevel steigt und Sie sich kräftiger fühlen, steigern Sie die Zahl nach und nach auf 50 Wiederholungen.

Unterarmstütz

WIRKUNG: Kräftigt den ganzen Körper.

- Gehen Sie in den Vierfüßlerstand und stützen Sie sich auf den Ellbogen ab. Die Ellbogen stehen unter den Schultern, die Schultern selbst ziehen Sie von den Ohren weg nach unten. Die Hände sind zu Fäusten geballt.
- Strecken Sie das linke Bein aus und stützen Sie sich mit den Zehenspitzen auf der Unterlage ab. Ziehen Sie den Bauchnabel nach innen. Das rechte Bein hat während der ganzen Übung einen stabilen Halt in der Hüfte und darf nicht einsinken. Der Rücken bleibt gerade.
- Atmen Sie aus und heben Sie das linke gestreckte Bein auf Beckenhöhe an. Ziehen Sie gleichzeitig Bauch und Beckenboden nach innen. ❷
- Halten Sie die Position kurz, ehe Sie das Bein langsam wieder zum Boden absenken.
- Nach 10 Wiederholungen wechseln Sie die Seite: Nun arbeitet das rechte Bein.
- Wenn Sie kräftiger sind, führen Sie die Übung auf jeder Seite 30-mal durch.

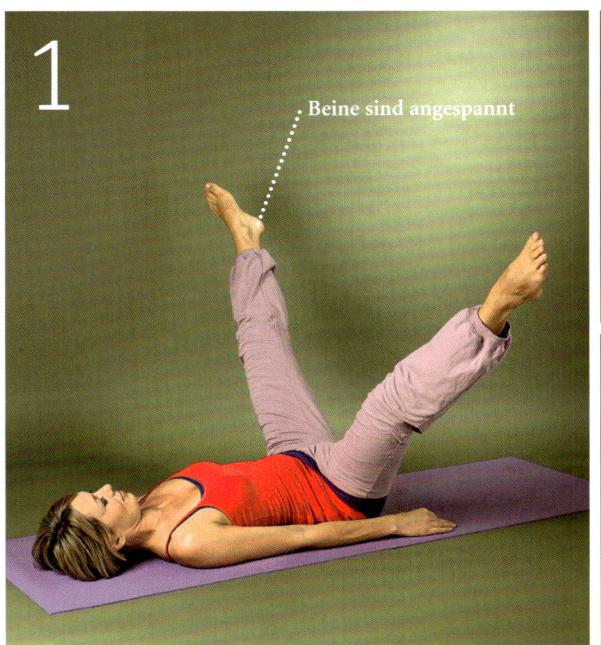

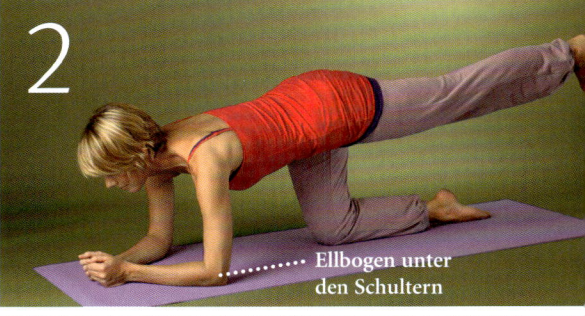

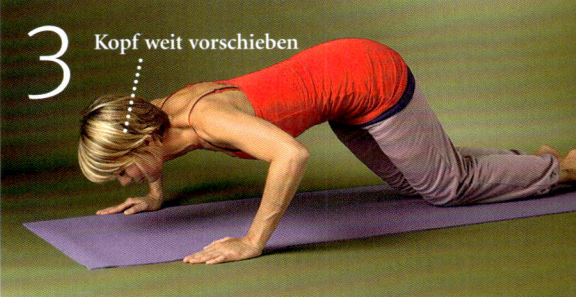

1 Beine sind angespannt

2 Ellbogen unter den Schultern

3 Kopf weit vorschieben

Einfacher Liegestütz

WIRKUNG: Kräftigt die Oberarme und den Brustmuskel. Öffnet den Brustkorb, macht die Schultergelenke beweglich und stabilisiert den oberen Rücken.

- Bleiben Sie im Vierfüßlerstand. Platzieren Sie die Knie ein Stück hinter dem Becken. Falls Sie Probleme mit den Knien haben, legen Sie ein gefaltetes Handtuch unter. Ziehen Sie den Bauch ein. Die Hände sind mehr als schulterbreit geöffnet, die Arme stehen senkrecht unter den Schultern.
- Beim Einatmen senken Sie den Brustkorb zwischen die Hände ab. Der Kopf steht dabei weit vor den Händen. Nacken und Rücken bilden eine gerade Linie. Der Bauch bleibt angespannt, ebenso die Beine und die Muskulatur des unteren Rückens. Die Schulterblätter sinken zur Wirbelsäule hin, der Brustkorb ist weit geöffnet. ❸
- Strecken Sie die Arme langsam und kontrolliert wieder, um den Brustkorb zu heben.
- Wiederholen Sie den Wechsel von Senken und Heben je nach Kraft 10- bis 30-mal.

Schulterbrücke

WIRKUNG: Schenkt Kraft für den Rücken, entspannt den Nacken, streckt Bauch und Bauchorgane.

- Legen Sie sich auf den Rücken und stellen Sie die Beine so auf, dass die Füße hüftbreit und parallel zueinander stehen. Die Arme liegen seitlich am Körper. Drücken Sie kraftvoll gleichmäßig mit Großzehballen, innerer Ferse, Kleinzehballen und äußerer Ferse in den Boden.
- Heben Sie erst das Becken und dann Wirbel für Wirbel den Rücken, bis Ihr Körper von den Schultern bis zu den Knien eine Schräge bildet. ❹
- Halten Sie die Position 5 bis 10 Atemzüge lang. Achten Sie dabei auf einen entspannten Hals.

- Um den Rücken wieder abzulegen, heben Sie die Fersen leicht und rollen jeden einzelnen Wirbel ab.
- Wiederholen Sie die Übung 3-mal.

Schlussentspannung

WIRKUNG: Entspannt die beanspruchte Muskulatur. Hilft, die Energie im gesamten Körper zu verteilen, und versorgt jede einzelne Körperzelle mit Sauerstoff. Daher sollte die Schlussentspannung bei keinem Workout fehlen – auch wenn die Zeit einmal knapp ist.

- Sie liegen auf dem Rücken, umfassen beide Knie und ziehen die Beine an die Brust. Schultern und Nacken sind entspannt.
- Atmen Sie durch die Nase ein und spüren Sie, wie Ihr Atem bis tief in den Bauch hineinfließt. Atmen Sie durch den Mund wieder aus.
- Bleiben Sie einige Atemzüge lang in dieser völlig entspannten Position. ❺
- Um die Übung zu beenden, rollen Sie sich zunächst zur Seite und stehen dann langsam auf.

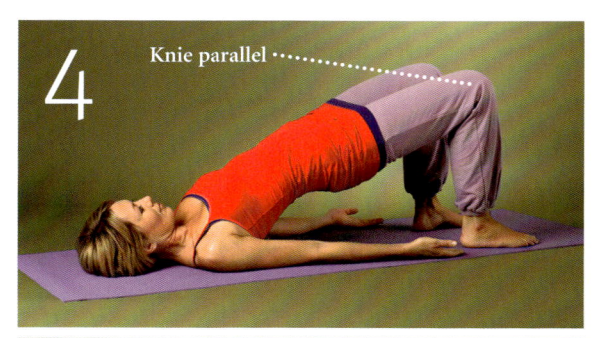

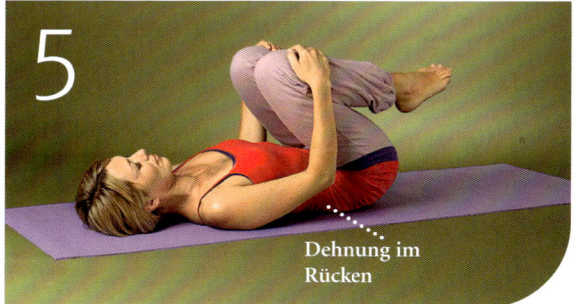

4 Knie parallel

5 Dehnung im Rücken

KRAFTTRAINING FÜR GESTAGEN-GEPRÄGTE FRAUEN

Die folgenden Übungen dienen vor allem dazu, die spezifischen Schwachstellen dieses Hormontyps auszugleichen. Sie bauen die Beinmuskulatur auf und stabilisieren die Hüftgelenke. Sie kräftigen die untere Bauchmuskulatur, die Arme und den oberen Rücken und formen die Taille besser aus. Stabilisationsübungen für den ganzen Körper runden das Programm ab.

Tiefe Kniebeuge

WIRKUNG: Diese Übung kräftigt Beine und Po, mobilisiert gleichzeitig aber auch die Hüftgelenke.

- Sie stehen aufrecht und mit weit gegrätschten Beinen. Die Knie sind leicht gebeugt, die Füße etwas nach außen gedreht, sodass Oberschenkel und Füße eine Linie bilden. Die Knie zeigen deutlich nach außen. Ziehen Sie den Bauchnabel nach innen. Die Schultern sind locker. Die Hände sind locker in Hüfthöhe aufgestützt.
- Atmen Sie ein und beugen Sie die Knie langsam bis zu einem 90-Grad-Winkel. Die Knie gehen dabei noch weiter auseinander. Richten Sie währenddessen den Oberkörper kraftvoll auf. Aber Vorsicht: nicht nach vorn fallen! ❶
- Atmen Sie aus und gehen Sie langsam zurück in die Ausgangsposition. Drücken Sie dabei die Füße fest in den Boden und ziehen Sie den Bauch und den Beckenboden nach innen.
- Wiederholen Sie die Übung 10- bis 30-mal.
- Schließen Sie 2 bis 9 weitere Durchgänge an. Machen Sie zwischendurch jeweils eine kurze Pause.

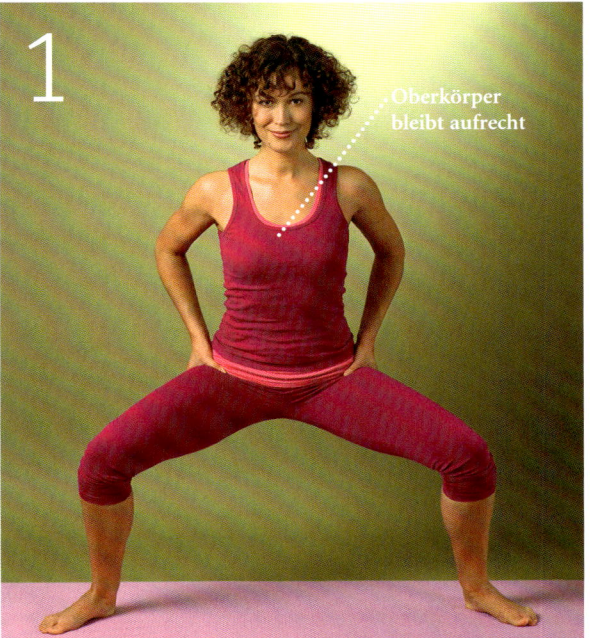

Gerade Sit-ups

WIRKUNG: Stärken die gerade Bauchmuskulatur.

- Legen Sie sich auf den Rücken. Stellen Sie beide Beine hüftbreit auf, sodass Sie mit den Füßen einen guten Stand haben. Führen Sie Ihre Arme gestreckt hinter den Körper und legen Sie die Hände dort am Boden ab.
- Atmen Sie aus und bringen Sie die gestreckten Arme in einem Halbkreis nach vorn, bis die Handflächen links und rechts vom Becken liegen. Heben Sie die Schulterblätter vom Boden und ziehen Sie sie zugleich von den Ohren weg nach unten. ❷
- Halten Sie die Position mit angespannten Bauchmuskeln 2 bis 3 ruhige Atemzüge lang. Lassen Sie den Nabel regelrecht nach innen sinken.

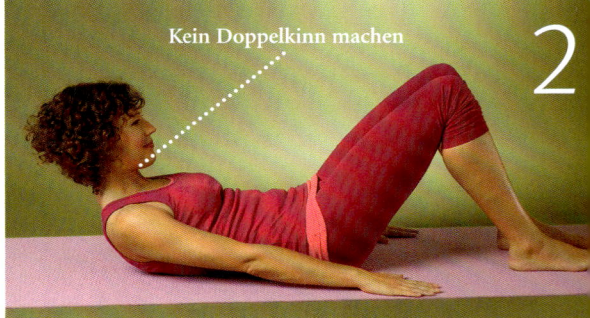

Das Muskelaufbautraining 149

- Atmen Sie ein und gehen Sie langsam zurück in die Ausgangslage.
- Wiederholen Sie das Ganze 10- bis 15-mal.
- Schließen Sie 3 weitere Durchgänge an. Machen Sie zwischendurch jeweils eine kurze Pause.

Schräge Sit-ups

WIRKUNG: Trainieren die seitlichen Bauchmuskeln.

- Bleiben Sie mit aufgestellten Beinen in der Rückenlage. Heben Sie die Schulterblätter vom Boden und ziehen Sie sie zugleich von den Ohren weg nach unten. Legen Sie die gestreckten Arme links und rechts neben dem Becken ab.
- Halten Sie die Position mit angespannten Bauchmuskeln 2 bis 3 ruhige Atemzüge lang und lassen Sie Ihren Nabel regelrecht nach innen sinken.
- Atmen Sie ein und rollen Sie zurück. Bringen Sie dabei Ihre Arme gestreckt und in einem Halbkreis hinter den Körper und legen Sie sie ab. Lassen Sie jetzt Ihre Beine nach rechts kippen.
- Atmen Sie aus, heben Sie den Oberkörper und bringen Sie Ihre gestreckten Arme in einem Halbkreis nach vorn, Ihre rechte Hand ruht auf der linken Hüfte. Heben Sie die Schulterblätter wieder vom Boden und ziehen Sie sie zugleich von den Ohren weg nach unten. ❸
- Gehen Sie zurück in Ausgangsposition und wechseln Sie die Seite: Lassen Sie die Knie nach links kippen und heben Sie die Schulterblätter erneut vom Boden ab.

- Machen Sie insgesamt 3 Durchgänge à 10 bis 15 Wiederholungen pro Seite. Verschnaufen Sie zwischendurch immer wieder für 3 Atemzüge.

Schulterbrücke

WIRKUNG: Diese Übung kräftigt gleichzeitig Beine, Po und Oberarme. Sie öffnet und entspannt zudem den Schultergürtel.

- Sie liegen weiterhin auf dem Rücken. Stellen Sie die Beine angebeugt an, die Füße stehen hüftbreit und parallel zueinander. Die Arme liegen seitlich neben dem Körper, die Handflächen zeigen zum Boden. Drücken Sie nun kraftvoll gleichmäßig mit Großzehballen, innerer Ferse, Kleinzehballen und äußerer Ferse gegen oder in den Boden. Halten Sie die Knie parallel zueinander.
- Heben Sie erst das Becken, dann Wirbel für Wirbel den Rücken vom Boden ab, bis Ihr Körper von den Schultern bis zu den Knien eine schiefe Ebene bildet. Die Schultern bleiben dabei am Boden, die Hände greifen unter dem Körper ineinander. ❹
- Halten Sie diese Position 3 bis 10 Atemzüge lang. Atmen Sie ruhig und gleichmäßig ein und aus.
- Um den Rücken wieder abzulegen, heben Sie leicht die Fersen und rollen jeden Wirbel einzeln zum Boden hin ab.
- Machen Sie eine kurze Pause und schließen Sie je nach persönlichem Fitnesslevel noch 3 bis 10 weitere Durchgänge an.

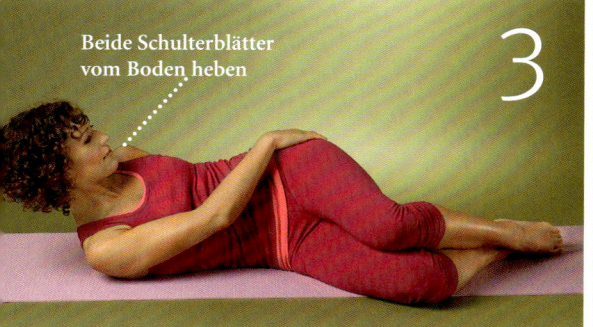

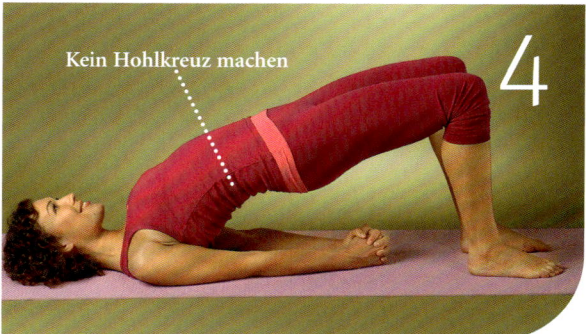

Beide Schulterblätter vom Boden heben

3

Kein Hohlkreuz machen

4

Unterarmstütz mit Brett

WIRKUNG: Stabilisiert den ganzen Körper.

- Gehen Sie in den Vierfüßlerstand und stützen Sie sich so auf den Ellbogen ab, dass diese schulterbreit unter den Schultern aufgesetzt sind. Die Handflächen liegen entspannt aneinander.
- Ziehen Sie den Bauchnabel nach innen und strecken Sie beide Beine kraftvoll nach hinten aus. Mit den Zehenspitzen stützen Sie sich fest am Boden ab. Jeder Muskel Ihres Körpers ist angespannt. ❶
- Halten Sie die Position am Anfang 3 Sekunden, ehe Sie in die Ausgangsposition zurückkehren. Mit der Zeit steigern Sie sich dann auf 30 Sekunden.
- Machen Sie eine kurze Pause und schließen Sie 1 bis 3 weitere Durchgänge an.

Einfacher Liegestütz

WIRKUNG: Kräftigt Oberarme und Brustmuskulatur. Öffnet den Brustkorb, macht die Schultergelenke beweglich und stabilisiert den oberen Rücken.

- Gehen Sie in den Vierfüßlerstand und platzieren Sie die Knie ein Stück weit hinter dem Becken. Die Arme sind parallel zueinander und mehr als schulterbreit aufgestellt. Der Blick geht nach unten. Winkeln Sie nun Ihre Unterschenkel an und überkreuzen Sie die Fußgelenke. Achten Sie darauf, dass das Gewicht nicht auf den Kniescheiben ruht, sondern etwas höher am Ansatz der Oberschenkel. Falls Sie dennoch Probleme mit den Knien haben, legen Sie ein gefaltetes Handtuch unter. Kopf und Rücken bilden eine Linie. Ziehen Sie Ihren Bauchnabel nach innen. Der Brustkorb ist geöffnet. Ziehen Sie die Schulterblätter zueinander.
- Atmen Sie ein und senken Sie den Brustkorb langsam und kontrolliert zwischen die Arme ab. Der Kopf ragt dabei weit vor die Hände und bildet nach wie vor eine gerade Linie mit Hals und Rücken. Die Bauchmuskulatur bleibt angespannt, ebenso die Beinmuskeln und der untere Rücken. ❷
- Beim Ausatmen drücken Sie die Arme wieder durch und heben den Brustkorb nach oben. Vorsicht: Drücken Sie die Ellbogen dabei nie ganz durch, um die Gelenke nicht unnötig zu belasten.
- Je breiter Sie die Hände am Boden aufsetzen, umso stärker trainieren Sie den Brustbereich. Je enger Sie sie aufstellen, desto stärker ist Wirkung auf den Trizeps (Oberarmstrecker).
- Wiederholen Sie den Liegestütz je nach persönlichem Fitnesslevel 10- bis 30-mal. Üben Sie dabei immer langsam und kontrolliert. Wenn die Kraft nachlässt, hören Sie besser auf.

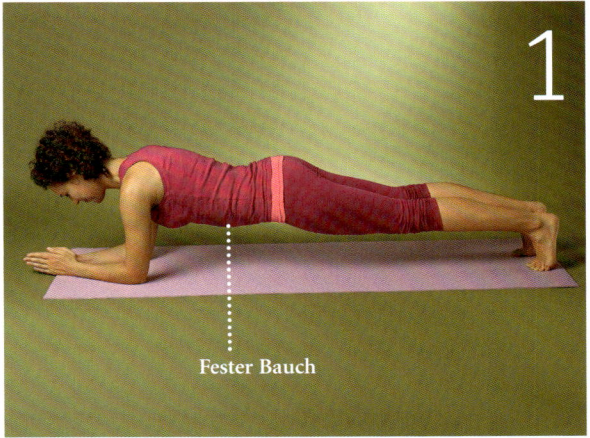

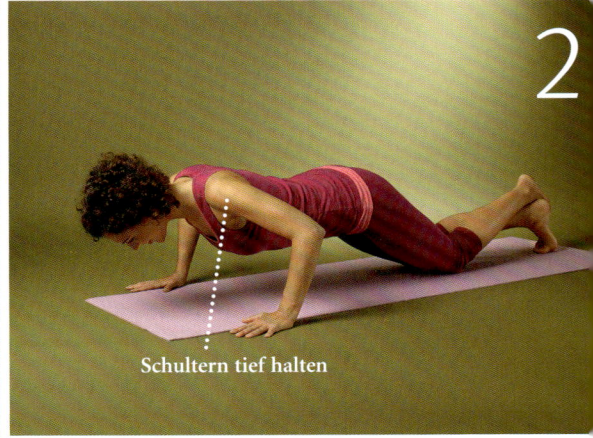

1 Fester Bauch

2 Schultern tief halten

Stern

WIRKUNG: Stärkt den Rücken und beugt sehr wirkungsvoll Rückenschmerzen entgegen. Richtet den gesamten Körper auf.

- Legen Sie sich auf den Bauch und strecken Sie Arme und Beine lang aus. Die Arme sind schulterbreit geöffnet. Die Daumen zeigen nach oben.
- Heben Sie gleichzeitig das linke Bein und den rechten Arm langsam vom Boden ab. Halten Sie dabei die Muskelanspannung bei und weichen Sie nicht mit dem Oberkörper aus. Der Blick ist nach unten gerichtet. Kopf, Nacken und Rücken bilden eine Linie. Auf diese Weise vermeiden Sie eine unnötige Belastung der Halswirbelsäule. Ziehen Sie den Bauchnabel etwas nach innen, um den Bauch anzuspannen und so die Lendenwirbelsäule zusätzlich zu unterstützen. ❸
- Senken Sie Arm und Bein langsam wieder ab und heben Sie stattdessen das rechte Bein und den linken Arm an.
- Üben Sie so im steten Wechsel je nach Kraft pro Seite 10- bis 30-mal. Achten Sie die ganze Zeit darauf, dass die Körperspannung nicht verloren geht. Brechen Sie die Übung lieber früher ab, als die Bewegung ungenau auszuführen.
- Machen Sie eine kurze Pause: Strecken Sie sich am Boden aus und atmen Sie 3-mal tief ein und aus. Dann üben Sie noch 2-mal.

Schlussentspannung

WIRKUNG: Regeneriert und bringt Kraft. Die Schlussentspannung sollte bei keinem Workout fehlen, auch wenn die Zeit einmal knapp ist.

- Gehen Sie zum Abschluss der Übungsfolge zur Entspannung in den Fersensitz. Beugen Sie den Oberkörper nach vorn. Ballen Sie Ihre Hände zu Fäusten und legen die Stirn darauf ab. Machen Sie sich möglichst klein.
- Lassen Sie den Po langsam auf die Fersen sinken und atmen Sie entspannt und ruhig durch die Nase bis tief in den Bauch hinein. Atmen Sie durch den Mund wieder aus. Genießen Sie die Dehnung in der Wirbelsäule. ❹
- Halten Sie die Position ein paar gleichmäßige und entspannte Atemzüge lang. Lassen Sie den Atem durch den ganzen Körper strömen. Entspannen Sie sich.
- Um wieder aufzustehen, stützen Sie sich auf Schulterhöhe mit den Händen am Boden ab und richten sich langsam auf: Heben Sie erst den Po nach oben und stellen Sie die Füße auf. Strecken Sie dann die Beine langsam durch und rollen Sie dabei langsam Wirbel für Wirbel nach oben. Dehnen und strecken Sie sich ein letztes Mal genüsslich und atmen Sie noch einmal tief durch die Nase ein und durch den Mund wieder aus. Sie haben es geschafft!

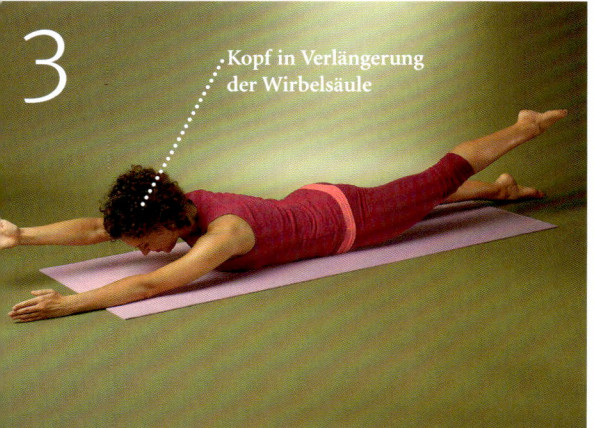

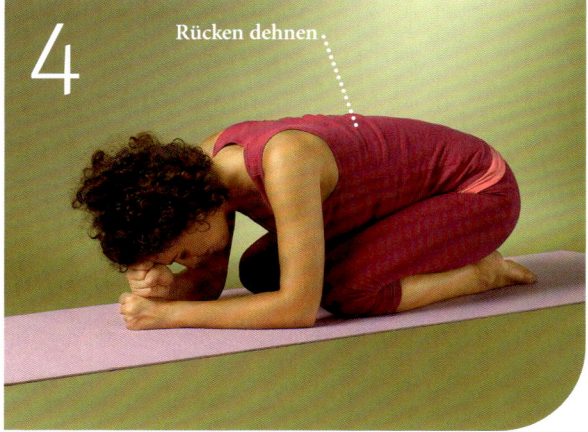

3 Kopf in Verlängerung der Wirbelsäule

4 Rücken dehnen

KRAFTTRAINING FÜR TESTOSTERON-GEPRÄGTE FRAUEN

Die Übungsfolge für diesen Hormontyp wirkt allgemein mobilisierend und kräftigend. Oft neigen Testosteron-geprägte Frauen aufgrund größerer Brüste zu Unbeweglichkeit und Verspannungen in Rücken und Schultern. Die richtigen Übungen kräftigen diese Partie und helfen, das muskuläre Ungleichgewicht zu beheben.

Beinheben diagonal

WIRKUNG: *Kräftigt den Unterbauch und macht die Hüften beweglich.*

- Sie stehen aufrecht mit etwas mehr als hüftbreit geöffneten Beinen. Die Fußspitzen zeigen nach vorn, das Gewicht ruht leicht auf den Fersen. Schultern und Nacken sind entspannt. Ziehen Sie den Bauchnabel leicht nach innen.
- Atmen Sie aus und heben Sie das linke Bein ohne Schwung bis auf Beckenhöhe an. Führen Sie dabei die rechte Hand zum linken Knie – sie treffen sich auf Höhe des Nabels. Heben Sie den linken Arm nach oben, damit Sie die Balance besser halten können. ❶
- Gehen Sie zurück in die Ausgangsposition und wechseln Sie das Bein.
- Wiederholen Sie die Übung 10- bis 30-mal. Üben Sie langsam und kontrolliert; die Kraft kommt allein aus dem unteren Bauch.

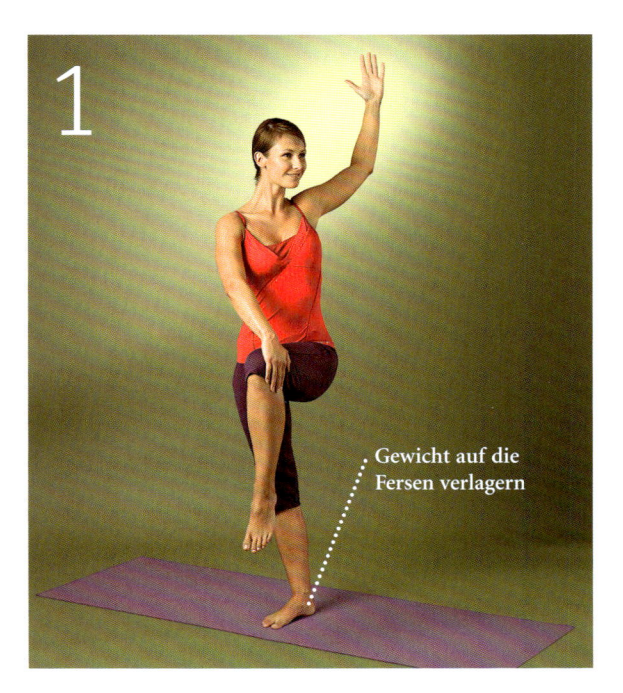

Tisch

WIRKUNG: *Stärkt Rücken und Bauch.*

- Gehen Sie in den Vierfüßlerstand. Die Hände stehen unter den Schultern, die Fingerspitzen zeigen nach vorn. Die Knie sind hüftbreit geöffnet, die Füße liegen mit den Fußrücken auf. Der Blick ist nach unten gesenkt. Kopf, Nacken und Rücken bilden eine gerade Linie. Ziehen Sie den Bauchnabel leicht nach innen. Bei Problemen im Handgelenk verlagern Sie Ihr Gewicht mehr nach vorn in Richtung der Finger.
- Gewinnen Sie nun mit dem linken Bein festen Stand aus der Hüfte heraus und strecken Sie das rechte nach hinten aus. Bauch- und Rumpfmuskulatur bleiben nach wie vor in Spannung.
- Bringen Sie das gestreckte Bein bis auf Höhe des Beckens und heben Sie gleichzeitig den linken Arm auf Kopfhöhe. Aus dieser Position heraus heben und senken Sie die gestreckten Gliedmaßen jeweils um 5 Zentimeter nach oben und nach unten. ❷
- Wiederholen Sie die Übung 10- bis 30-mal. Üben Sie dabei stets langsam und kontrolliert. Ziehen Sie den Nabel ein und achten Sie darauf, dass Sie den Blick die ganze Zeit nach unten richten.
- Kehren Sie zurück in die Ausgangsposition und wechseln Sie Bein und Arm.
- Machen Sie insgesamt 1 bis 3 Durchgänge.

1

Gewicht auf die Fersen verlagern

Beinwechsel-Sit-ups

WIRKUNG: Kräftigt die seitlichen Bauchmuskeln.

- Gehen Sie in die Rückenlage. Stellen Sie die Beine gebeugt und hüftbreit auf und legen Sie die Arme gestreckt hinter den Körper.
- Atmen Sie aus und bringen Sie die Arme nach vorn. Platzieren Sie die Hände links und rechts neben das Becken. Heben Sie dabei die Schulterblätter vom Boden und ziehen Sie die Schultern von den Ohren weg. Ziehen Sie das rechte Bein angewinkelt an. Bewegen Sie dabei die linke Schulter in Richtung rechte Hüfte. Wenn Sie Probleme mit dem Nacken haben, legen Sie die linke Hand unter den Kopf. ❸
- Halten Sie die Position 6 bis 8 Sekunden lang und atmen Sie ruhig und locker in Ihrem eigenen Rhythmus weiter.
- Beim nächsten Einatmen gehen Sie langsam und kontrolliert zurück in die Ausgangslage.
- Führen Sie nun die Übung zur anderen Seite durch: Winkeln Sie das linke Bein an und kommen Sie mit der rechten Schulter zur Mitte.
- Machen Sie pro Seite 10 bis 30 Wiederholungen.
- Gönnen Sie sich eine kurze Pause und hängen Sie weitere 1 bis 2 Durchgänge an. Schließen Sie die Übung mit der Ausgangslage ab.

Gestreckte Schulterbrücke

WIRKUNG: Schenkt Kraft für den unteren Rücken und das Gesäß.

- Bleiben Sie mit gebeugten Beinen in der Rückenlage. Die Arme liegen neben dem Körper, die Handinnenflächen zeigen zum Boden. Drücken Sie kraftvoll gleichmäßig mit Großzehballen, innerer Ferse, Kleinzehballen und äußerer Ferse gegen oder in den Boden.
- Heben Sie langsam erst das Becken und dann Wirbel für Wirbel den Rücken nach oben, bis Ihr Körper von den Schultern bis zu den Knien eine schiefe Ebene bildet.
- Bringen Sie nun Ihre gestreckten Arme hinter den Kopf. Ziehen Sie Ihren Bauch lang und schieben Sie Ihr Becken kraftvoll nach oben. ❹
- Halten Sie die Position 3 bis 10 tiefe und gleichmäßige Atemzüge lang.
- Beim nächsten Einatmen beginnen Sie, den Rücken Wirbel für Wirbel langsam wieder auf der Unterlage abzulegen.
- Machen Sie eine kurze Pause und schließen Sie noch 3 bis 10 weitere Durchgänge an.

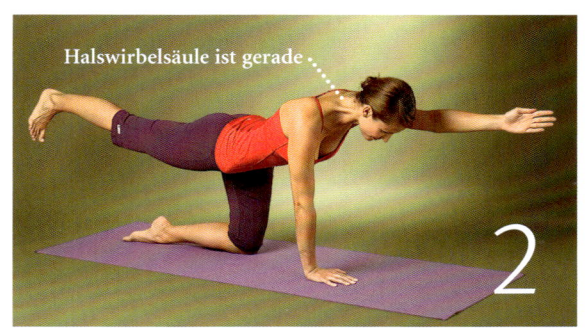

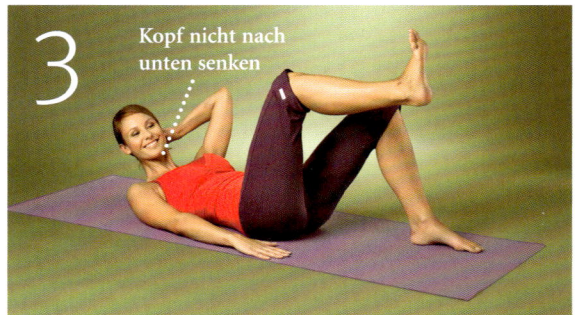

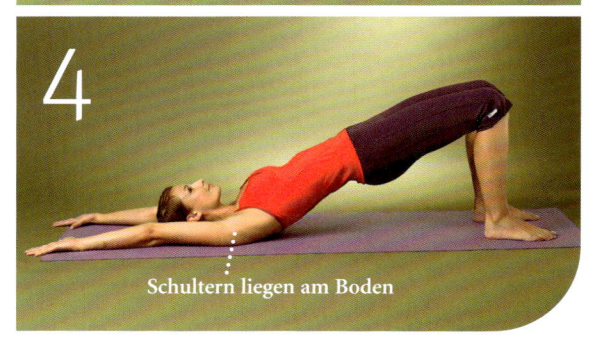

Beinheben in Seitenlage

WIRKUNG: *Kräftigt die Beinaußenseiten, die Hüfte und die Taille.*

- Rollen Sie sich aus der Rückenlage auf die linke Seite. Der untere Arm ist gestreckt, der Kopf ruht auf der Schulter. Das untere Bein ist angewinkelt. Ziehen Sie den Bauch leicht nach innen und stützen Sie sich mit der Rechten vor der Brust ab.
- Strecken Sie nun das obere Bein mit dem Ausatmen ohne Schwung nach oben. Die Bewegung erfolgt aus dem Becken und der Taille. ❶
- Mit dem Einatmen senken Sie das Bein langsam, jedoch ohne es ganz abzulegen.
- Je nach Kraft noch 10- bis 30-mal wiederholen.
- Senken Sie das Bein dann ganz ab, drehen Sie sich über den Bauch zur anderen Seite und wiederholen die Übung mit dem linken Bein.
- Wiederum 10- bis 30-mal ausführen.

Flieger

WIRKUNG: *Kräftigt den oberen Rücken und die Schultern, verbessert die gesamte Körperhaltung.*

- Legen Sie sich auf den Bauch. Die Beine liegen gestreckt eng nebeneinander, die Fußrücken auf dem Boden. Ziehen Sie den Bauchnabel nach in-

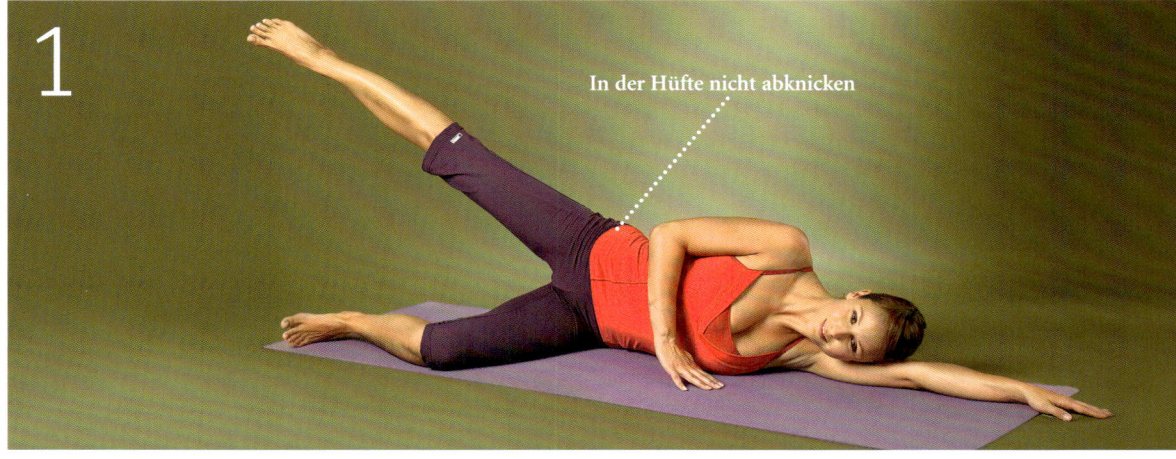

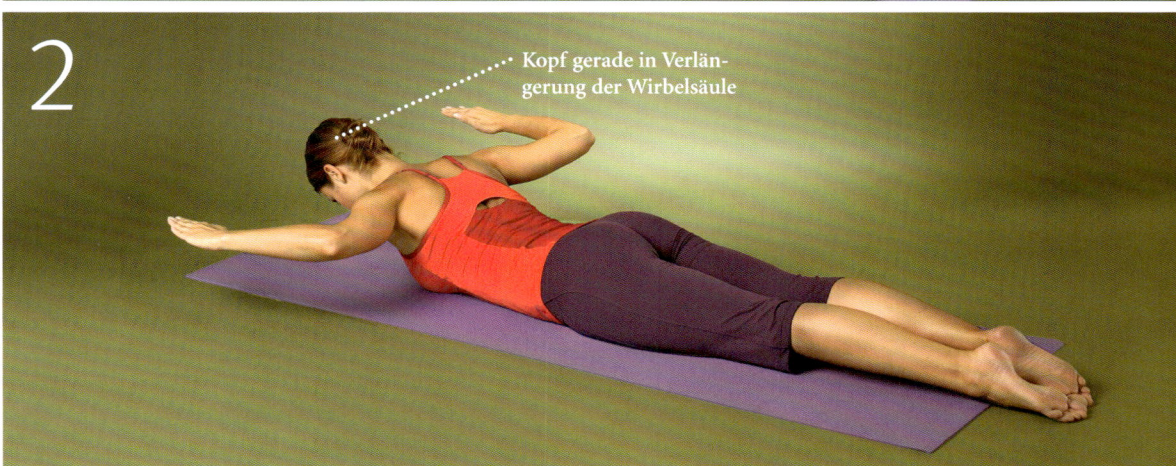

1 In der Hüfte nicht abknicken

2 Kopf gerade in Verlängerung der Wirbelsäule

nen, atmen Sie aus und bringen Sie die gestreckten Arme weit nach vorn. Der obere Rücken ist entspannt. Der Blick geht nach unten.
- Heben Sie nun mit dem Ausatmen Ihre Arme an. Die Kraft kommt dabei aus dem oberen Rücken, nicht aus den Schultern. Ziehen Sie dann die Arme nach hinten, bis sie im Ellbogen einen 90-Grad-Winkel bilden. ❷
- Halten Sie die Position einige Atemzüge lang und bringen Sie die Arme wieder nach vorn.
- Wiederholen Sie das Ganze 10- bis 15-mal.
- Insgesamt 3 Durchgänge mit kleinen Pausen.

Einfacher Liegestütz

WIRKUNG: *Kräftigt Oberarme und Brustmuskulatur. Öffnet den Brustkorb, macht die Schultergelenke beweglich und stabilisiert den oberen Rücken.*

- Gehen Sie in den Vierfüßlerstand. Platzieren Sie die Knie ein Stück weit hinter dem Becken. Die Arme sind parallel zueinander und mehr als schulterweit aufgestellt. Der Blick zeigt nach unten. Winkeln Sie die Unterschenkel an und überkreuzen Sie die Fußgelenke. Achten Sie darauf, dass das Gewicht nicht auf den Kniescheiben ruht, sondern etwas höher am Ansatz der Oberschenkel. Falls Sie dennoch Probleme mit den Knien haben, legen Sie ein gefaltetes Handtuch unter. Kopf und Rücken bilden eine Linie. Ziehen Sie den Nabel nach innen und die Schulterblätter zueinander. Der Brustkorb ist weit. ❸
- Atmen Sie ein und senken Sie den Brustkorb zwischen die Hände ab. Der Kopf ragt dabei weit vor die Hände und bildet nach wie vor eine Linie mit dem Rücken. Der Bauch bleibt angespannt, ebenso die Beine und der untere Rücken.
- Beim Ausatmen drücken Sie die Arme wieder durch und heben den Brustkorb nach oben.
- Wiederholen Sie die Übung 10- bis 30-mal, je nachdem, wie kräftig Sie sind.

Schlussentspannung

WIRKUNG: *Regeneriert und schenkt neue Kraft. Bei keiner Übungsfolge vergessen!*

- Gehen Sie in den Fersensitz und kauern sich eng zusammen. Ballen Sie Ihre Hände zu Fäusten und legen die Stirn darauf ab.
- Lassen Sie den Po auf die Fersen sinken und atmen Sie entspannt und ruhig durch die Nase bis tief in den Bauch hinein. Atmen Sie durch den Mund wieder aus. ❹
- Halten Sie die Position ein paar gleichmäßige Atemzüge lang.

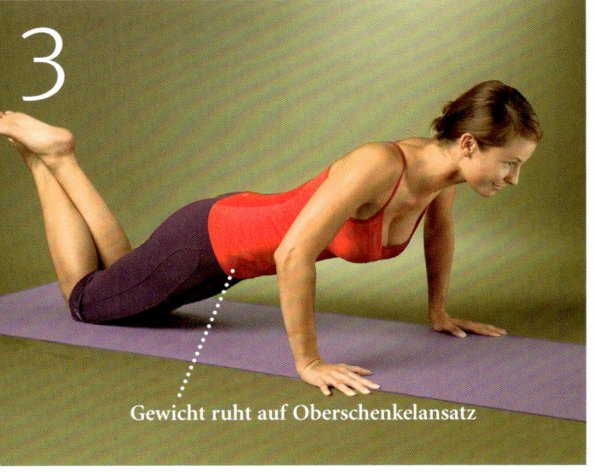

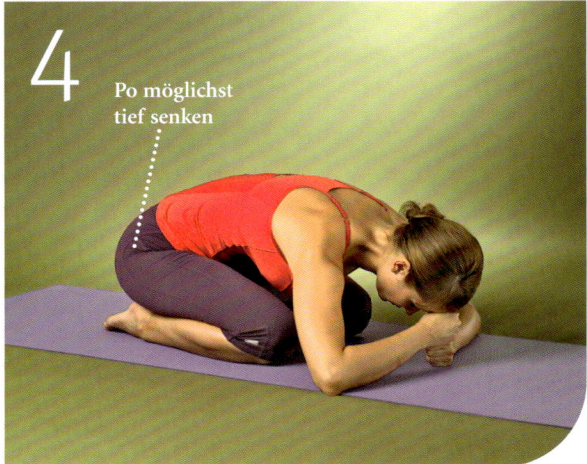

3 Gewicht ruht auf Oberschenkelansatz

4 Po möglichst tief senken

Bewusst entspannen

Stress ist ein wahrer Figurkiller. Darum geht der Weg zum schlanken Ich immer auch mit Entspannung einher. Wenn Sie lernen, besser auf sich achtzugeben, effizienter mit den eigenen Kräften hauszuhalten und mehr Gelassenheit zu entwickeln, schlagen Sie den Stresshormonen ein Schnippchen und umgehen so gefährliche Heißhungerattacken. Nicht zuletzt schlafen Sie auch besser – und das ist sehr wichtig, wenn Sie erfolgreich abnehmen wollen.

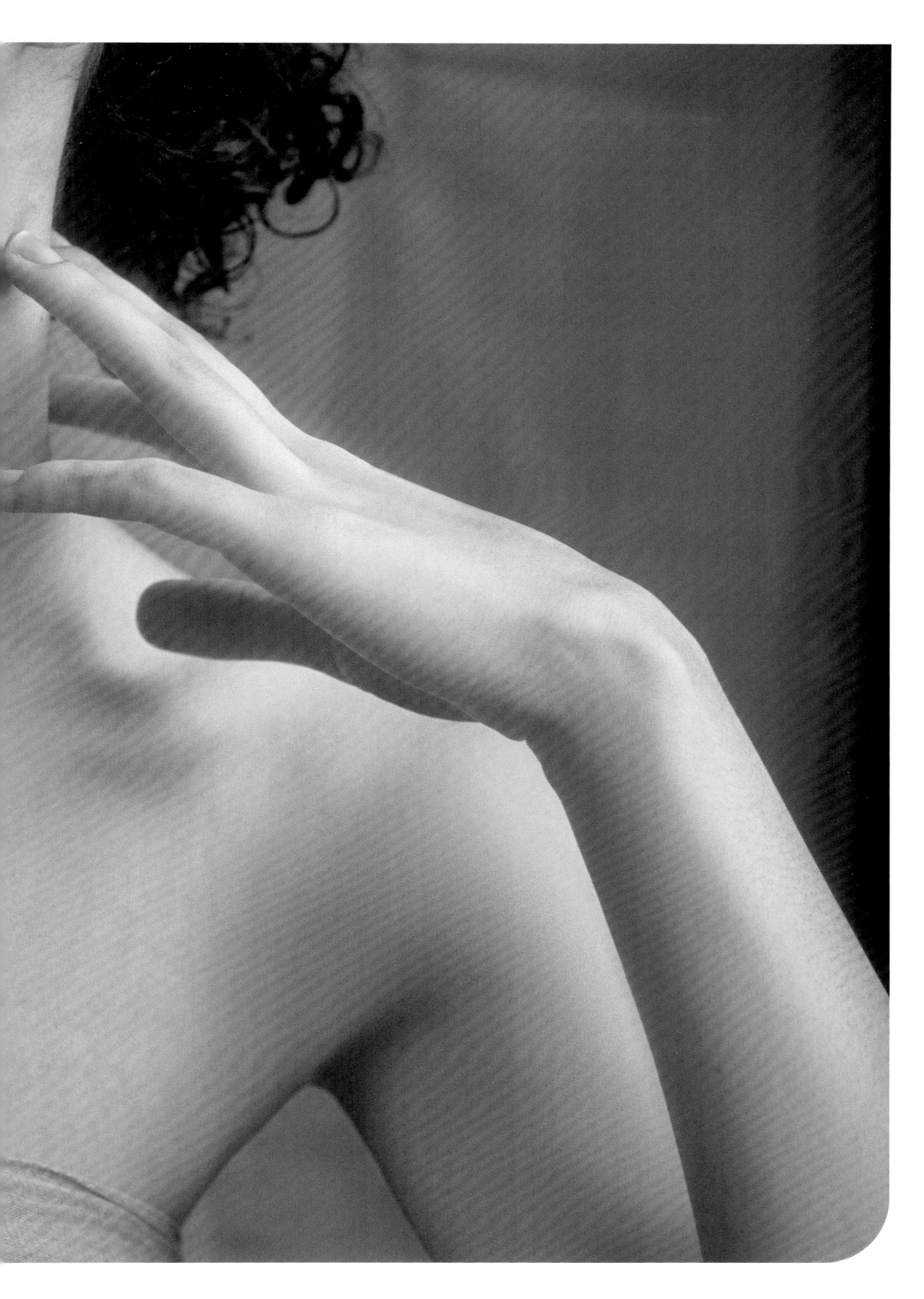

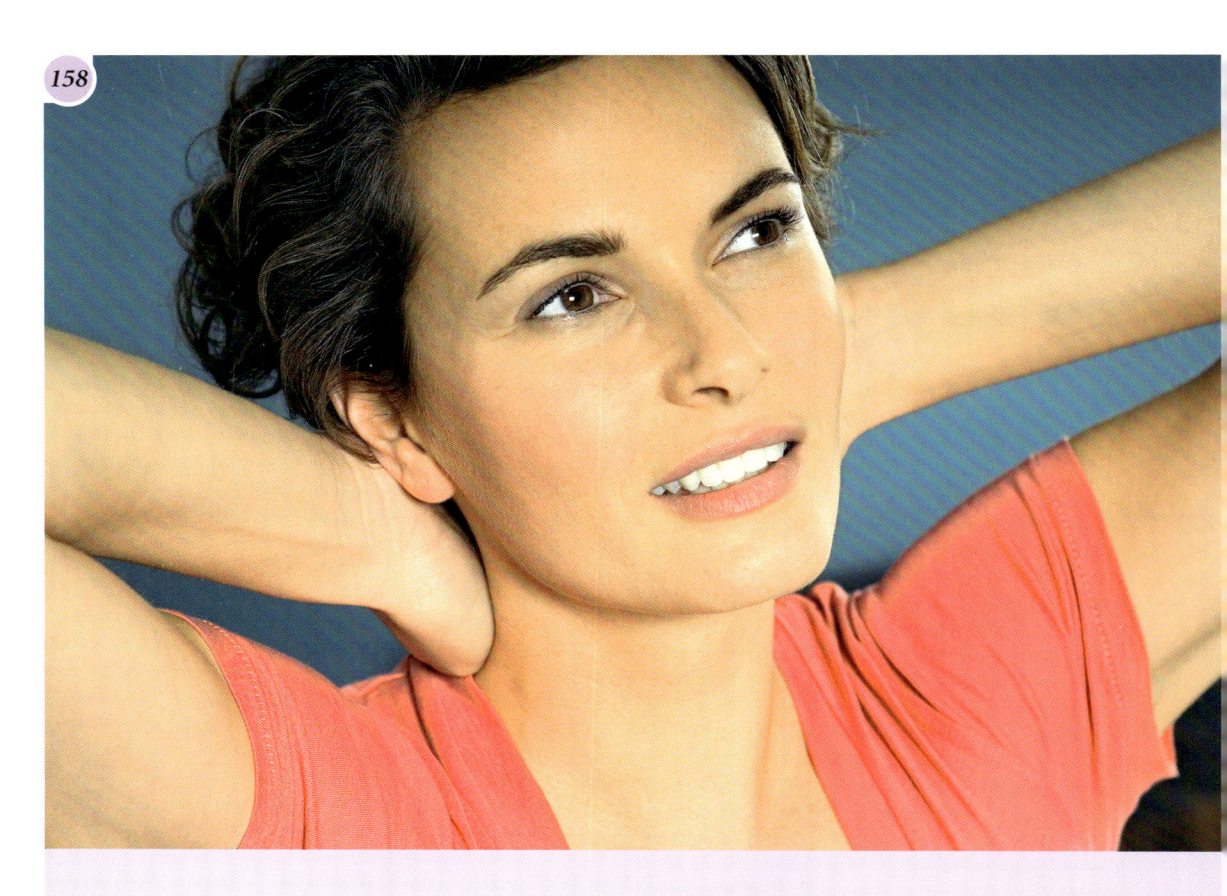

Schluss mit dem Dauerstress

Vom Büro direkt zum Kindergarten oder zur Schule, dann schnell nach Hause zum Mittagessen. Nach dem Aufräumen zum Einkaufen und zum Zahnarzt, später noch zum Elternabend und danach kurz ins Fitnessstudio: Die Stressfalle schnappt oft zu, bevor Sie es richtig registrieren. Zwar klagen viele Frauen über Erschöpfung, doch im Grunde denken die meisten: »Wenn ich heute einfach ein bisschen früher ins Bett gehe, dann geht es mir morgen schon wieder besser.« Doch ob das genügt? Wer seine Bedürfnisse nach Ruhe standhaft verleugnet und ständig über seine Leistungsgrenzen geht, überhört leicht das Signal für einen drohenden Zusammenbruch. Auf Dauer sorgt der ewige Stress nämlich dafür, dass Frauen (und natürlich auch Männer) krank werden und früher altern. Als wäre das noch nicht genug, kann er auch richtig dick machen.

Weiblicher Stress ist aufgrund seines spezifischen »Belastungsmix« ein besonderes Phänomen, dem zunehmend auch die Wissenschaft Beachtung schenkt. Unabhängig von ihrem weiblichen Hormontyp kann jede Frau in unterschiedlichem Maße Stress ausgesetzt sein und unter der daraus folgenden körperlich-seelischen Dysbalance leiden. Über die individuelle Stressbelastbarkeit einer Frau sagt der Hormontyp wenig aus. Deshalb ist dieses Kapitel allen Frauen gewidmet, die aktiv etwas für sich und ihr inneres Gleichgewicht tun wollen. Gezielte Entspannungsübungen verschaffen mehr Ruhe und sorgen dafür, dass Handlungsfähigkeit und gute Laune in den Alltag zurückkehren. Insbesondere Achtsamkeitstraining hilft Ihnen, nicht wegen jeder Lappalie aus der Haut zu fahren.

EINBAHNSTRASSE STRESS

In Zeiten der Doppel- und Mehrfachbelastung gelangen immer mehr Frauen an ihre physischen und psychischen Grenzen: Der Druck im Job geht über in ein Zwangskorsett aus privaten Terminen, die keine Zeit lassen, zwischendurch einmal durchzuatmen und zu verschnaufen. Je mehr Punkte sie auf den persönlichen To-do-Listen abhaken, desto leistungsfähiger fühlen sie sich. Wären das nur nicht schon wieder die Soll-Pläne für den nächsten Tag, bisweilen sogar die der kommenden Wochen und Monate.

Wenn es tagein, tagaus so turbulent zugeht, blockiert der daraus resultierende Stress den Zugang zur inneren Ruhe und Gelassenheit. Und man entfernt sich immer weiter von dem, was Yogis »die innere Mitte« und Psychotherapeuten »körpereigene Ressourcen« nennen. Die Fähigkeit, entscheidende Situationen von weniger wichtigen Ereignissen zu unterscheiden, nimmt ab. Und das führt schnell einmal zu Überreaktionen, Wutausbrüchen oder sogar einem Nervenzusammenbruch, weil das Telefon plötzlich nicht funktioniert, die Fahrradkette herausspringt oder ein Termin nicht nach Wunsch klappt – im Grunde alles Kleinigkeiten. Doch viele Frauen schwächen negative Gefühle, Erschöpfung und sogar einen nahenden Burnout ab, weil sie das Gefühl vermeiden wollen, nicht immer alles unter Kontrolle zu haben.

Stresshormone – an sich eine gute Sache

Doch was passiert bei all dem hinter den Kulissen? In Ihrem Körper? Schließlich folgt die Ausschüttung von Stresshormonen – wie die anderer Botenstoffe auch – einem bestimmten Rhythmus. Der Spiegel des Stresshormons Cortisol beispielsweise erreicht zwischen 6 und 8 Uhr morgens seinen Höhepunkt, fällt im Lauf des Vormittags ab und landet am späten Abend auf dem Tiefststand. Erst gegen 2 Uhr nachts steigt der Pegel dann langsam wieder an, um am nächsten Morgen erneut zu Hochform aufzulaufen. Nun sind Sie wieder für den Tagesstress gewappnet. So gesehen sind Stresshormone an und für sich nicht schlecht. Im Gegenteil: Sie helfen, mit den Belastungen des Alltags fertig zu werden.

Wenn die Spannung aber nicht nachlässt …

Bei Dauerstress allerdings produziert das Gehirn viel zu viel vom Botenstoff ACTH (Adrenocorticotropes Hormon), wodurch der Cortisolspiegel

> **i INFO**
>
> ### Auf einen Blick: Cortisol
>
> **Aufgabe im Körper:** Schnelle Bereitstellung von Energie für die klassische Stresssituation (»fight or flight«).
> **Hormonspiegel:** Gegen Morgen erreicht Cortisol seinen höchsten, am späten Abend den niedrigsten Pegel.
> **Gegenspieler:** Östrogen, DHEA
> **Das schadet ihm:** Ständige Zwischenmahlzeiten, Stressessen (vor allem Kohlenhydrate am Abend), zu wenig Bewegung, zu wenig Schlaf.
> **Das tut ihm gut:** Regelmäßige Mahlzeiten, keine Snacks zwischendurch, regelmäßige Auszeiten, Bewegung.

chronisch erhöht ist. Und das bleibt nicht ohne Folgen: Die US-amerikanische Neurobiologin Amy Arnsten fand heraus, dass bei Dauerstress das Stirnhirn zum einen die Fähigkeit einbüßt, zwischen wichtigen und unwichtigen Informationen zu unterscheiden. Das bedeutet, dass Sie sich nicht aus Zeitmangel überfordert fühlen, sondern keine Zeit haben, weil Sie so überfordert sind. Zum anderen fährt das Gehirn langfristig wirksame Vorgänge im Körper herunter, etwa die Zellregeneration, die Immunabwehr und die Verdauung. Tatsächlich erschöpft sich die Reserve an weißen Blutkörperchen wie Lymphozyten (gegen Viren) und Makrophagen (körpereigene Fresszellen gegen Tumorzellen und Bakterien). Zu guter Letzt begünstigt Stress auch noch die Bildung von Bauchfett und fördert die Lust auf Frustessen – insbesondere auf Süßes und Fettes. Denn Cortisol verfügt über die Fähigkeit, Zucker aus Muskeln und Leber sowie Fette aus den Hautspeichern ins Blut freizusetzen, was den Insulinspiegel stetig nach oben treibt. Der Teufelskreis aus Übergewicht und Insulinresistenz schließt sich – und das Fett setzt sich ausgerechnet wieder am Bauch fest. Wenn der Stress gar nicht mehr nachlässt, kann Cortisol sogar erhebliche Muskel- und Knochenmasse abbauen sowie Magen- und Zwölffingerdarmgeschwüre begünstigen.

DER WEG ZUR INNEREN RUHE

Ein gesunder Lebensstil zeichnet sich daher nicht nur durch eine ausgewogene Ernährung aus, sondern auch durch den regelmäßigen Wechsel von Stress- und Ruhezeiten. Wer bewusst Phasen der Entspannung einplant, reduziert nicht nur die persönliche Belastung deutlich. Er erweitert auch seine mentalen Fähigkeiten und seine Kreativität. Auf der körperlichen Ebene werden Muskelspannungen gelöst und der Atem beruhigt sich – endlich wird eine tiefe Atmung möglich. Auf geistiger Ebene bedeutet das bewusste Entspannen, Gedanken (auch störende) oder Sorgen zwar wahrzunehmen, sie aber ungehindert weiterziehen zu lassen. In dieser Fähigkeit schließlich fruchten Gelassenheit, Selbstakzeptanz, Konzentration und innerer Frieden.

Leider lässt sich Entspannung jedoch nicht einfach einschalten, wenn sie gerade nötig wäre. Es gibt aber Übergangsrituale, die Ihnen helfen, zur inneren Ruhe zu finden. Sie leiten als stets gleich bleibende Handlungen einen Entspannungsprozess oder eine Entspannungstechnik ein. Mit der Zeit gehen diese Rituale so in Fleisch und Blut über, dass Sie gar nicht mehr darüber nachdenken müssen. Dann haben Sie eine Stufe erreicht, in der es zumindest scheint, als bräuchten Sie nur den Schalter umzulegen.

Glücklich im Augenblick

Sicher ist es nicht das Ziel einer bewussten Entspannung, ständig entspannt zu sein. Das wäre im komplexen Alltag, den viele Frauen heute bewältigen müssen, auch schier unmöglich. Was aber durchaus möglich ist: eine Entspannungsfähigkeit zu entwickeln und eine Methode in den Alltag zu integrieren, die Ihnen besonders gefällt oder die bei Ihnen sehr gut wirkt.

Experimentieren Sie in aller Ruhe, bis Sie die Technik finden, die am besten zu Ihnen passt. Das kann Autogenes Training sein, Muskelrelaxation nach Jacobson oder auch einfach Ihr Yogaprogramm. Mit den einfachen Übungen, die Sie bereits ab Seite 122 kennen gelernt haben, harmonisieren Sie hormonelle Ungleichgewichte, Sie werden seelisch stabiler und gewinnen an selbstbewusster, gelassener Ausstrahlung. Immer vorausgesetzt, Sie integrieren das Yogaprogramm als festen Bestandteil in Ihren Tagesablauf. Wenn Sie regelmäßig üben, werden Sie sehr schnell merken, wie viel Kraft Sie durch diese kurzen Auszeiten vom Alltag schöpfen.

TEST: WIE GESTRESST SIND SIE?

Welche der folgenden Anzeichen haben Sie selbst schon an sich wahrgenommen? Nehmen Sie sich zwei Minuten Zeit und beantworten Sie ehrlich alle Fragen.

JA NEIN

1. Ich habe Probleme beim Einschlafen. ○ ○
2. Ich kann nicht durchschlafen und liege nachts oft wach im Bett. ○ ○
3. Wenn ich mich über etwas aufgeregt habe, dann grüble ich noch lange darüber nach. ○ ○
4. In letzter Zeit kann ich mich über nichts mehr freuen. ○ ○
5. Meistens fühle ich mich müde und antriebslos. ○ ○
6. Manchmal habe ich so viel zu erledigen, dass, wenn nur ein Termin nicht klappt oder zu lange dauert, ich nicht mehr weiß, wie ich das alles schaffen soll. ○ ○
7. Wenn ich abends nach Hause komme und/oder die Kinder im Bett sind, kann ich mich zu nichts mehr aufraffen und hänge nur noch vor dem Fernseher ab. ○ ○
8. Manchmal bin ich so erschöpft, dass mir alles weh tut. ○ ○
9. Manchmal komme ich vor lauter Zeitdruck nicht einmal mehr dazu, richtig durchzuatmen. ○ ○
10. Ich habe überhaupt keine Zeit mehr für meine Hobbys. ○ ○

Auflösung

Treffen mindestens drei Aussagen auf Sie zu? Dann ist es höchste Zeit, sich Ihre Erschöpfung einzugestehen. Versuchen Sie aktiv, Ihren Lebensstil zu ändern und den Stresshormon-Level auszugleichen.

• Eine der besten Gegenmaßnahmen, die Sie selbst treffen können, ist eine insulinsensible Ernährung (siehe Seite 66 ff.). Dadurch vermeiden Sie, dass Essen und Trinken unbewusst zum Stressausgleich eingesetzt werden.

• Ein ausgewogenes Bewegungsprogramm (siehe Seite 112 ff.) wirkt in puncto Stressbewältigung wahre Wunder. Der Grund: Stresshormone gehören zu den Stoffwechselhormonen und lassen sich dementsprechend durch alle Maßnahmen, die direkt den Stoffwechsel betreffen, sehr wirkungsvoll beeinflussen.

• Über bewusste, nicht-körperliche Übungen, die den Geist beruhigen und die Seele entspannen, können Sie Ihren Körper entlasten und auf Ihr hormonelles Gleichgewicht einwirken. Die Übungen ab Seite 164 helfen Ihnen dabei.

• Wenn Sie das Gefühl haben, Sie bräuchten Unterstützung, wenden Sie sich an Ihren Arzt. Er kann Ihnen Therapeuten empfehlen, die mit Ihnen an Ihrem persönlichen Stressmanagement arbeiten.

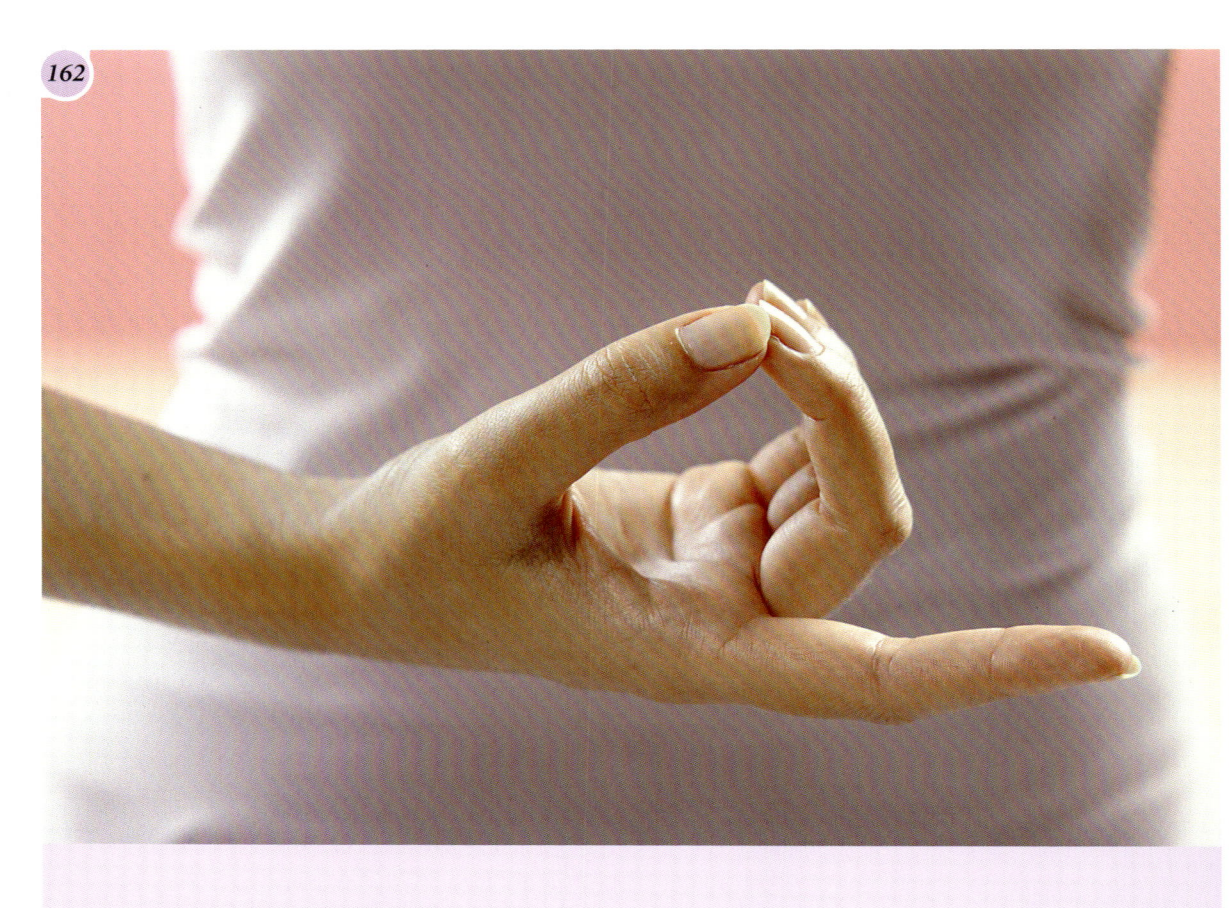

Achten Sie gut auf sich!

Um dem alltäglichen Stress, den Beruf und Privatleben mit sich bringen, standzuhalten, empfehlen Experten, eine innere Haltung zu entwickeln, durch die Sie gelassener, entscheidungsfreudiger und selbstbewusster werden. Auf diese Weise können Sie den nötigen Abstand zu solchen Dingen und Situationen gewinnen, die Sie persönlich als bedrohlich und belastend empfinden. Sie fühlen sich weniger ausgeliefert und erleben sich selbst als aktiven Handlungsträger.
Gezielte Achtsamkeitsübungen verhelfen Ihnen zu einer Geisteshaltung, die ganz dem Augenblick gewidmet ist. Durch Übungen wie den Body-Scan (Seite 165) und Meditation (Seite 167) lernen Sie, Ihre Gefühle, Gedanken und Körperempfindungen wahrzunehmen, ohne sie zu bewerten. Das wirkt ungemein beruhigend und versetzt Sie in die Lage, mit jeder Situation angemessen und gelassen umzugehen.
Nehmen Sie sich Zeit für die Entwicklung einer solchen achtsamen inneren Haltung – jeden Tag, jede Stunde und jede Minute. Regelmäßiges Üben ist entscheidend. Wenn Sie 20 bis 30 Minuten am Tag dafür einplanen können, und das auch noch

in einer ruhigen Umgebung, an der Sie nichts und niemand stört: perfekt. Wenn das nicht klappt, sollten Sie zumindest versuchen, sich mehrmals täglich immer einmal wieder für fünf Minuten ganz und gar auf Ihre Atmung zu konzentrieren und so zumindest eine kurze Auszeit zu nehmen.

DAS ACHTSAMKEITSTRAINING NACH JON KABAT-ZINN

Das englische Wort für Achtsamkeit ist »Mindfulness«. Dieser Begriff bezeichnet eine geistige Einstellung, die am ehesten mit einer Art Gleichmut zu beschreiben ist. In dieser Haltung können Sie das, was Sie bewegt oder stresst, in Ruhe betrachten und annehmen – mit allen Gedanken, Gefühlen, Erinnerungen, Vorstellungen und Sinneseindrücken, die auf Sie einströmen.

Der US-amerikanische Molekularbiologe Jon Kabat-Zinn (*1944), ehemaliger Professor der Universität Massachusetts/Worcester, entwickelte die Entspannungstechnik »Mindfulness-Based Stress Reduction (MBSR)«, was so viel bedeutet wie »Stressbewältigung durch Achtsamkeit«. Ursprünglich sollte MBSR Patienten mit unheilbaren chronischen Krankheiten helfen, besser mit Stress und Angst umzugehen. Heute wird die Methode von geschulten Therapeuten gelehrt: Sie kombiniert Aufmerksamkeitsübungen mit klassisch buddhistischen Achtsamkeitsmeditationen. Diese sind inspiriert aus dem

- Hatha Yoga: Eine Form des Yoga, bei der das körperlich-geistige Gleichgewicht durch körperliche Übungen (Asanas), Atemübungen (Pranayama) und Meditation angestrebt wird.
- Vipassana: Buddhistischer Übungsweg zur Entfaltung der Einsicht in die eigene Vergänglichkeit, des eigenen Ungenügens und des Nicht-Selbst.
- Zen-Buddhismus: Ziel des Zen ist es, durch die Sammlung des Geistes den Dualismus von Ich und Außenwelt aufzuheben. Ein Leben im Zen

kann den Alltag verbessern und erfüllter gestalten (siehe auch Seite 169).

Die Einübung einer solchen Achtsamkeitsmethode erlaubt Ihnen mehr Erkenntnisse über das Leben und stellt somit eine Art der Bewusstseinserweiterung dar. Sie hilft dabei, insbesondere in Stresssituationen innerlich zurückzutreten, sich selbst oder eine belastende Situation weniger wichtig zu nehmen und gelassener mit Anspannung und Ängsten umzugehen. Adressen ausgebildeter Therapeuten finden Sie auf Seite 184.

INFO

Achtsamkeit ist eine Lebenseinstellung

»Achtsam sein«: lange Zeit war das in der Alltagspsychologie nur ein Synonym für Aufmerksamkeit. Erst seit rund 40 Jahren verstehen auch Wissenschaftler den Begriff eher im buddhistischen Sinne. Achtsamkeit bedeutet, ganz im Hier und Jetzt zu leben, sich durch nichts ablenken zu lassen und sich seiner Gefühle, Gedanken und Handlungen in jedem Augenblick voll bewusst zu sein. Im engagierten Buddhismus, zu dessen führenden Lehrmeistern der Mönch, Schriftsteller und Lyriker Thich Nhat Hanh (* 1926) gehört, ist der achtsame und liebevolle Umgang mit sich selbst und allem, was einem begegnet, sogar die Voraussetzung für ein glückliches Leben. Man übt diese Tugend durch Meditation und legt großen Wert darauf, dass sie zu einer den Alltag durchdringenden Geisteshaltung wird. Schließlich heißt es schon in den Yoga-Sutra des berühmten Patanjali: »Wirkliche Unabhängigkeit besteht letztlich im Geschehenlassen der Dinge.«

Der Body-Scan

Wird eine Entspannungsreaktion wie beim Autogenen Training oder der Meditation durch die Kraft der Gedanken ausgelöst, bezeichnet man dies als Top-Down-Verfahren (von oben nach unten – also vom Gehirn ausgehend und bis zu den Muskeln reichend). Die Gedanken beeinflussen die Bewegungsmuskulatur und das vegetative Nervensystem, das alle Organfunktionen steuert. Techniken wie Yoga oder die Progressive Muskelentspannung nach Jacobson dagegen gehören zu den Bottom-Up-Verfahren (von unten nach oben – also von den Muskeln ausgehend zum Gehirn). Bei diesen Methoden wirkt das bewusste An- und Entspannen der Muskulatur auf das vegetative Nervensystem und den Geist.

Zu den erstgenannten Methoden zählt auch der Body-Scan. Jon Kabat-Zinn entwickelte mit ihm ein Entspannungsverfahren, bei dem Sie Ihren Körper Zentimeter für Zentimeter in Gedanken abtasten. Dabei erleben Sie »hautnah«, was gerade in Ihrem Inneren geschieht, entdecken Verspannungen, spüren den Signalen Ihres Körpers nach – und bekommen so einen klareren Eindruck davon, was genau in Ihnen vorgeht. Das wirkt insbesondere in oder nach akuten Belastungssituationen sehr entspannend und ausgleichend, weil Sie sich Ihren Gedanken und Emotionen weniger hilflos ausgeliefert fühlen. Zudem gewinnen Sie durch den Body-Scan die Kontrolle über Ihren Körper zurück: Der Herzschlag beruhigt sich, die Körpertemperatur normalisiert sich und Sie können wieder klar denken. Wenn Sie regelmäßig üben – auch dann, wenn Sie gerade einmal nicht unter Hochspannung stehen –, sind Sie bald in der Lage, einen stress- und schmerzfreien inneren Raum zu entwickeln. Sobald Sie dies beherrschen, können Sie bei Bedarf immer wieder zu diesem »Ort der Ruhe« zurückkehren, um neue Kraft und innere Stärke zu sammeln. Und diese Fähigkeit schenkt Ihnen eine ungeheure Kraft.

> **! WICHTIG**
>
> ### Auf Körpersignale achten
>
> Wenn Ihnen beim Üben etwas wehtut, hören Sie sofort auf und versuchen es ein anderes Mal aufs Neue. Auch wenn sich vorhandene Schmerzen (etwa Kopfweh) verstärken, stoppen Sie die Übung umgehend. Falls sich beim Üben Kreislaufprobleme bemerkbar machen, ist eine Pause angebracht: Setzen oder legen Sie sich hin, trinken Sie ein Glas Wasser und atmen Sie mit geöffneten Augen ruhig weiter. Es ist völlig normal, dass während der Entspannung Gedanken kommen und gehen. Kümmern Sie sich nicht darum.

Bevor es losgeht

Für den Body-Scan brauchen Sie Zeit und vor allem Ruhe. Ziehen Sie sich daher an einen Ort oder in einen Raum zurück, an dem Sie die nächste halbe Stunde nicht gestört werden. Legen Sie sich in bequemer Kleidung auf eine Yogamatte oder Decke auf dem Boden. Nehmen Sie störenden Schmuck und die Brille ab. Legen Sie sich ein kleines Kissen in den Nacken und/oder unter die Knie, damit Sie ganz bequem auf dem Rücken liegen können. Übrigens: Entspannungsübungen wirken am besten, wenn Sie davor Sport getrieben haben; Sie erreichen dann eine Tiefenentspannung einfacher. War der Tag anstrengend, sollten Sie sich also erst einmal ausgiebig bewegen und sich dann die Zeit zum Entspannen nehmen. Vorsicht: Hunger wirkt dem Entspannen entgegen. Essen Sie daher vorher einen weißen Joghurt (ohne Frucht- und Zuckerzusatz) oder trinken Sie ein Glas Wasser. Mehr sollte es nicht sein. Lassen Sie nach einer größeren Mahlzeit zwei Stunden bis zur Entspannungsübung vergehen.

Übung »Body-Scan«

WIRKUNG: Der Body-Scan beruhigt Herzschlag und Atmung und klärt zugleich den Geist.

- Legen Sie sich bequem auf die Unterlage. Die Beine sind etwa hüftbreit gespreizt, die Füße kippen nach außen. Die Arme liegen entspannt neben dem Oberkörper, die Handflächen zeigen zum Boden.
- Schließen Sie die Augen und kommen Sie zur Ruhe. Atmen Sie durch die Nase bis tief in den Bauch hinein und ebenso tief durch den Mund wieder aus. Lassen Sie den Atem kommen und gehen, ohne irgendetwas zu erzwingen. Spüren Sie, wie sich mit jedem Atemzug die Bauchdecke hebt und senkt. Lassen Sie sich Zeit.
- Lenken Sie nun Ihre Aufmerksamkeit in Ihren linken Fuß. Stellen Sie sich vor, dass Sie bis in die Zehen hinein atmen. Spüren Sie den großen Zeh, den kleinen Zeh, die drei Zehen dazwischen. Schenken Sie allen Empfindungen und Spannungen Ihre volle Aufmerksamkeit: Sind Ihre Zehen warm oder kalt? Wenn Sie nichts spüren, ist das auch in Ordnung. Welche Empfindungen auch immer auftauchen mögen: Nehmen Sie sie einfach nur wahr. Und stellen Sie sich vor, dass Sie mit jedem Ausatmen alle Gefühle und Spannungen loslassen.
- Auf dieselbe Weise lenken Sie nun Ihre Aufmerksamkeit der Reihe nach auf die linke Fußsohle, den Fußrücken, das Sprunggelenk, auf Unterschenkel, Knie, Oberschenkel und Leistengegend.
- Tasten Sie im Geiste Ihren ganzen Körper ab: Nach dem linken Bein geht es das rechte Bein hinauf, dann über Unterleib, Gesäß und Becken die Wirbelsäule hinauf bis zur Schulter. Anschließend erst von den Fingern der linken Hand bis zur Schulter, dann von den Finger der rechten Hand zur Schulter. Über Nacken, Hals, Gesicht und Kopf bis zum Scheitel. Atmen Sie während der gesamten »Körperreise« ruhig und in Ihrem eigenen Rhythmus.
- Am Ende der Übung – sie dauert etwa 30 Minuten – spüren Sie noch einmal ein paar Züge Ihrer Atmung nach. Dann öffnen Sie die Augen, recken und strecken sich und kommen langsam wieder zurück ins Hier und Jetzt.

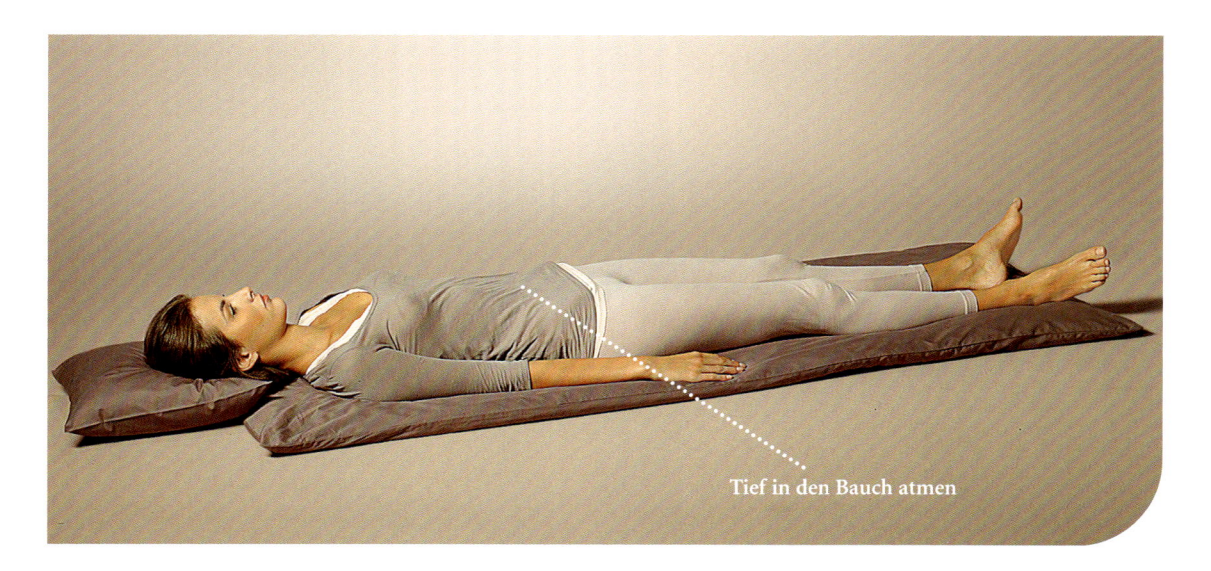

Tief in den Bauch atmen

MEDITATION

Die Meditation ermöglicht spirituelle Erfahrungen und hilft, Körper, Geist und Seele in Einklang und Ruhe zu bringen. Vor allem aber ist Meditation ein hervorragendes Mittel, um Abstand vom Stress zu gewinnen. Aller Wahrscheinlichkeit nach hat sie ihre Wurzeln im alten Indien, von wo sie sich über China bis nach Japan ausbreitete. Der westliche Begriff »Meditation« leitet sich vom lateinischen Wort »meditare« ab und bedeutet so viel wie »etwas aufmerksam betrachten«.

Der führende deutsche Meditationsforscher, der Psychologe Ulrich Ott, erforscht am Bender Institute of Neuroimaging (Bion) der Universität Gießen, was beim Meditieren im Gehirn passiert. Sein Fazit: Wer regelmäßig seine Aufmerksamkeit auf das Hier und Jetzt bündelt, verändert »die Architektur seines Gehirns«. Besinnung und Ruhe sind die Grundlage, auf der sich Neues aufbauen kann: Entspannung und Gelassenheit, neue Ideen und Gedanken, Selbstbewusstsein.

Bestätigt wird diese These durch die Harvard-Psychologin und US-Pionierin der Meditationsforschung Sara Lazar. Sie stellte fest, dass die Hirnrinde bei regelmäßig meditierenden Probanden bis zu fünf Prozent dicker ist als bei nicht meditierenden Vergleichspersonen. Zudem wiesen ihre Hirngebiete für Aufmerksamkeit und Sinneswahrnehmungen deutlich mehr Nervenverbindungen auf. Am auffälligsten waren diesen Veränderungen bei älteren Meditierenden, woraus Ott schließt, dass regelmäßiges Meditieren eine Ausdünnung der Hirnrinde im Alter verhindern kann.

TIPP

Frisst Ihr Job Sie auf?

In Zeiten wie diesen darf niemand über zu viel Arbeit jammern. Ganz im Gegenteil: Selbstausbeutung gilt als Ideal – und Frauen machen dabei besonders gerne mit. Nicht zuletzt aus Angst, den Job zu verlieren oder den Ansprüchen nicht zu genügen.

Eine Umfrage des ISO-Instituts Köln ergab, dass 42 Prozent der beschäftigten Frauen und Männer immer oder häufig unter Zeitdruck stehen. Jeder Fünfte geht meist oder immer an die Grenzen seiner beziehungsweise ihrer Leistungsfähigkeit. Wenn Sie gesund, leistungsfähig und schlank (!) bleiben wollen, ziehen Sie jetzt die Notbremse.

- Gerade wenn Sie über wenig freie Zeit verfügen: Trennen Sie Arbeit und Freizeit klar voneinander. Nehmen Sie keine Arbeit mit nach Hause, bleiben Sie am Wochenende unerreichbar und gönnen Sie sich ausreichend Muße und Ruhe. Nur so schöpfen Sie auch neue Kraft.
- Legen Sie sich ein Hobby zu, das Sie geistig und zeitlich fordert – und halten Sie die dazu nötigen Termine unbedingt ein. Wollten Sie schon immer in einem Chor mitsingen, einen Tanzkurs oder einen Motorradführerschein machen oder die Kunst des Ikebana erlernen? Nur zu!
- Pflegen Sie Freundschaften und Ihre Partnerschaft. Verlässliche soziale Beziehungen können wunderbar dabei helfen, das Tempo herauszunehmen. Zudem spiegeln sie wider, was an unserem Zeitkonzept nicht stimmt. Wie oft ist es für Sie in Ordnung, einen gemeinsamen Abend wegen des Jobs sausen zu lassen?

Auf Abstand gehen

Der erste Schritt auf dem Weg zu mehr Ruhe ist es, Abstand zu schaffen von allem, was Sie belastet und bedrückt. So wie ein Wanderer am Ziel seiner Reise das Gepäck ablegt, legen Sie nach Ihrer Wanderung durch den Tag Ihre Lasten ab und gönnen sich bewusst eine Pause. Suchen Sie dazu ein ruhiges Plätzchen, an dem Sie nicht gestört werden. Schaffen Sie sich dort eine Atmosphäre, in der Sie gut entspannen können. Vielleicht kommen Sie schneller zur Ruhe, wenn Sie sich ein Räucherstäbchen anzünden oder eine Kerze aufstellen? Möglicherweise unterstützt auch leise Musik den Entspannungsprozess? Testen Sie aus, was Ihnen am besten hilft.

Die richtige Position

Um entspannt zu sitzen (Lotos- oder Schneidersitz) oder zu hocken (Fersensitz), empfiehlt sich ein Sitzkissen, eine Knierolle oder auch ein Meditationshocker. Wenn Sie möchten, können Sie auch auf einem Stuhl mit Armlehnen Platz nehmen. Wichtig ist nur eine ebenso stabile wie bequeme aufrechte Haltung. Verändern Sie anfangs ruhig Ihre Sitzposition während der Meditation, wenn Sie das Bedürfnis danach haben. Sie werden merken: Im Laufe der Zeit wird es immer einfacher, ganz still zu sitzen.

Sie können sich auch auf eine Decke oder eine Yogamatte legen. Bedenken Sie jedoch, dass die liegende Haltung zum Einschlafen einlädt, Meditation aber ein Zustand ruhevoller Wachheit sein soll. Daher ist eine aufrecht sitzende Haltung zumindest für Einsteiger besser geeignet.

Die Übungsdauer

Wenn Sie mit dem Meditieren beginnen, empfiehlt es sich, den Wecker zu stellen, um zu lernen, einen bestimmten Zeitabschnitt lang in Ruhe zu verharren. Geübte haben diese Zeitabschnitte verinnerlicht und brauchen keine Uhr mehr.

Meditationsübung

WIRKUNG: Schenkt innere Ruhe und Gelassenheit, stärkt die Aufmerksamkeit und Wahrnehmungskraft.

- Wenn Sie eine bequeme Haltung gefunden haben, schließen Sie die Augen. Anfangs nehmen Sie Ihre Umgebung und Geräusche noch wahr, lassen Ihre Gedanken kommen und gehen. Mit jedem tiefen Ausatmen lassen Sie sich dann mehr nach innen sinken. Begeben Sie sich auf eine Bewusstseinsreise durch Ihren Körper und lassen Sie mit jedem Ausatmen ein Stück Anspannung abfließen. So können Sie nach und nach Ihre Füße und Beine, Ihr Becken, den Rücken, Bauch, Brustkorb, Schultern, Arme, Hände, Nacken, Kopf und Gesicht entspannen. Richten Sie Ihre Aufmerksamkeit dabei mehr und mehr nach innen.
- Sie nehmen zwar das Außen noch wahr, Geräusche, Bewegungen und Gedanken werden jedoch immer gleichgültiger. Lassen Sie sie vorbeiziehen wie Wolken am Himmel. Schauen Sie ihnen zu, ohne daran hängen zu bleiben. Sie nehmen die Dinge zwar wahr, verschmelzen aber nicht damit.
- Sie kommen nun in einen Zustand der Gelöstheit und gewinnen Abstand zu den Dingen. Spüren Sie entspannt nach innen: Ihr Atem fließt in seinem eigenen Rhythmus, Ihr Körper entspannt sich und Ihr Geist kommt zur Ruhe.
- Nehmen Sie bewusst wahr, wie sich Ihr Körper, Ihr Geist und Ihre Seele erholen und wie Sie sich in der Ruhe von Stress, innerer und äußerer Anspannung lösen. So schöpfen Sie neue Kraft, die sich mit jedem Atemzug im Körper, in den Gedanken und Gefühlen ausbreitet. Versuchen Sie, das Bewusstsein Ihrer inneren Ruhe zu vergrößern und über den Raum, in dem Sie sitzen, auszudehnen. Ihre innere Ruhe wird dabei immer tiefer.
- Sobald der Wecker klingelt, kommen Sie langsam in die Wirklichkeit zurück. Strecken Sie sich, atmen Sie tief durch und öffnen Sie die Augen.

Meditation in den Alltag übernehmen

Versuchen Sie, neben regelmäßigen Meditationsübungen auch während der Yogaübungen (siehe Seite 122 ff.) oder im Alltag zu meditieren. Je öfter es Ihnen so gelingt, vom quirligen Leben um Sie herum Abstand zu gewinnen, desto gelassener werden Sie und desto weniger kann der Stress Ihnen etwas anhaben.

Kleine Meditationen können Sie ohne viel Aufwand überall und jederzeit durchführen. Konzentrieren Sie sich einfach nur auf das, was Sie im Moment gerade tun. Das muss gar nichts Weltbewegendes sein, sondern kann sich auch in banalen Alltagstätigkeiten erschöpfen: Blumen gießen, sich auf ein Gespräch konzentrieren, Fenster putzen oder den Müll hinaustragen. Gerade solche Routinearbeiten sollten Sie mit einer verstärkten Bewusstheit erleben. Denn alles, was Sie tun, geschieht in Ihrer Lebenszeit. Verschwenden Sie sie nicht durch mangelnde Achtsamkeit für Ihr Tun.

Nehmen Sie sich täglich Zeit für sich selbst. Im Idealfall meditieren Sie jeden Tag zur gleichen Zeit. So wird aus der Zeit der Besinnung nach kurzer Zeit eine feste Gewohnheit. Und auch Ihr Partner und/oder Ihre Familie wissen dann, dass Sie in dieser Zeit nicht gestört werden wollen. Am besten, Sie schaffen sich gleich einen besonderen Platz, um zu meditieren: eine eigene Ecke in einem ruhigen (Schlaf-)Zimmer, die Sie mit einem schönen Teppich, einem gemütlichen Sitzkissen oder einem Meditationsbänkchen ausstatten, oder eine blickgeschützte Stelle im Garten sind wunderbare Orte der inneren Einkehr. Sie können dieses Plätzchen natürlich ganz nach Ihrem Geschmack noch angenehmer gestalten, beispielsweise mit duftendem Räucherwerk, Kerzen, einem Bild oder Ihren Lieblingsblumen. Wichtig ist allein, dass diese Insel der Ruhe, egal wie klein und bescheiden sie auch sein mag, ausschließlich Ihrer Meditation vorbehalten bleibt.

INFO

Verschiedene Meditationsmethoden

- **Atemmeditation:** Bei dieser Methode gilt die Aufmerksamkeit dem eigenen Atem. Doch anstatt ihn ganz bewusst zu steuern, schauen Sie dem Atemfluss einfach nur zu. Atmen Sie tief aus, machen Sie eine kleine Atempause und lassen Sie erst dann den Atem wieder einströmen, wenn Ihr Körper das will. Der Atem gleicht so einer Welle, die kommt und geht. Beobachten Sie sein Kommen und Gehen – und wie sich dabei Ihre Bauchdecke im eigenen Rhythmus hebt und senkt.
- **Gegenstandsmeditation:** Stellen Sie eine brennende Kerze auf und schauen Sie entspannt und mit halb geschlossenen Augen in die Flamme. Nach einiger Zeit schließen Sie die Augen ganz und bilden die Flamme vor Ihrem inneren Auge ab. Wiederholen Sie diesen Prozess so lange, bis Sie sich innerlich ruhig fühlen.
- **Klangmeditation:** Diese Art der Meditation empfiehlt sich vor allem in der Gruppe. Sie geben dabei zum Beispiel dem Atem einen Ton und singen O, M und OM (OM gilt als der uranfängliche Laut, »der Klang der Lebenskraft«); dabei hören Sie im Wechsel den anderen Gruppenteilnehmern zu. Auch Musik oder eine CD mit Meditationstext kann die innere Ruhe vertiefen. Beides eignet sich auch fürs Üben zu Hause (siehe Seite 183).

DIE BESTEN ZEN-TIPPS FÜR IHREN ACHTSAMEN ALLTAG

Der Weg des Lebens bedeutet im Zen, seinen inneren Frieden zu finden. Je mehr und je regelmäßiger Sie über die Gebote des Zen nachdenken, sie üben und in Ihren Alltag integrieren, desto weiter werden Sie kommen und desto mehr werden Sie selbst unter widrigen Umständen an Gelassenheit und Stärke gewinnen.

Leben Sie im Hier und Jetzt
In diesem Satz steckt eine essenzielle Lebensweisheit: Carpe diem – Pflücke den Tag! Nur das Jetzt zählt, gestern ist vergangen und die Zukunft noch nicht da. Das Leben steht Ihnen nur im Augenblick zur Verfügung. Genießen Sie es.

Seien Sie achtsam
Versuchen Sie allem, was Sie tun, Ihre volle Aufmerksamkeit zu schenken. Achtsamkeit ist das Gegenteil von zerstreutem Nebenher. Der Versuch, so viel wie möglich gleichzeitig zu erledigen, macht hektisch und unkonzentriert. Das sorgt für schlechte Stimmung und irgendwann sind Sie nicht mehr bei sich und den Menschen, die Sie mögen.

Seien Sie authentisch
Das Leben in seiner ganzen Fülle zu leben, bedeutet auch, auf eine bestimmte Art mit all den Gefühlen umzugehen, denen Sie nicht entgehen können. Nehmen Sie Unangenehmes wie Ärger und Wut an. Erkennen Sie seine Veränderbarkeit, trauern Sie, wo es nötig ist, und lassen Sie dann los. Zur Authentizität eines Menschen gehört es auch, nicht absichtlich zu lügen und sich und anderen nichts vorzumachen. Nur so können Sie zu sich selbst kommen.

Lieben Sie sich selbst
Nur vorab: Mit Egoismus hat Selbstliebe nichts zu tun. Zen fordert vielmehr dazu auf, sich als den unvollkommenen Menschen anzunehmen, der noch auf der Reise ist, der sich entwickelt und noch nicht am Ende seines Weges angekommen ist. Stehen Sie zu Ihren Schwächen.

Lernen Sie loszulassen
Loslassen hat im buddhistischen Sinn nichts mit Gleichgültigkeit zu tun, sondern mit der Erkenntnis, dass alle Dinge und Gefühle vergänglich sind. Was Sie heute haben und lieben, kann morgen schon fort sein – und wer mit Gedanken und Gefühlen daran haftet, tut sich schwer, wieder glücklich und zufrieden zu werden.

Gehen Sie bewusst mit Ihren Wünschen um
Mit Wünschen fängt das Leiden an, so die buddhistische Überzeugung. Werden sie nicht erfüllt, wächst aus der Begierde Ärger, Wut und Zorn. Genauso verhält es sich mit Erwartungen, die wir in andere Menschen setzen. Bedenken Sie, dass Freunde, Eltern, Partner oder Kinder nicht auf der Welt sind, um Ihre Bedürfnisse zu erfüllen. Nun bedeutet das Zen-Gebot keinesfalls, dass Sie überhaupt keine Wünsche mehr haben dürfen. Erwarten Sie nur nicht, dass allein die Erfüllung Ihrer Wünsche zum absoluten Lebensglück führt.

Vertrauen Sie dem Leben
Versuchen Sie, dem Fluss des Lebens keinen Widerstand entgegenzusetzen, auch wenn er immer wieder neue, überraschende und gelegentlich unangenehme Windungen bereit hält. Dinge geschehen, Beziehungen bleiben bestehen – oder gehen auseinander. Vertrauen Sie darauf, dass das Leben alles auf die einzig richtige, sinnvolle Art geschehen lässt. Kämpfen Sie nicht dagegen an, sondern lernen Sie, auch unliebsame Entwicklungen gelassen anzunehmen. Alles hängt miteinander zusammen. Setzen Sie einen Fuß vor den anderen, gehen Sie einfach Ihren Weg.

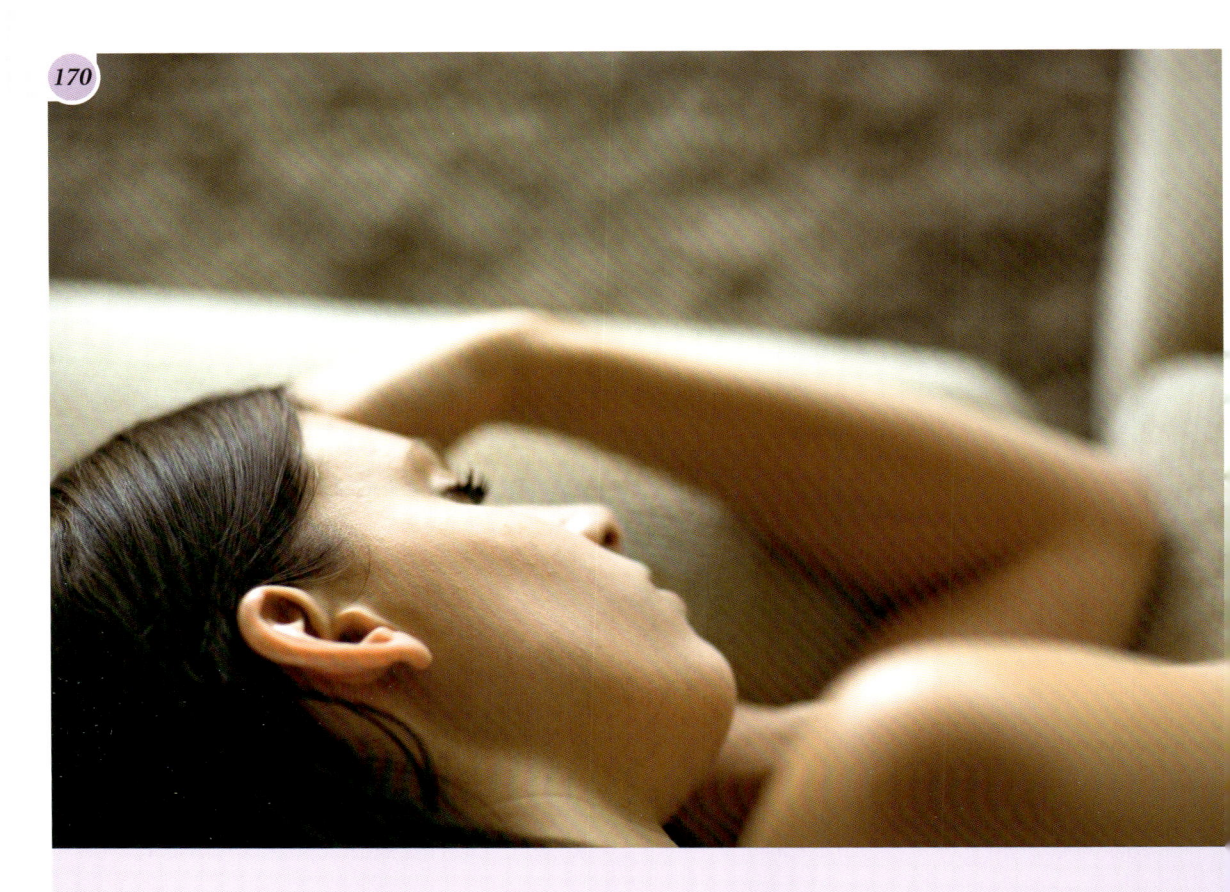

Schlafen Sie gut!

Guter Schlaf ist ein Luxus – vor allem für Frauen. Trotzdem hat die Forschung das Thema spezifisch weiblicher Schlafprobleme über lange Zeit vernachlässigt. Und auch viele Ärzte nahmen die Beschwerden ihrer Patientinnen über schlechten Schlaf lange nicht ernst. Zum Glück jedoch wächst – wie am Interdisziplinären Schlafmedizinischen Zentrum der Charité Berlin – zunehmend das Interesse daran, wie Frauen schlafen und wie sich ihre Schlafmuster, -bedürfnisse und -probleme im Lauf des Lebens wandeln. Dabei lassen erste Studien erkennen, dass Frauen doppelt so häufig Ein- und Durchschlafschwierigkeiten haben wie Männer. Fatal, denn schließlich wirkt sich die Schlafqualität auf die gesamte Lebensqualität aus: Schlaf ist ein menschliches Grundbedürfnis und deshalb genauso wichtig wie das Atmen, gesundes Essen und Trinken und regelmäßige Bewegung. Glaubt man dem US-amerikanischen Schlafpionier William C. Dement (*1928), sind sogar 90 Prozent der Gesundheit vom Schlaf abhängig. Besonders der Tiefschlaf spielt im Hinblick auf das Immunsystem und die Regenerationsprozesse im Körper eine tragende Rolle. Ebenso kommt auch das Gehirn erst im Schlaf zur Ruhe und sortiert sich. Nicht zuletzt sorgt ausreichend Schlaf dafür, dass Sie Ihr Gewicht halten und in Verbindung mit einer insulinsensiblen Ernährungsweise sogar abnehmen können. Denn wer genug schläft, lebt im richtigen Stoffwechselrhythmus.

DER INNERE RHYTHMUS

Für unseren Schlaf-Wach-Rhythmus ist die biologische Uhr im Gehirn zuständig. Sie steuert eine Reihe von hormonproduzierenden Drüsen und Organen und wirkt so auf die Produktion von schläfrig machendem Melatonin, von Wachstumshormon (HGH) zu Beginn der Tiefschlafphase und von Cortisol am frühen Morgen. Auf Schlaf ist die innere Uhr etwa um 22 beziehungsweise 24 Uhr eingetaktet – je nachdem ob Sie eher ein Lang- oder Kurzschläfer sind (siehe Seite 172). Der innere Rhythmus sorgt außerdem dafür, dass die Immunzellen nachmittags die meisten Antikörper herstellen und die Muskeln besonders insulinempfindlich sind. Ganz nebenbei ist er auch noch dafür verantwortlich, dass Sie tagsüber etwa alle vier bis fünf Stunden ein kurzes Leistungstief erleben. Wenn Sie es schaffen, die Mahlzeiten im Rahmen der Insulintrennkost etwa in diesem Rhythmus einzunehmen, sind Sie danach um das Mehrfache fitter als nach einem Schokoriegel.

Vorsicht, Schlafmangel!

Aus physiologischer Sicht stellt Schlaf ein bestimmtes Muster neurochemischer und elektrischer Prozesse im Gehirn dar. Diese Vorgänge steuern über das Hormonsystem und das vegetative Nervensystem auch die Stoffwechsel- und Immunprozesse im Körper. Ein Schlafmangel bringt, so fanden US-amerikanische Wissenschaftler der Universität Berkeley 2006 im Rahmen einer Studie heraus, den gesamten Schlaf-Wach-Rhythmus aus dem Takt. Damit gerät auch der Zyklus aus Nahrungsaufnahme, Energieverbrauch, Stoffwechsel und Hormonhaushalt aus den Fugen: Wer wenig schläft, wird demnach eher dick – auch wenn er nicht mehr isst als ein Langschläfer. Zwar sind die Wechselbeziehungen innerhalb des Stoffwechsels noch nicht restlos geklärt. Trotzdem empfehlen Forscher schlaffördernde Lebensgewohnheiten, um Übergewicht vorzubeugen. Der Versuch einer Lübecker Forschungsgruppe zeigte, dass selbst bei jungen, gesunden Testpersonen der Stoffwechsel Achterbahn fuhr, sobald sie eine Woche lang nur vier Stunden täglich schlafen durften. Die Folgen: Blutdruck und Cortisolspiegel der Probanden stiegen an. Ihr Blutzuckerspiegel war nicht mehr stabil und sie zeigten eine erhöhte Insulinresistenz; die Wirksamkeit des Insulins im Muskel ließ also nach. Infolgedessen konnten die Körperzellen Zucker und Fett schlechter aufnehmen und verbrennen. Auf die Dauer führt dieser Kreislauf beinahe automatisch zu Übergewicht.

> **TIPP**
>
> ### So viel Schlaf brauchen Sie
>
> Die Schlafforschung hat herausgefunden, dass eine gesunde Nachtruhe und ein reibungsloser Fettabbau eng miteinander zusammenhängen. Als Richtwert empfehlen Wissenschaftler dabei sieben bis acht Stunden Schlaf. Orientieren Sie sich trotzdem an Ihrem persönlichen Schlafbedürfnis und Ihrem Wohlbefinden: Je müder Sie abends beim Zubettgehen sind, desto intensiver fällt Ihr Tiefschlaf aus. Und dabei erholen Sie sich am besten.
> Um die Tiefschlafphasen zwischen 23 und 2 Uhr bestmöglich zu nutzen, empfiehlt es sich, gegen 23 Uhr (plus/minus eine Stunde) einzuschlafen.

STEUERRAD DER HORMONE: DIE INNERE UHR

Dass die innere Uhr von Pflanzen und Tieren durch Licht gesteuert wird, weiß man schon lange. Doch erst die berühmten »Bunkerexperimente« in den Sechzigerjahren des letzten Jahrhunderts zeigten, dass auch überall im menschlichen Körper innere Uhren ticken. Unser Immunsystem und insbesondere unser Hormonhaushalt sind fest im Griff dieser unsichtbaren Taktgeber.

Nicht nur das Licht hat einen großen Einfluss auf den Biorhythmus. Auch unsere innere Uhr läuft in einem Tagesrhythmus von exakt 24 Stunden und 11 Minuten – das fand der berühmte Schlafforscher Charles Czeisler von der Harvard Medical School heraus. Der körpereigene Taktgeber befindet sich im Zwischenhirn im sogenannten suprachiasmatischen Kern. Diese winzige Gehirnregion steuert Ruhe und Aktivität, Hormonausschüttung und Körpertemperatur. Tatsächlich können Endokrinologen, also Ärzte und Wissenschaftler, die sich mit den Hormondrüsen und -kreisläufen im Körper beschäftigen, im Blutbild eines Menschen erkennen, um welche Tageszeit die Blutprobe entnommen wurde.

Lerche oder Eule?

Unser Stoffwechsel ist, wie Sie bereits gelesen haben, ein eher altmodisches Modell. Er ist zudem an einen ebenfalls seit Urzeiten überlieferten Aktivitäts- und Ruherhythmus gekoppelt. Das bedeutet: Sobald es hell wird, sind wir bereit für Aktivität. Mit Einbruch der Dunkelheit schaltet der Körper hingegen auf Ruhe und Regeneration um – auch wenn viele Menschen heute berufs-, alters- oder typbedingt einen ganz anderen Rhythmus leben. Genetisch bedingt gibt es wiederum zwei Typen: Der frühe Lerchentyp ist schon früh am Tag wach, aktiv und hungrig – und erreicht schon am Vormittag seine Topform. Dagegen kommt der späte Eulentyp nur schwer in Gang; er läuft erst ab der Dämmerung richtig auf. Umtrainieren lässt sich dieser persönliche Biorhythmus nicht. Erfolgversprechender ist es, Beruf oder Schichtrhythmus daran anzupassen.

Im Rhythmus der Natur

Der inneren Uhr sind auch die Bedürfnisse nach Nahrung, die Verdauung, der Hormonstoffwechsel und die Funktionen des Immunsystems angepasst. So hat es die Natur beispielsweise eingerichtet, dass man tagsüber ungefähr alle vier bis fünf Stunden hungrig wird. Dies zeigen auch »Bunkerexperimente« von Schlafforschern, bei denen die Probanden eine Zeit lang völlig abgeschottet von der Außenwelt und von Zeitgebern wie Uhr, Tageslicht, festen Essens- oder Schlafenszeiten leben.

Feste Essens- und Ruhezeiten einhalten

Nur in diesem chronobiologischen Vier- bis Fünf-Stunden-Rhythmus (und nur in diesem!) ist das menschliche Verdauungssystem bereit zu arbeiten. Der Schlafforscher Jürgen Zulley von der Universität Regensburg bezeichnet es deshalb aus gutem Grund als »antibiologisch«, wenn Menschen auf feste Essenszeiten verzichten. Denn die Biologie hängt an ihrem Programm und ändert es nicht, nur weil es vielleicht gerade nicht in Ihren Tagesablauf passt. Solange der Körper auf Essen und Verdauung eingestellt ist – und das ist morgens, mittags und am frühen Abend der Fall –, »bestraft« er Nichtessen mit einem Leistungstief und kalten Füßen.

Halten Sie daher unbedingt regelmäßige Essenszeiten und Essenspausen ein. Denn wenn der innere Rhythmus aus dem Takt gerät, steigt bald auch das Gewicht nach oben. Dasselbe geschieht bei chronischem Schlafmangel: Kann sich der Körper nicht in ausreichendem Maße regenerieren, verändert sich zwangsläufig der Stoffwechsel und man nimmt immer mehr zu.

Unterschiedliche Schlafphasen

Im Schlaf durchläuft man verschiedene Stadien. Es beginnt mit der ersten leichten Schlafphase (Stadium 1) und reicht bis zur vierten, der Tiefschlafphase (Stadium 4). Sie gilt als die wahre Regenerationsphase des Körpers: Der Organismus produziert mehr Baustoffeiweiß als tagsüber, Muskelzellen werden aufgebaut und die Hypophyse schüttet fast den gesamten Tagesbedarf des Körpers an Wachstumshormonen aus. Mit ihrer Hilfe können sich die Körperzellen teilen und reparieren. Auch im Hinblick auf die schlanke Figur spielt die Tiefschlafphase eine Rolle. Denn jetzt baut der Körper überschüssige Fettreserven ab.
Weil der Tiefschlaf in der Regel in den ersten drei Stunden nach dem Einschlafen eintritt, dauert die Phase bei allen Menschen in etwa gleich lang; ein Erwachsener verbringt rund 20 Prozent der Nacht in diesem Schlafstadium. Erst im Alter verkürzen sich die Tiefschlafphasen.

WENN DER SCHLAF GESTÖRT IST

Im Gegensatz zu ihren älteren Geschlechtsgenossinnen haben junge Frauen grundsätzlich einen gesünderen Schlaf. Schlafstörungen hängen in diesem Alter fast immer mit der Menstruation oder einer Schwangerschaft zusammen oder damit, dass kleine Kinder ihre Mütter auch nachts auf Trab halten. Berufstätige schlafen mitunter schlecht, weil ihnen die Probleme im Job nicht aus dem Kopf gehen. Egal, was ihnen nachts den Schlaf raubt: Tagsüber sind die betroffenen Frauen müde, erste Anzeichen von Erschöpfung machen sich bemerkbar.
In späteren Jahren wirken sich dann die physischen und hormonellen Veränderungen, die Frauen im Alterungsprozess erfahren, auch auf ihre Schlafqualität aus. Sie schlafen dann nicht mehr so tief und wachen nachts häufiger auf. Physische Faktoren, wie zum Beispiel Arthritis, Atembeschwerden oder Hitzewallungen, können sich ebenfalls störend auswirken. Aber auch emotionale Faktoren wie familiärer Stress, Depressionen und Angstgefühle beeinträchtigen die Nachtruhe.
Viel zu oft werden Schlafstörungen und ihre Folgen jedoch leichtfertig unter den Teppich gekehrt, in der Hoffnung, dass sie sich eines schönen Tages von selbst erledigen werden. Eine völlig falsche Strategie. Denn wenn Schlafstörungen auf Dauer unbehandelt bleiben, hat das erhebliche Folgen: Die Leistungsfähigkeit ist eingeschränkt, das allgemeine Wohlbefinden erheblich gestört, soziale Beziehungen werden belastet.
Wer regelmäßig nicht ein- oder durchschlafen kann, sollte sich daher unbedingt mit seinem Arzt beraten. Er kann abwägen, ob eine Überweisung an einen Experten sinnvoll ist. In einem schlafmedizinischen Zentrum können die einzelnen Schlafphasen der Patientin am Monitor überwacht und bewertet werden. Diese Aufzeichnungen ermöglichen es, einen passenden Behandlungsplan aufzustellen. Die dafür anfallenden Kosten übernehmen bei entsprechenden Symptomen die gesetzlichen Krankenkassen.

Schlafstörfaktor Nummer 1: Menstruation

Die verschiedenen Phasen des weiblichen Zyklus wirken sich nicht nur auf den Appetit aus (siehe Seite 52 f.), sondern auch auf das Schlafmuster. Je mehr dabei der (Tief-)Schlaf gestört ist, desto mehr tendieren Frauen zu Gewichtsschwankungen oder nehmen sogar zu. Insbesondere in der prämenstruellen Phase (Gestagentief) wacht so manche Frau nachts öfter auf – häufig, weil sie mehr und intensiver träumt als sonst. Andere Frauen dagegen klagen an den Tagen vor den Tagen über Müdigkeit und Erschöpfung und haben ein entsprechend höheres Schlafbedürfnis. Allen Betroffenen aber ist eins gemein: Der veränderte Schlafrhythmus tritt normalerweise kurz vor Beginn der Menstruation auf und geht mit anderen prämenstruellen Symptomen einher, wie Bauchkrämpfen, Gereiztheit, plötzlichen und heftigen Hungergefühlen oder Gefühlsschwankungen. Mit dem Ende der Blutung klingen die Schlafprobleme wieder ab. Bei manchen Frauen können menstruell bedingte Spannungen und Reizbarkeit aber auch zu länger anhaltenden Schlafstörungen bis hin zu chronischer Schlaflosigkeit führen.

Das hilft
Frauen, die unter menstruell bedingten Schlafstörungen leiden, sollten in der entsprechenden Zyklusphase unbedingt genügend Schlaf bekommen. Es nützt, einen regelmäßigen Schlaf-Wach-Rhythmus einzuhalten, sich gesund zu ernähren und Stress so weit wie möglich zu meiden. Dabei helfen auch die Tipps auf Seite 177.

INFO

Wenn Sorgen und Probleme den wohlverdienten Schlaf rauben

Schlafstörungen aufgrund seelischer Probleme können bei Frauen aller Altersgruppen auftreten. Depressive Frauen etwa schlafen zwar meist schnell ein, sie wachen aber nachts oft auf und finden dann keine Ruhe mehr. Im Gegenzug kann wiederholte Schlaflosigkeit auch Depressionen verursachen – ein Teufelskreis beginnt. Eine psychotherapeutische Behandlung kann helfen, diesen zu durchbrechen.
Andere Frauen wachen nachts auf und können erst wieder einschlafen, nachdem sie etwas gegessen haben. Auch in diesem Fall ist fachmännische Hilfe nötig – noch dazu, weil viele der Betroffenen infolge der nächtlichen Heißhungerattacken unter einer deutlichen Gewichtszunahme leiden.

Machen die Schlafprobleme derart zu schaffen, dass die Leistungsfähigkeit tagsüber stark eingeschränkt ist, könnten andauernder Stress oder Gestagenmangel der Grund dafür sein. Ein entsprechendes Entspannungstraining oder eine Gestagentherapie würden dann Abhilfe schaffen.

Schlafstörfaktor Nr. 2: Schwangerschaft
Zu Beginn einer Schwangerschaft fühlen sich fast alle Frauen müder als sonst und haben ein entsprechend höheres Schlafbedürfnis. Verantwortlich dafür ist vermutlich das Hormon Progesteron, das während der Schwangerschaft vermehrt gebildet wird. Um ihre eigene Gesundheit und die Entwicklung des Babys nicht zu gefährden, sollten Schwangere ihrem erhöhten Bedürfnis nach Schlaf und Ruhe in diesen Wochen unbedingt und ohne schlechtes Gewissen nachgeben. In späteren Phasen der Schwangerschaft – ganz besonders in den letzten drei Monaten – schlafen viele werdende Mütter dagegen besonders schlecht. Das liegt zum einen am wachsenden Bauchumfang, der oft eine gemütliche Schlafposition verhindert. Zum anderen ändert sich aber auch das Schlafmuster: Die Tiefschlafphasen werden durch die ungewohnte Hormonkonzentration im Körper kürzer, die Schwangere wacht nachts öfter auf. Ab dem zweiten Drittel der Schwangerschaft nimmt die Erholsamkeit des Schlafes im Verhältnis zur Schlafdauer daher immer mehr ab; im letzten Drittel verschlechtert sie sich sogar nochmals deutlich. Jetzt können Wadenkrämpfe, Rückenschmerzen, Sodbrennen, Kindsbewegungen, allgemeines Unwohlsein oder erhöhter Harndrang das Durchschlafen zusätzlich erschweren.
All diese körperlich bedingten Stressfaktoren entfallen zwar mit der Geburt des Kindes schlagartig. Doch kommen viele junge Mütter auch jetzt nur wenig zur Ruhe: Die meisten Babys wachen nachts mehrmals auf und weinen, weil sie gestillt oder getröstet werden wollen.

Das hilft

Gerade während der Schwangerschaft sollte jede Frau auf ausreichenden Schlaf und einen regelmäßigen Schlaf-Wach-Rhythmus achten. Geeignete Yogaübungen (solange der Bauch nicht stört), ein Achtsamkeitstraining wie der Body-Scan oder eine Meditation (siehe Seite 165 und 167) bauen Stress ab und wirken schlaffördernd. Zudem lassen sich schwangerschaftsbedingte Beschwerden wie Stimmungsschwankungen und Rückenschmerzen lindern. Sodbrennen, unter dem viele Schwangere gerade nachts leiden, wenn sie eigentlich schlafen wollen, lässt sich durch eine insulinsensible Ernährung wie die Insulintrennkost vermeiden. Für die ersten Monate nach der Geburt gilt: Schlafen Sie, sooft es geht, auch tagsüber, wenn das Baby ebenfalls ruht. Genug Schlaf ist eine wichtige Voraussetzung, um die Anforderungen als Mutter gut zu bewältigen.

Schlafstörfaktor Nr. 3: die Menopause

So manche Veränderung im Schlafverhalten hängt mit dem natürlichen Alterungsprozess zusammen. So verkürzen sich beispielsweise, wie bereits gesagt, im Laufe der Jahre bei Männern wie bei Frauen die Tiefschlafphasen. Der Schlaf wird flacher und man wacht nachts öfter auf. Bei Frauen treten Schlafstörungen besonders in den Wechseljahren gehäuft auf. Die Veränderungen im Spiegel der Geschlechtshormone wirken sich dabei einerseits direkt auf den Schlaf aus. Andererseits beeinflussen sie andere wichtige Botenstoffe, die ihrerseits das Schlafgeschehen bedingen, zum Beispiel die Neurotransmitter Acetylcholin und Noradrenalin. Die Blutgefäße des Gehirns und die Herzkranzgefäße verfügen über erstaunlich viele Östrogenrezeptoren, über die das Östrogen die Muskelwände weich und elastisch hält. Nimmt das Hormon ab, kann dies zu Beklemmungen im Brustkorb mit Sauerstoffmangel führen, die das nächtliche Durchschlafen erschweren.

Typische Wechseljahrsbeschwerden wie Hitzewallungen und übermäßiges Schwitzen beschränken sich nicht nur auf den Tag, sondern machen Frauen auch nachts zu schaffen. Sie sind schuld daran, dass die Betroffenen regelmäßig schweißgebadet, mit Herzrasen und von Angst gequält aufwachen. Zwar dauern die Hitzewallungen in der Regel nur einige Minuten. Sie treten nachts zuweilen jedoch so oft auf, dass die geplagten Frauen nicht durchschlafen können. Natürlich sind sie dann am Tag müde, gereizt und entwickeln unter Umständen sogar Depressionen (siehe Kasten Seite 174).

Das hilft

Gerade wer nachts viel schwitzt, sollte darauf achten, dass die Temperatur im Schlafzimmer lieber ein wenig zu niedrig ist als zu hoch. Bettwäsche aus natürlichen Materialien trägt ebenfalls zu einem besseren Klima bei (siehe auch Seite 177). Darüber hinaus ist es ratsam, abends auf Alkohol und koffeinhaltige Getränke zu verzichten (zum Beispiel Kaffee, schwarzer Tee und Cola). Das wirkt sich zugleich positiv auf die Figur aus, denn die genannten Getränke behindern die nächtliche Fettverbrennung. Nahrungsmittel mit viel Vitamin E, wie zum Beispiel Nüsse, Fisch, Ei und hochwertige Pflanzenöle oder Vitaminpräparate können ebenfalls helfen (nehmen Sie diese bevorzugt abends zu sich).

Sollten starke Hitzewallungen zu dauerndem Schlafmangel führen, können Östrogenpräparate weiterhelfen. Sofern kein persönliches Risiko besteht (etwa eine Thrombose oder familiärer Brustkrebs), kann ein vom Arzt verschriebenes, natürliches Östradiolgel – regelmäßig und über Jahre auf die Haut aufgetragen –, kleine Wunder bewirken. Weil so ein Gel nur sehr geringe Hormonmengen freisetzt, wird die Leber geschont. Erkundigen Sie sich bei Ihrem Hausarzt oder Gynäkologen, welches Mittel Ihnen auf sanfte Art helfen könnte.

Wenn Durchschlafen zum Problem wird

Auch nach der Menopause schlafen Frauen in der Regel weniger tief als in jungen Jahren. Sie wachen weiterhin schneller einmal auf und können dann unter Umständen nur schwer wieder einschlafen. Erschwerend kommt hinzu, dass mit steigendem Alter immer öfter körperliche Beschwerden den Schlaf beeinträchtigen, wie Arthritis, Sodbrennen, Schmerzen, erhöhter Harndrang, Übergewicht und Bewegungsmangel.

Sind bestimmte Ursachen für Schlafstörungen bei jungen Frauen noch äußerst selten, so treten sie jetzt gehäuft auf: Atemstörungen im Schlaf, Schnarchen und daraufhin Tagesmüdigkeit. Wissenschaftler vermuten, dass diese Symptome mit dem Progesteronabfall zusammenhängen. Denn auch jüngere Frauen, die im Rahmen einer medizinischen Behandlung vorzeitig in die Menopause versetzt werden (beispielsweise aufgrund einer Brustkrebserkrankung oder nachdem ihre Eierstöcke entfernt wurden), leiden häufig darunter. In vielen Fällen hat sich der Progesteronausgleich mithilfe eines Hautgels oder vaginal eingeführter Kügelchen bewährt (siehe Seite 35).

Das hilft

Die vier besten Garanten für einen erholsamen Schlaf sind regelmäßige körperliche Bewegung, eine ausgewogene, insulinsensible Ernährung mit reichlich Kalzium und Eiweiß und ein harmonisches psychosoziales Umfeld. Nicht zuletzt trägt auch ein fester Schlaf-Wach-Rhythmus dazu bei, dass die Nachtruhe die nötige Erholung bringt. Gerade ältere Frauen sollen daher versuchen, jeden Tag zur selben Zeit schlafen zu gehen und immer zur selben Zeit aufzustehen. Auch wenn es ihr Tagesplan vielleicht zuließe, sollten sie morgens nicht im Bett liegen – selbst wenn sie nachts ein paar Mal aufwachen und am nächsten Morgen entsprechend müde sind. Besser ist es, trotzdem früh aufzustehen und sich an einen strukturierten Tagesablauf zu halten. Dabei helfen feste Essenszeiten ebenso wie Termine für Yoga oder Krafttraining, Weiterbildungsmaßnahmen (wie VHS-Kurse) oder eine ehrenamtliche Tätigkeit. Es spricht auch nichts gegen ein regelmäßiges, kurzes Mittags- oder Nachmittagsschläfchen. Wenn eine Frau trotz allem tagsüber weiterhin permanent müde ist, sollte sie sich an ihren Arzt wenden, um abzuklären, ob sie beispielsweise an Eisenmangel oder einer Schilddrüsenunterfunktion leidet. Mitunter ist auch eine falsche Atmung (etwa infolge einer Nebenhöhlenentzündung) dafür verantwortlich, dass sie nachts so schlecht schläft.

> **+ TIPP**
>
> **Betten trennen, besser schlafen!**
>
> Das Ehebett ist laut Paul Rosenblatt, Schlafforscher an der University Minnesota, nicht selten die Ursache dafür, dass Frauen so schlecht schlafen. Denn der schnarchende Partner gilt als wichtigste Ursache für die Störung. Eine Studie der britischen Gesellschaft für Schlafapnoe aus dem Jahr 2007 zeigt, dass schnarchende Schläfer ihre Partnerin in der Regel um zwei Stunden ihres Schlafs bringen. Rechnet man das einmal auf eine Beziehungsdauer von 24 Jahren hoch, müssten die betroffenen Frauen ganze zwei Jahre Schlaf nachholen.
>
> Das beste Mittel gegen Schlafstörungen dieser Art: ein eigenes Schlafzimmer. Es verbessert nicht nur Ihren Schlaf im Handumdrehen, sondern sorgt unter Umständen auch für eine bessere Atmosphäre in der Beziehung. Denn Schnarchen in Kombination mit Schlafdefizit gilt als einer der Lustkiller schlechthin.

DIE BESTEN TIPPS FÜR EINEN GESUNDEN SCHLAF

Einschlaf- und Durchschlafprobleme ade: Wenn Sie folgende Regeln berücksichtigen, steht einer erholsamen Nachtruhe bald nichts mehr im Wege.

- **Insulintrennkost:** Achten Sie auf den Biorhythmus Ihres Stoffwechsels; er entspricht genau den Vorgaben Ihrer inneren Uhr (Chronobiologie). Neben einem ausgewogenen Tagesrhythmus ist die Insulintrennkost der Schlüssel zu einem tiefen, erholsamen Schlaf. Denn wenn Sie Kohlenhydrate, Fett und Eiweiß tageszeitengerecht zusammenstellen (siehe Seite 76 f.), sind Sie tagsüber fit und können nachts gut schlafen. Und noch dazu verlieren Sie mühelos überflüssige Pfunde.
- **Sonne tanken:** Machen Sie nach dem Mittagessen einen Spaziergang oder setzen Sie sich auf eine Parkbank, statt sich für ein Viertelstündchen hinzulegen oder einfach nur abzuhängen. Um die Mittagsstunde herrscht die höchste Lichtintensität des Tages. Und unter der Einwirkung von Tageslicht bildet der Körper reichlich Serotonin. Dieser Neurotransmitter wird nachts in der Zirbeldrüse (Zwischenhirn) in das Einschlafhormon Melatonin umgewandelt.
- **Viel bewegen:** Gehen Sie so oft wie möglich zu Fuß oder benutzen Sie das Fahrrad. Lassen Sie Rolltreppen und Aufzüge links liegen und steigen Sie Treppen. Auch das Bewegungsprogramm ab Seite 112 sorgt dafür, dass es Ihrem Körper abends leichter fällt, auf Entspannung umzuschalten. In dieser Hinsicht wirkt auch ein kurzer Spaziergang um den Block zum Abschluss eines hektischen Tages oft wahre Wunder. Und ein paar überflüssige Kalorien verbrennen Sie dabei auch noch.
- **Früh abendessen:** Essen Sie abends bereits zwischen 17 und 20 Uhr. Dadurch gönnen Sie Ihrem Körper eine extra lange Insulinpause. Und der Körper schüttet mehr Wachstumshormon aus als bei einer späteren Mahlzeit.
- **Feste Auszeiten:** Nehmen Sie sich gerade in der Zeit vor und nach dem Abendessen eine bewusste Auszeit vom Alltagsstress. Gehen Sie ab einer bestimmten Uhrzeit nicht mehr ans Telefon und schalten Sie am besten auch gleich den Fernseher aus. Denn die Signale aus der Flimmerkiste sorgen im Gehirn für ständige Weckrufe. Genießen Sie stattdessen entspannungsfördernde Schlafrituale: ein warmes Bad, eine Kanne Kräutertee, leise Musik, ein gutes Buch, eine Meditation …
- **Gutes Klima:** Ihr Schlafzimmer sollte der ruhigste Raum der Wohnung oder des Hauses sein. Lüften Sie, bevor Sie ins Bett gehen wollen, und schließen Sie das Fenster wieder, ehe Sie sich hinlegen. Zwar galt es lange Zeit als besonders gesund, bei offenem Fenster und möglichst kalten Temperaturen zu schlafen. Heute jedoch empfehlen Schlafmediziner der Charité Berlin eine nächtliche Raumtemperatur zwischen 16 und 23 °C. Achten Sie außerdem darauf, dass das Schlafzimmer gut abgedunkelt ist. Lichteinfall von außen kann beim Durchschlafen stören. Ist es zu hell, helfen Schlafbrillen à la Audrey Hepburn oder (für Rückenschläfer) ein zusammengerolltes Handtuch auf den Augen.
- **Bequemes Bett:** Ist Ihr Bett bequem und groß genug, um es sich darin behaglich machen zu können? Sind Matratze und Bettwäsche von guter Qualität und aus natürlichen Materialien? Die Matratze muss den Körper vor allem in den Tiefschlafphasen, wenn die Muskulatur erschlafft, gut stützen.
- **Ausreichend schlafen:** Wenn Sie tagsüber viel tun müssen, brauchen Sie auch viel Schlaf – egal, ob Sie eher eine Frühaufsteherin oder eine Langschläferin sind. Ideal: sieben bis acht Stunden.

Glossar

Adipositas: Fettleibigkeit; starkes Übergewicht mit einem → BMI von 30 und mehr. Entspricht als grobe Faustregel bei Frauen der Fettmasse in Kilogramm.
Adipozyten: Fettzellen
Adrenalin: Stresshormon, das in den Nebennieren gebildet wird. Es mobilisiert den Organismus in (positiven) Stresssituationen und bei Bewegung; versetzt den Körper in Sekundenschnelle in Alarmbereitschaft; ruft die letzten Energiereserven ab und kann die »Ausgangstüren« des Fettgewebes öffnen.
Adrenocorticotropin (ACTH): Hormon der Hirnanhangsdrüse; wirkt im Hypothalamus als Appetithemmer. Gibt es zu wenig davon und produziert der Körper gleichzeitig vermehrt → Endorphine, steigert das vermutlich den Appetit.
Amenorrhoe: Ausbleiben der Menstruation
Aminosäuren: Eiweißbausteine; insgesamt 20, davon 8 essenzielle, die dem Körper täglich mit der Nahrung zugeführt werden müssen.
Androider Typ: Apfelform; Fettdepots im Bauch
Apoptose: genetisch programmierter Zelltod
Basaltemperatur: Körpertemperatur, die sofort morgens nach dem Aufwachen vaginal gemessen wird und durch den Eisprung regelmäßig um 0,5 °C steigt.
Bioimpedanzmessung (BIA): Messung zur Ermittlung der Körperzusammensetzung; aus ihr lassen sich individueller Wasseranteil, Muskel- und Fettmasse sowie der Energiezustand des Körpers errechnen.
BMI: Der Body-Mass-Index (BMI) ist eine Messgröße für die Bewertung des Körpergewichts eines Menschen. Formel: Körpergewicht (in kg) geteilt durch Körpergröße (in m) im Quadrat (das heißt, das Körpergewicht zweimal durch die Körpergröße teilen).

Cortisol: Dieses Hormon bremst Entzündungen im Körper, hilft, (negativen) Stress auszuhalten, und bewahrt so Herz und Kreislauf vor Schaden in Krisensituationen; erzeugt bei Überproduktion gefährliche Nebenwirkungen; macht Hunger auf Süßes und Fettes und ist mitverantwortlich für die Zunahme von Bauchfett – bei Frauen vor allem im Lauf der Wechseljahre.
Dehydroepiandrosteron (DHEA): Vorstufe zahlreicher Hormone und Gegenspieler des Stresshormons → Cortisol; Energiesparer, fördert die Vitalität, regt den Aufbau von Haut, Muskeln und Knochen an; schützt das Herz und unterstützt den Fettabbau. Wird in der Nebennierendrüse hergestellt.
Endokrinologie: medizinischer Fachbegriff für diejenige Wissenschaft, die sich insbesondere mit den endokrinen Drüsen (Drüsen, die ihre Wirkstoffe in den Körper abgeben) und deren Produkten befasst: den Hormonen.
Endorphin: körpereigenes Opioid, das Empfindungen wie Hunger und Schmerz dämpft und Wohlgefühle stark steigern kann.
Enzym: → Proteine, die chemische Reaktionen im Körper steuern und zum Beispiel im Stoffwechsel die Nährstoffe in ihre Einzelteile spalten: Stärke zu Zucker (Amylase), Fette zu Fettsäuren (Lipase), Eiweiß zu → Aminosäuren (Protease).
Fibroblasten: Bindegewebszellen; bilden Narben bei Verletzungen oder neue Fettzellen bei Überfüllung des Fettgewebes.
Follikel: Eibläschen
Follikel-stimulierendes Hormon (FSH): auch Gonadotropin; zuständig für das Heranreifen der Eibläschen (Follikel); nimmt im Lauf der Wechseljahre zu, erreicht ein bis zwei Jahre nach der → Postmenopause seinen Höhepunkt, danach erfolgt ein Abfall.

Gelbkörper: auch »Corpus luteum«; produziert → Gestagen; entsteht aus den geplatzten Eibläschen nach jedem Eisprung.
Geschlechtshormone: → Östrogene, → Gestagene und → Testosteron
Gestagene: weibliche Sexualhormone, die in den kritischen Hormonphasen (Pubertät und Schwangerschaft) eine starke → Insulinresistenz des Muskels und damit eine → Hyperinsulinämie auslösen – die Folge sind Fettablagerung und mehr Hunger. Gestagene sorgen nach dem Eisprung dafür, dass sich ein befruchtetes Ei in der Gebärmutter einnistet, und wirken schwangerschaftserhaltend. Sie wirken zugleich als Nervenbotenstoff im Gehirn schlaffördernd und angstlösend. Fördern die Wasserausscheidung und sind mitverantwortlich für den weiblichen Körperbau.
Glukagon: Gegenspieler des → Insulins. Dieses Hormon hat die Aufgabe, den Zuckerspiegel im Blut aufrechtzuerhalten. Es dockt besonders an Leberzellen an, die → Glykogen gespeichert haben, und veranlasst sie, diese Ketten wieder aufzulösen und die dadurch zurückgewonnene Glukose ins Blut abzugeben.
Glukose: Traubenzucker. Hauptquelle ist die Stärke in allen Backwaren, Kartoffeln, Reis und Nudeln – auch in ballaststoffreichen Lebensmitteln wie Vollkornbrot und Müsli.
Glykogen: körpereigene Zuckerdepots (in Leber und Muskeln) in Form langer Zuckerketten nach Umwandlung aus pflanzlicher Stärke.
Gonadotropin-Releasing-Hormon (GnRH): Botenstoff, der die Hypophyse anregt, → Luteinisierendes Hormon (LH) und → Follikel-stimulierendes Hormon (FSH) auszuschütten. Beide Botenstoffe sind in der Zyklusmitte kurzzeitig erhöht und entscheidend für den Eisprung. Sobald sie in die Eierstöcke wandern, regt das LH zur Bildung von Testosteron an: Neue Eizellen in den Eibläschen (Follikeln) reifen durch FSH heran, das die granulose (körnige) Zellschicht aktiviert, aus Testosteron Östrogen zu bilden, um den Eifollikel zu nähren. In dieser Wachstumsphase sorgt das neu freigesetzte Östradiol für den Neuaufbau der Gebärmutterschleimhaut und bereitet damit die Einnistung einer befruchteten Eizelle in der Gebärmutter vor.
Gynoider Typ: Birnentypen, »Sanduhrfigur«; große Fettdepots in der Unterhaut von Po und Oberschenkeln.
Hirsutismus: Behaarung männlichen Typs aufgrund zu viel → Testosterons
Hormone: biochemische Botenstoffe, die innerhalb des Organismus Informationen von einem Organ (beispielsweise Hormondrüsen) oder Gewebe (etwa Fettgewebe) zum anderen weiterleiten (zum Beispiel an Gehirn oder Brustdrüse).
Hormonrezeptor: Aufnahmestellen jeder Körperzelle, zu denen wie bei speziellen Schlössern nur ganz bestimmte Schlüssel (→ Hormone) passen.
Hyperinsulinämie: zu hohe Konzentration von → Insulin im Blut
Hypophyse: Hirnanhangsdrüse
Hypothalamus: Areal im Zwischenhirn, das unter anderem für den Appetit und die Sättigung zuständig ist.
Inkontinenz: Blasenschwäche mit unfreiwilligem Harnabgang
Insulin: in der Bauchspeicheldrüse produziertes Hormon; es befördert die im Blut anflutenden Nährstoffe, insbesondere Glukose aus Kohlenhydraten, aber auch Eiweiß und Fette in die Muskelzellen. Zu diesem Zweck besitzen alle Muskel-, Fett- und auch die Leberzellen an ihrer → Membran Insulinrezeptoren. Dank ihrer ist das Insulin in der Lage, die Zellen zu öffnen und eine

regelrechte Signalkette auszulösen: Es veranlasst, dass in der Zelle Transporter ausgesendet werden, die durch den jetzt offenen Schacht Zucker, → Aminosäuren und Fettsäuren aus Triglyzeriden aufnehmen. Sie werden als Bausteine für neue Zellstrukturen verwertet oder in den → Mitochondrien verbrannt, um neue Energie zu gewinnen, zum Beispiel für anstehende geistige und körperliche Tätigkeiten.

Insulinantwort: die durch den Verzehr glukosehaltiger Nahrungsmittel (Kohlenhydrate) hervorgerufene Insulinproduktion.

Insulinresistenz: Wirkungsverlust des Insulins an den Zellmembranen durch Einziehen (Down-Regulation) der Rezeptoren bei → Hyperinsulinämie oder innerer Zellverfettung durch zu viele tierische Fette.

Leptin: Hormon, das in erster Linie von Fettzellen abgegeben und nur in geringen Mengen in der Hirnanhangsdrüse und im Hypothalamus produziert wird. Mit seiner Hilfe melden die Fettzellen dem Gehirn, dass sie gefüllt sind, und in der Pubertät dem Eierstock, dass ausreichend Energie für eine Schwangerschaft vorhanden wäre. Erst dann kommt es zum ersten Eisprung und zur → Menarche.

Limbisches System: Gefühlszentrum des Gehirns; zählt entwicklungsgeschichtlich zu den alten Teilen des Gehirns. Man vermutet, dass es anfangs hauptsächlich für das Verarbeiten von Gerüchen zuständig war. Weil das Areal eng mit dem vegetativen Nervensystem verbunden ist, gilt es heute als Entstehungsort aller Gefühle.

Luteinisierendes Hormon (LH): auch Gonadotropin; löst bei der Frau den Eisprung aus und trägt zur Bildung des → Gelbkörpers bei (produziert → Östrogen und → Progesteron).

Makrophagen: Fresszellen der köpereigenen Immunabwehr

Membran: Außenhaut der Zellen

Menarche: erste Regelblutung

Menopause: Jahr im Anschluss an die letzte Monatsblutung

Metabolisches Syndrom: definierte Risikofaktoren bei der Entstehung der Arteriosklerose, zum Beispiel der koronaren Herzerkrankung. Gefährlich wird es bei: Bauchumfang über 88 cm (Männer über 102 cm), erhöhtem Triglyzeridspiegel (über 150 mg/dl), vermindertem HDL-Cholesterin von unter 50 mg/dl (bei Männern unter 40 mg/dl), erhöhtem Blutdruck (über 140/85 mmHg) sowie bei erhöhter Nüchternglukose (über 100 mg/dl) als Zeichen der → Insulinresistenz durch andauernde → Hyperinsulinämie. Auch die Erhöhung der Harnsäure zählt zu den Risikofaktoren. Tipp: Das Verhältnis von Gesamtcholesterin zu HDL-Cholesterin beschreibt Ihr Gefäßrisiko. Bei einem Verhältnis von 4:1 ist es gering, ab 6:1 erhöht, über 8:1 sehr hoch.

Mitochondrien: Zellkraftwerke; leisten die Energiegewinnung aus Glukose oder Fettsäuren für Körperwärme und Kraftleistung.

Muskeltonus: Spannungszustand der Muskulatur in Ruhe

Neurotransmitter: Nervenbotenstoffe

Oligomenorrhoe: zu seltene Periode (> 35 Tage)

Osteoporose: Knochenschwund. Bei Frauen mit bestimmter genetischer Disposition ist das Risiko durch Östrogenmangel stark erhöht. Zeichen dafür sind Brüche (Frakturen) bei älteren weiblichen Verwandten oder die schwindende Körpergröße bei Mutter oder Tanten.

Östradiol: wichtigstes → Östrogen; verantwortlich für den Aufbau der Gebärmutterschleimhaut, womit die Einnistung einer befruchteten Eizelle vorbereitet wird. Als Gel auf die Haut aufgetragen hilfreich gegen Wechseljahresbeschwerden wie Hitzewallungen und Herzbeschwerden.

Östriol: körpereigenes natürliches Östrogen; Wirkstoff in Scheidenzäpfchen und Vaginalcremes, die gegen → Inkontinenz und genitale Schmerzen verschrieben werden.

Östrogene: weibliche Sexualhormone; sorgen für die weibliche Sexualentwicklung in der Pubertät, schaffen die Voraussetzungen für einen weiblichen Körperbau sowie für die Fruchtbarkeitsfunktionen (Monatszyklus); sind verantwortlich für »Sanduhrfigur« (Birnenform), glatte, rosige Haut, volles Haar und feste Knochen; schützen Gehirn, Herz und Kreislauf.
Ovarien: Eierstöcke, in denen die weiblichen Geschlechtshormone gebildet werden, vor allem → Östrogene und → Gestagene.
Oxidativer Stress: Stoffwechsellage, bei der eine zu große Menge an reaktiven Sauerstoffverbindungen (ROS – Reactive Oxygen Spezies) gebildet wird. Diese können Zellstrukturen zerstören (besonders Zellkern und → Mitochondrien).
Perimenopause: Hauptphase der Wechseljahre mit typischen Beschwerden, wie heftige Hitzewallungen und Schweißausbrüche. Andere Symptome sind Depressionen, Herzrasen, Herzrhythmusstörungen sowie trockene Schleimhäute und Schmerzen beim Geschlechtsverkehr.
Plazenta: Mutterkuchen; sichert die Nährstoff- und Sauerstoffversorgung des Embryos und Fötus im Mutterleib.
Polyzystisches Ovarsyndrom (PCOS): hormonelle Störung, von der allein in Deutschland etwa eine Million Frauen betroffen sind. Die meisten der Betroffenen leiden an Übergewicht und chronischen Zyklusstörungen (keine Eisprünge), die gemeinsam mit den Zeichen der Testosteronwirkung auftreten: Akne, vermehrter männlicher Haarwuchs, selten Ausfall der Kopfhaare. Geht oft mit unerfülltem Kinderwunsch einher.
Postmenopause: Zeitraum zwischen → Menopause und dem etwa 65. Lebensjahr
Prämenopause: erste Phase der Wechseljahre; oft Zeichen eines Progesteronmangels durch Ausbleiben des Eisprungs. Zeigt sich zum Beispiel in Schlafstörungen und Nervosität.
Progesteron: ein → Gestagen

Proteine: Eiweiße; Grundbaustein aller Zellen
Serotonin: körpereigenes Wohlfühl- und Glückshormon
SHGB: Sexualhormon-bindendes Globulin; Eiweißmolekül, das die Hormone wie ein Frachtkahn trägt.
Testosteron: männliches Sexualhormon, das bei Frauen in den Eierstöcken und Nebennieren produziert wird (beim Mann in den Hoden und in der Nebennierenrinde). Testosteron macht Lust auf Sex; beeinflusst Haarwuchs, Muskulatur und Bauchfettbildung.
Thyroxin (T4), Tetrajodthyronin: jodhaltiges Hormon, das in der Schilddrüse produziert wird und eine tragende Rolle im Energiestoffwechsel und für die Herz-Kreislauf-Funktionen spielt.
Trijodthyronin (T3): jodhaltiges Hormon, das in der Schilddrüse produziert wird und eine tragende Rolle im Energiestoffwechsel und für die Herz-Kreislauf-Funktionen spielt.
Tryptophan: essenzielle → Aminosäure; Vorstufe des → Serotonin.
TSH: Hormon, das die Schilddrüse zur Hormonproduktion anregt.
Wachstumshormon (HGH): kurbelt den Stoffwechsel sowie Wachstumsprozesse im Gewebe, in den Muskeln und Knochen an; öffnet die »Ausgangstüren« des Fettgewebes während des Schlafs – besonders dann, wenn abends keine kohlenhydrathaltigen, sondern reine Eiweißmahlzeiten verzehrt wurden. Ab 20 Uhr und besonders stark ab Mitternacht schüttet der Körper die maximale Menge an Wachstumshormon aus; die konstanteste Produktion erfolgt dabei rund eine bis eineinhalb Stunden nach dem Einschlafen.
Zyklus: auch Menstruationszyklus; Vorgang im weiblichen Körper, der etwa einen Monat dauert. Der Zyklus beginnt mit dem ersten Tag der Periode und endet am Tag vor dem Einsetzen der nächsten Monatsblutung.

Bücher und Fachbeiträge, die weiterhelfen

Fischer, J./Mayer, G./Peter, J. H./Riemann, D./Sitter, H.: Nicht-erholsamer Schlaf. Leitlinie »S2« der Deutschen Gesellschaft für Schlafforschung und Schlafmedizin (DGSM). Blackwell Wissenschafts-Verlag, Berlin, Wien

Geary, N.: Stellschrauben für den Appetit. Geschlecht, Alter und Erkrankungen als Modulatoren von Hunger und Sättigung. Aktuelle Ernährungsmedizin 2009; 34, Supplement 1: S. 34–38. Georg Thieme Verlag, Stuttgart, New York

Holt, S./Brand-Müller, J./Petocz, P.: An insulin index of foods: the insulin demand generated by 1000-kj portions of common foods. Am. J. Clin. Nutr. 66, 1264–1276; American Society for Clinical Nutrition

Huehmer, U. P. et al.: Reduktion der glykämischen Last bei Übergewicht und Adipositas. Hyperinsulinämie und Insulinresistenz als differenzialtherapeutische Determinanten. Diabetes aktuell 2008; 6 (2): 71. Demeter Verlag

Kaiser-Riedel, S.: Psychische Erkrankungen im Jugendalter. Geschlechterdifferenz in Stress- und Krankheitsbewältigung. Dissertation 2007. Ludwig-Maximilians-Universität, München

Kuhlmann, E./Kolip, P.: Gender and Public Health. Grundlegende Orientierungen für Forschung, Praxis und Politik. Juventa, Weinheim

Langhans, W.: Zwischen Futtern und Fasten. Sind Hungern und Sättigung reguliert? Aktuelle Ernährungsmedizin 2009; 34, Supplement 1: S. 2–5. Georg Thieme Verlag, Stuttgart, New York

Lutz, T. A.: Physiologischer Weitblick ist gefragt. Hormone als Boten des Fetts zur langfristigen Modulation von Hunger und Sättigung. Aktuelle Ernährungsmedizin 2009; 34, Supplement 1: S. 22–25. Georg Thieme Verlag, Stuttgart, New York

Salpeter, Shelley R. (u.a.): Bayesian Meta-analysis of Hormone Therapy and Mortality in Younger Postmenopausal Women. American Journal of Medicine, Vol. 122, Nr. 11, Nov. 2009

Schrenk, J.: Die Kunst der Selbstausbeutung. Wie wir vor lauter Arbeit unser Leben verpassen. DuMont Buchverlag, Köln

Schusdziarra, V.: Neue Waffen gegen Körperspeck? Gastrointestinale Mechanismen und ihre Bedeutung für die Behandlung der Adipositas. Aktuelle Ernährungsmedizin 2009; 34, Supplement 1: S.14–17. Georg Thieme Verlag, Stuttgart, New York

Wirth, A.: Adipositas. Springer, Berlin

Wolfram, G.: Regulation der Nahrungszufuhr. Von der Theorie zu den praktischen Konsequenzen. Aktuelle Ernährungsmedizin 2009; 34, Supplement 1: S. 47–51. Georg Thieme Verlag, Stuttgart, New York

Vague, J.: La différenciation sexuelle – facteur déterminant des formes de l'obésité. Presse Medicale. 1947; 55: 339-340

Zulley, J.: Mein Buch vom guten Schlaf. Zabert Sandmann, München

BÜCHER AUS DEM GRÄFE UND UNZER VERLAG

Daiker, I.: Gelassen wie ein Buddha. Meditation und Achtsamkeitsübungen für 2 Wochen

Elmadfa, I./Aign, W./Muskat, E./Fritzsche, D.: Die große GU-Nährwert-Kalorien-Tabelle

Grasberger, D.: Autogenes Training (mit CD)

Hainbuch, F.: Progressive Muskelentspannung (mit CD)

Hederer, M.: Laufen statt Diät

Kayadelen, S.: Ich coach dich schlank

Klever-Schubert, K./Endres, A.: Klevers Kompass Kalorien & Fette

Lackinger Karger, I.: Wechseljahre

Langen, D.: Autogenes Training

Lindinger, K.: Lass los und … gewinne

Mannschatz, M.: Meditation. Mehr Klarheit und innere Ruhe (mit CD)

Pape, D./Schwarz, R./Trunz-Carlisi, E./Gillessen, H.: Schlank im Schlaf

Pape, D./Schwarz, R./Trunz-Carlisi, E./Gillessen, H.: Schlank im Schlaf für Berufstätige

Pape, D./Schwarz, R./Trunz-Carlisi, E./Gillessen, H.: Schlank im Schlaf. Der Fitness-Turbo

Pape, D./Schwarz, R./Trunz-Carlisi, E./Heßmann, G./Gillessen, H.: Schlank im Schlaf. Der 4-Wochen-Power-Plan

Pape, D./Schwarz, R./Trunz-Carlisi, E./Heßmann, G./Gillessen, H.: Schlank im Schlaf. Das Kochbuch

Schaenzler, N./Bieger, W. P.: Der große GU-Kompass Laborwerte

Schwörer, C./Frank, M.: Diabetes. Neustart in ein gesundes Leben

Seelig, H. P./Meiners, M.: Laborwerte klar und verständlich

Trökes, A.: Das große Yoga-Buch

Winkler, N.: Bauch, Beine, Po intensiv

Winkler, N.: Core-Training für Bauch, Beine, Po (mit DVD)

Adressen, die weiterhelfen

Berliner Institut für Geschlechterforschung in der Medizin (GiM)
Charité – Universitätsmedizin Berlin
Charitéplatz 1, D-10117 Berlin
http://gender.charite.de
Institut für die systematische Untersuchung von Geschlechterunterschieden in der Medizin und ihre Einführung in die Lehre.

Berufsverband der Yogalehrenden in Deutschland e. V. (BDY)
Jüdenstr. 37, D-37073 Göttingen
www.yoga.de
Hier erhalten Sie die Adressen qualifizierter Yogalehrer/innen in Ihrer Nähe.

Deutsche Gesellschaft für Endokrinologie (DGE)
c/o EndoScience Endokrinologie Service GmbH
Mozartstr. 23, D-93128 Regenstauf
www.endokrinologie.net
Wissenschaftliche Fachgesellschaft und Interessenvertretung all derer, die im Bereich Endokrinologie forschen, lehren oder ärztlich tätig sind.

Gesellschaft für geisteswissenschaftliche Fortbildung e. V. (GGF)
Hohe Str. 46, D-40213 Düsseldorf
www.ggfyoga.de
Auf der Homepage finden Sie Yogalehrerinnen, die Hormonyoga nach Dinah Rodrigues unterrichten.

InsuLean GmbH & Co. KG
Ernährungsmedizin und Adipositas-Konzept
Goethestr. 100, D-45130 Essen
www.insulean.de
Umfangreiche Informationen zum InsuLean-Konzept und zu »Schlank im Schlaf«.

Klinik Lindberg AG
Dr. med. Susanne Wiesner
Adipositaszentrum/Innere Medizin
Schickstr. 11, CH-8400 Winterthur
www.lindberg.ch

MBSR-Verband
Muthesiusstr. 6, D-12163 Berlin
www.mbsr-verband.org
Aufgabe des MBSR-MBCT-Verbandes ist es, die Bekanntheit der Methoden Mindfulness-Based Stress Reduction und Mindfulness-Based Cognitive Therapy und daraus abgeleitete Verfahren im deutschsprachigen Raum zu fördern und ein Forum für alle Interessenten zu schaffen.

Medizinische Universität Wien
Prof. Dr. Kurt Widhalm
Universitätsklinik für Kinder- und Jugendheilkunde
Währinger Gürtel 18-20, A-1090 Wien

ADRESSEN DER AUTOREN:

Dr. med. Detlef Pape
Ernährungsmedizin und Adipositas-Konzept
Zweigertstr. 37–41, D-45130 Essen

Priv.-Doz. Dr. med. Beate Quadbeck
Praxis für Endokrinologie
Schadowstr. 28, D-40212 Düsseldorf

Sachregister

A
Abendessen 83, 96 ff.
Abbruchblutung 31
Achtsamkeit 60 f., 116
Achtsamkeitstraining 69, 159, 163, 175
Adipokine 63, 65
Adipositas 11
Adipozyten 63, 65
Adrenalin 19, 22, 25 f., 37, 58
Adrenocorticotropes Hormon (ACTH) 24, 159
Akne 36, 60
Aktivitätskalorien 77
Akupunktur 61
Aldosteron 34
Alkohol 87, 175
Alterungsprozess 75
Amenorrhoe 38
Aminosäuren 72 f.
Anämie 57
Androgene 29, 36, 38, 51, 58
androider Typ 36
Anti-Aging 61, 138
Anti-Baby-Pille 31, 34
Antidepressiva 36
Apfeltyp 36
Apoptose 55
Arteriosklerose 31, 58, 60, 65
Atembeschwerden 173
Atemmeditation 168
Atemstörungen, nächtliche 176
Ausdauertraining 30, 116 ff., 138 ff., 142

B
Ballaststoffe 74
Bartwuchs 36
Basaltemperatur 31, 34
Bauchfett 63, 73, 160
Bauchfettzellen 19, 38, 59, 62
Bauchspeicheldrüse 9, 17 ff., 23, 33, 36, 48, 52, 63 f., 73, 75, 78
Bauchumfang 64 f.
Behaarung 60
Big babies 48
Binge Eating 13
Bioimpedanzmessung (BIA) 11
Biorhythmus 7, 15, 53, 76 ff., 88, 172
Birnentyp 33
Blutfettwerte 14
Bluthochdruck 14, 59, 63, 65, 116
Blutzuckerspiegel 18 f., 47, 52, 79, 171
Body-Mass-Index (BMI) 10 f., 13, 15, 64, 77 f., 143
Body-Scan 162, 164 f., 175
Botenstoffe 9
Bottom-Up-Verfahren 164
Brustkrebs 13, 60, 62 f.
Bulimie 13

C
Cellulite 53, 116, 140
Cholesterin 31, 36, 74
Corpus luteum 34
Cortisol 7, 9 f., 16, 22, 24 ff., 34, 58, 159, 171

D
Darmkrebs 13
Dauerstress 7, 23, 158 ff.
Dehydroepiandrosteron (DHEA) 26
Depressionen 9 f., 57, 65, 173 ff.
DHEA-Spiegel 58
Diabetes 11, 20 ff., 47, 49, 59, 63, 65
Dickdarmkrebs 62
Dopamin 23
Durchblutungsstörungen 59
Durchschlafschwierigkeiten 170

E
Eibläschen 34, 51
Einkaufen 86
Einschlafschwierigkeiten 170
Eisprung 51
Eiweiß-Bilanzmahlzeit 75
Endokrinologie 9
Endorphin 36
Energiebedarf 22
Energiegewinnung 12
Energiestoffwechsel 16
Energieumsatz 7, 12, 17
Energieverbrauch 171
Entzündungsstoffe 62, 64
Erexin 22
Erhaltungsgestagen 31
Ernährungsmuster 70
Ernährungstypen 71 ff.
Erschöpfung 158
Essmuster 70
Essverhalten 24, 54, 57
Eulentyp 172
Eva-Infarkt 63, 138

F
Fettabbau 20, 78, 83
Fettabsaugung 65
Fettdepots 7
Fettleber 65
Fettmasthormon 12
Fettsäuren 62
–, gesättigte 74
–, ungesättigte 74
Fettstoffwechselstörungen 65
Fettverbrennung 7, 22, 30, 37, 75, 175

Fettverteilungsmuster 70
Fettzellen 15 f., 19, 21, 32, 37, 48, 55, 62 f., 116
Fettzellmast 29
Fibroblasten 48
Fibromyalgie-Syndrom 65
Follikel 34, 37, 51, 57
Follikel-stimulierendes Hormon (FSH) 26, 37, 51
freie Radikale 75
Fruchtbarkeitsprobleme 36
Früh-Menopause 55
Frühstück 78 ff.
Frühstücksbaukasten 80
frühzeitige Wechseljahre 32
Frustessen 160
Füße, kalte 17

G

Galanin 47
Gallensteine 65
Gebärmutterkrebs 57
Gefäßerkrankungen 33, 38
Gefühlsschwankungen 174
Gegenstandsmeditation 168
Gelbkörper 34, 52
Gelbkörperhormone 26, 51
Gelenkbeschwerden 120
Gelenkverschleiß 65
genitale Schmerzen 57
gesättigte Fettsäuren 74
Geschlechtshormone 10, 19, 29, 34, 50, 175
Gestagen 12, 26, 29, 34 ff., 47, 51 f., 57
Gestagengel 34
Gestagen-geprägte Frau 19 f., 28, 35 f., 50, 55, 57, 60, 69, 73, 82, 119, 140
Gestagenmangel 174
Gestagenrezeptoren 50
Gestagentherapie 174
gestörte Stoffwechselprogramme 15 ff.
Gestose 53
Getränke 81 ff.
Ghrelin 25, 47
Glukagon 17, 21
Glukose 15, 21, 72
Glukosespiegel 18
Glukosestoffwechsel 73
Glykogen 19, 21, 25
Gonadotropin 27
Gonadotropin-Releasing-Hormon (GnRH) 51
Grundausdauer 138
Grundumsatz 16, 76 f., 79, 117, 138
gynoider Typ 33

H

Haarausfall 36
Hände, kalte 17
Hashimoto-Thyreoiditis 17
Heißhunger 19, 30, 33, 73, 77, 79, 174
Herzfrequenz 139
Herzinfarkt 11, 39, 59, 61 ff., 65
Herz-Kreislauf-Erkrankungen 60, 63, 64
Herzrasen 120, 175
Hirnanhangsdrüse 17, 24, 37
Hirsutismus 38
Hitzewallungen 120, 173, 175
Hormone, pflanzliche 59
hormonelle Insulinresistenz 49 f., 53 f.
Hormonersatztherapie 61
Hormonhaushalt 12, 29, 69
Hormonrezeptoren 9 f.
Hormonstatus 29
Hormonsteuerung 8
Hormonsysteme 171
Hormontypen-Test 40
Hungeraggression 72
Hungergefühle 15, 174
Hungerzentrum 47

Hyperandrogenismus 37
Hyperinsulinämie 16, 27, 49, 53, 55, 59
hypoglykämischer Schock 48
Hypophyse 10, 21, 49, 121, 173
Hypothalamus 9 f., 15, 24, 47, 49

I/J

Immunsystem 53, 63, 70, 72, 74, 138
Inkontinenz 57
Inlineskating 140
innere Uhr 172
Insulin 7, 9, 12, 15, 17 ff., 27, 29, 36, 38, 47 f., 53 f., 63 f., 75, 171
Insulin-growth-Faktor 1 (IGF1) 55
Insulinmast 47
Insulinreaktion 18 f., 19, 21, 37
Insulinresistenz 16, 19, 23, 48 f., 51, 53 f., 55, 59, 63 f., 160, 171
Insulinresistenz, hormonelle 49 f., 53 f.
Insulinrezeptoren 16, 19, 22, 33, 48 f., 79, 82
Insulinspiegel 15, 21, 30, 59, 160
Insulinspitzen 47
Insulinstoffwechsel 115
Insulintrennkost 14, 21 f., 30, 37, 39, 47 ff., 53, 55, 59 f., 65 ff., 70, 73 f., 76, 96, 115 f., 143, 171, 175, 177
Insulinüberschuss 75
Jod 16
Jo-Jo-Effekt 143

K

kalte Füße 17
kalte Hände 17
Kinder 48 f.
Kinderlosigkeit, ungewollte 37
Klangmeditation 168

Sachregister

Klimakterium 55 f.
Kneippsche Güsse 51
Knochenstoffwechsel 60
Kohlenhydratbedarf 78
körpereigene Ressourcen 159
Körperfettverteilung 69
Körpersignale 164
Krafttraining 115 ff., 142
Kurzschläfer 171

L

Langschläfer 171, 177
Laufen 141
Lauftrainingsplan 141
Lebensmittelvielfalt 84
Leptin 15, 47, 63
Leptinreaktion 16
Leptin-Rezeptor-Down-Regulation 15
Lerchentyp 172
Libidoverlust 120
Lightgetränke 87
Limbisches System 10
Lipoödeme 51
Liposuktion 65
Lungenembolie 65
Luteinisierendes Hormon (LH) 27, 36 f., 51, 57
Lymphdrainage 51
Lymphozyten 160

M

Magermasse 12
Magersucht 13
Makrophagen 64 f., 160
Mammakarzinom 60
Meditation 162 f., 166 ff., 175
Melatonin 171, 177
Membran 17, 74
Menarche 50
Menopause 12, 28, 31, 46, 50, 56, 62, 175 f.
Menopausenbauch 58, 59
Menopausen-Hormonstatus 57

Menstruation 50, 173 f.
Menstruationsstörungen 36
Menstruationszyklus 12
Metabolisches Syndrom 11
Metaboliten 36
Mindfulness-Based Stress Reduction (MBSR) 163
Mineralstoffe 75
Mitochondrien 17, 75, 115, 142
Mittagessen 82, 88 ff.
Monatszyklus 36
Muskelaufbautraining 30, 39, 142 ff.
Muskelschmerzen 65
Muskeltonus 139

N

nächtliche Atemstörungen 176
Nervensystem, vegetatives 10, 139, 171
Neurotransmitter 47
Noradrenalin 22, 25, 175
Notfall-Snacks 77, 96

O

Ödeme 53, 116
Oligomenorrhoe 38
Osteoporose 58, 60 f., 143
Östradiol 10, 27, 31, 51
Östradiolgel 175
Östriol 31
Östrogen 10, 12, 19, 27, 29, 31 ff., 38, 50 f., 55, 57 ff.,
Östrogen-geprägte Frau 10, 19 f., 28, 33 f., 50, 57, 60, 69, 72 f., 82, 115 f., 118, 140
Östrogenmangel 57
Östrogenpillen 33
Östrogenpräparate 175
Östrogenrezeptoren 50, 59
Östrogenspiegel 7, 31, 33, 50, 52, 55, 57 f.
Östron 31
oxidativer Stress 19, 48, 73

P

Parasympathikus 139
PCO-Syndrom siehe Polyzystisches Ovarsyndrom
Peak-bone-mass 60
Peptid 25
Perimenopause 55, 57
pflanzliche Hormone 59
Phytoöstrogene 59
Plaques 39
Plazenta 31, 34
Polyzystisches Ovarsyndrom (PCOS) 37, 38
Postmenopause 38, 56
Präeklampsie 53
Prämenopause 55 f.
prämenstruelles Syndrom 28, 33, 52 f., 56, 120, 174
Progesteron 26, 36, 50, 52 f., 57, 60, 174
Progesterongel 36, 60
Progesteronkapseln 34, 36
Progesteronspiegel 52, 56 f.
Programmierung, vorgeburtliche 15
Pubertät 28, 31, 33, 46, 49 f., 55
Pulsrasen 19

R

Radfahren 140
Radikale, freie 75
Regenerationsstoffwechsel 22, 83
Ressourcen, körpereigene 159
Rezeptor-Down-Regulation 75
Rezeptoren 15, 17 f., 55
Routinearbeiten 168
Rückkopplung 10, 37

S

Salz 87
Sättigungsgefühl 15
Sättigungshormone 15
Schilddrüse 10, 16, 121

Schilddrüsenentzündung 17
Schilddrüsenstoffwechsel 17
Schilddrüsenstörung 17
Schilddrüsenüberfunktion 16 f., 53
Schilddrüsenunterfunktion 16 f.
Schlaf 159, 170 ff.
Schlafapnoe 176
Schlafbedürfnis 171
Schlafmangel 22, 65, 171 f.
Schlafphasen 173
Schlafstörungen 56, 120, 173 f., 176
Schlaf-Wach-Rhythmus 171, 174 ff.
Schlaganfall 11, 39, 59, 62, 65
Schmerzen, genitale 57
Schnarchen 176
Schwangerschaft 5, 7 f., 12 f., 17, 28, 31, 46, 52, 54, 173 ff.
Schwangerschaftsdiabetes 55
Schwangerschaftshormon (hCG) 34, 53
Schweißausbrüche 19
Schwitzen 175
Serotonin 23, 31, 52
Sexualhormon-bindendes Globulin (SHGB) 37 f.
Somatotropin 27
Speicherfett 22, 83
Sport 8, 22, 55, 61, 69, 164
Spurenelemente 75
Stillzeit 8, 28
Stimmungsschwankungen 31, 33, 60, 65
Stoffwechsel 7 f., 16, 29, 33, 46, 64, 69, 72, 75, 82 f., 115, 121, 138 f., 142, 171 f.
Stoffwechselfallen 74
Stoffwechselhormone 14, 28 ff.
Stoffwechselkrankheiten 20, 23
Stoffwechselprogramme, gestörte 15 ff.

Stoffwechselrhythmus 171
Stoffwechselstörungen 11, 23, 33, 38
Stress 7 f., 10, 15, 23 f., 24 f., 63, 121, 139, 158 f., 162, 174
–, oxidativer 19, 48, 73
Stressabbau 139
Stressessen 23, 159
Stresshormone 7, 9 f., 16, 22, 24 f., 159
Stressprofile 24
Stresstest 161
Sympathikus 139

T

Taille-Hüft-Verhältnis 114
Taillenumfang 59, 65
Tee 79, 175
Testosteron 12, 19, 27, 29, 33 f., 36 ff.
Testosteron-geprägte Frau 19 f., 28, 38 f., 47, 50, 54 f., 57, 60, 62, 69, 73, 78, 82 f., 119, 140
Testosteronrezeptoren 50
Testosteronspiegel 33
Tetrajodthyronin (T4) 16
Thermogenese 16
Thrombose 65
Thyreotropes Hormon 27
Thyroxin (T4) 16, 27
Tiefschlaf 171, 173, 177
Top-Down-Verfahren 164
Triglyzeride 17
Trijodthyronin (T3) 16, 27
Trinken 79, 82 f.
Tryptophan 23
TSH 17
Tumore 13, 34, 65

U

Übergewicht 63
Uhr, innere 172

Unfruchtbarkeit 36
ungesättigte Fettsäuren 74
ungewollte Kinderlosigkeit 37
Unterleibskrämpfe 120
Unterzuckerung 48

V

vegetatives Nervensystem 10, 139, 171
Verdauung 121
Verhütungshormon 34
Vermännlichung 36
Verspannungen 121
Virilisierung 36
Vitamin E 175
Vitamine 75
vorgeburtliche Programmierung 15
Vorratshaltung 86

W

Wachstumsfugen 32
Wachstumshormon (HGH) 21 f., 27, 74, 83, 171, 173
Waist-to-Hip-Ratio (WHR) 114 f.
Wassereinlagerungen 31
Wechseljahre 7, 12, 28, 37, 46, 50, 55 ff., 62, 175
–, frühzeitige 32
Wechseljahrsbeschwerden 31, 56, 61, 175

Y/Z

Yoga 24 f., 30, 116, 119 ff., 160, 162, 175
Zellkraftwerke 17, 19
Zellschäden 73
Zen-Tipps 169
Zyklus 31, 34, 46, 50, 70, 129, 173
Zyklusbeschwerden 120
Zyklusstörungen 32, 36
Zytokine 64, 65

Rezeptregister

MITTAGESSEN

Apfel-Quark-Schmarren 95
Avocado-Beef-Wraps 90
Fruchtiger Kartoffelsalat 89
Hähnchen-Sandwich mit Ananas-Salsa 90
Kartoffelplätzchen mit grünem Gemüseragout 93
Lauch-Pappardelle mit Tomaten 92
Panini »Napoli« 91
Paprika mit Polentafüllung 94
Petersilien-Risotto 93
Schweizer Minestrone 91
Spinat-Zwiebel-Salat mit Orangen 89
Süße Spaghettiwaffeln mit Beerenkompott 95
Thailändischer Nudeltopf 92

ABENDESSEN

Blumenkohlcurry mit Tofu 103
Bunter Salat mit Gambaspießen 97
Champignonsalat mit Hähnchenrouladen 100
Curryhähnchen mit Ingwergemüse 111
Eichblattsalat mit Entenbrust 99
Eier im Mangoldbett 101
Fenchelgratin mit Nusskruste 102
Gebratener Tofu auf Tomatencreme 104
Gratinierte Spargelpäckchen 104
Kalbsschnitzelchen mit Gurkencreme 107
Kaninchenfilet mit Sherry-Rotkohl 110
Kräuter-Zander auf Paprika 105
Lammgeschnetzeltes mit Spinat 109
Ligurischer Gemüsesalat 97
Medaillons mit Toskanagemüse 108
Meeres-Saltimbocca mit Mandelbroccoli 105
Omelett mit Pilzgemüse 100
Parmesanschnitzel mit buntem Zwiebelgemüse 109
Petersilien-Hackbällchen in Gurkenrahm 108
Pochiertes Rinderfilet mit Radieschengemüse 110
Putenragout mit Thymiankraut 111
Rucolasalat mit Sesam-Hähnchen-Nuggets 99
Scharfes Sezuan-Gemüse 102
Schneller Fischtopf mit Safran 106
Seeteufel-Grillspieße mit Knoblauchcreme 106
Tomatensalat mit Zucchinitortilla 98
Zucchiniröllchen mit Käsesauce 101

Anzeige

Das Produkt zum Schlank-im-Schlaf-Konzept
Bei der Insulin-Trennkost gibt es abends Eiweißmahlzeiten. Empfehlenswert sind Fisch, Geflügel, Quark, Eier oder mageres Fleisch.
Das Abendessen kann aber auch durch den hochwertigen Protein-Cremedrink **SISlean** ersetzt werden, der speziell für die Insulin-Trennkost entwickelt wurde. Die hochwertige Protein-Vitamin-Creme erreicht durch ausgewählte Ballaststoffe eine ideal niedrige Insulinreaktion. Dies sorgt für eine schnellere Abnahme (3 bis 4 kg Gewichtsverlust pro Monat sind möglich bei regelmäßiger abendlicher Anwendung).
Bezugsquelle und weitere Infos zur Dr.-Pape-Ernährungsformel unter Tel. (0201) 749 55 77, Fax (0201) 749 55 93.
In schwierigen Fällen empfehlen wir den Besuch einer Abnehmgruppe mit medizinischer Betreuung.
InsuLean GmbH & Co. KG
ERNÄHRUNGSMEDIZIN UND ADIPOSITAS-KONZEPT
Goethestraße 100
45130 Essen
Beratungsstellen unter www.insulean.de

SISlean
Die Crème de la crème
Bilanzierte
Proteinmahlzeit

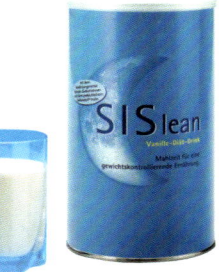

... schneller abnehmen

Übungsregister

ACHTSAMKEITS-TRAINING

Body-Scan 165
Meditationsübung 167

KRAFTÜBUNGEN

Für den Gestagentyp
Einfacher Liegestütz 150
Gerade Sit-ups 148
Schlussentspannung 151
Schräge Sit-ups 149
Schulterbrücke 149
Stern 151
Tiefe Kniebeuge 148
Unterarmstütz mit Brett 150

Für den Östrogentyp
Beinheben 144
Einfacher Liegestütz 147
Käfer 145
Kniebeuge 144
Kraftschere 146
Schlussentspannung 147
Schulterbrücke 147
Unterarmstütz 146

Für den Testosterontyp
Beinheben diagonal 152
Beinheben in Seitenlage 154
Beinwechsel-Sit-ups 153
Einfacher Liegestütz 155
Flieger 154
Gestreckte Schulterbrücke 153
Schlussentspannung 155
Tisch 152

YOGA FÜR DIE HORMONBALANCE

Sonnengruß 122

Für den Gestagentyp
Drehsitz 132
Entspannung 133
Kamel 131
Schulterbrücke 133
Vorbeuge 130

Für den Östrogentyp
Dreieck 126
Entspannung 129
Held 127
Kraftvolle Haltung 126
Krieger 128

Für den Testosterontyp
Baum 134
Entspannung 137
Fisch 136
Gestreckter Winkel 135
Krokodil 136

DANK FÜR FACHLICHE MITARBEIT AN …

Simone Bopp stellte die hormontypgerechten Bewegungsprogramme für dieses Buch zusammen. Sie ist Diplomsportwissenschaftlerin und geprüfte Yogalehrerin. Seit 15 Jahren arbeitet sie im Raum Bad Kreuznach als Personaltrainerin im Bereich Laufen, Yoga und Fitness. Überdies gehören selbstständige Fitnesskursleitung, Eventplanung im Bereich Firmenfitness und Gesundheitstagungen zu ihren Tätigkeitsschwerpunkten. Weitere Infos: www.simone-bopp.de

Angelika Ilies entwickelte die Rezepte für dieses Buch. Die studierte Ernährungswissenschaftlerin arbeitete einige Jahre als Redakteurin beim größten deutschen Food-Magazin, bevor sie sich als Food-Journalistin selbstständig machte. Seither hat sie rund 90 Bücher geschrieben beziehungsweise daran mitgearbeitet. Mit Vorliebe entwickelt sie unkomplizierte Rezepte für eine leichte, gesunde Küche. Weitere Infos: www.angelikailies.de

Entspannt, gelassen & gesund

Bewährte Wege, um Körper und Seele in Einklang zu bringen

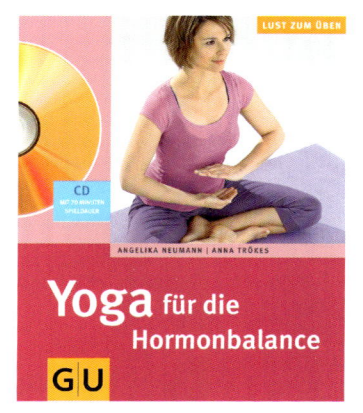

ISBN 978-3-8338-1772-4
80 Seiten plus Audio-CD

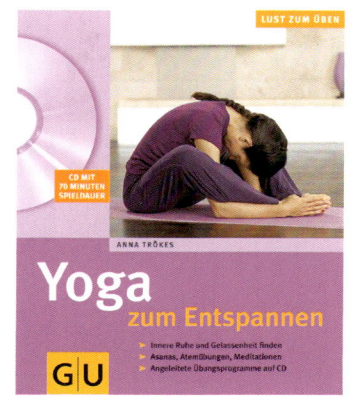

ISBN 978-3-7742-7204-0
80 Seiten plus Audio-CD

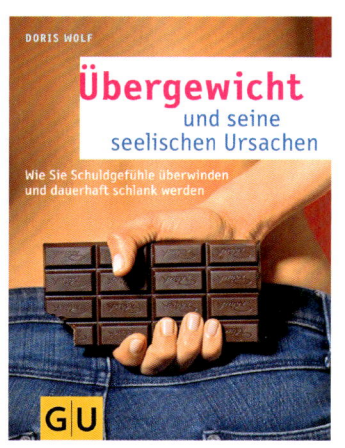

ISBN 978-3-8338-0379-6
144 Seiten

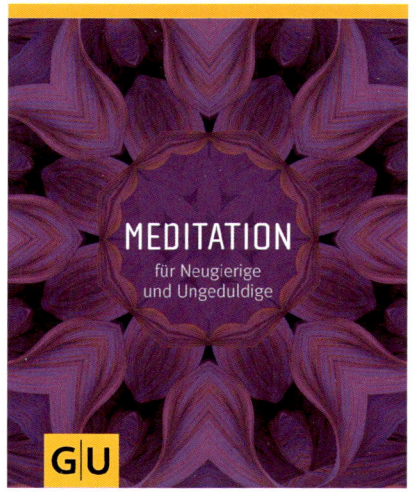

ISBN 978-3-8338-1037-4
156 Seiten

Das zeichnet unsere Bücher aus:

Kompetent – von anerkannten Experten geschrieben
Praxisorientiert – im täglichen Leben bestens umsetzbar
Modern gestaltet – auch beim Durchblättern ein Genuss

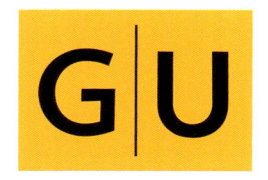

Willkommen im Leben.

Impressum

© 2009 GRÄFE UND UNZER VERLAG GmbH, München

Alle Rechte vorbehalten. Nachdruck, auch auszugsweise, sowie Verbreitung durch Film, Funk, Fernsehen und Internet, durch fotomechanische Wiedergabe, Tonträger und Datenverarbeitungssysteme jeder Art nur mit schriftlicher Genehmigung des Verlages.

Projektleitung: Monika Rolle
Lektorat: Sylvie Hinderberger
Bildredaktion: Henrike Schechter
Satz: Christopher Hammond
Umschlaggestaltung und Layout: independent Medien-Design, Horst Moser
Herstellung: Susanne Mühldorfer
Reproduktion: Longo AG, Bozen
Druck und Bindung: Firmengruppe appl, Wemding

ISBN 978-3-8338-1670-3
5. Auflage 2010

GRÄFE UND UNZER
Ein Unternehmen der
GANSKE VERLAGSGRUPPE

WICHTIGER HINWEIS

Die Gedanken, Methoden und Anregungen in diesem Buch stellen die Meinung bzw. Erfahrung der Autoren dar. Sie wurden von den Autoren nach bestem Wissen erstellt und mit größtmöglicher Sorgfalt geprüft. Sie bieten jedoch keinen Ersatz für persönlichen kompetenten medizinischen Rat. Jede Leserin, jeder Leser ist für das eigene Tun und Lassen auch weiterhin selbst verantwortlich. Weder Autoren noch Verlag können für eventuelle Schäden, die aus den im Buch gegebenen praktischen Hinweisen resultieren, eine Haftung übernehmen.

BILDNACHWEIS

Fotoproduktionen
Rezepte: Eising foodphotography, Martina Görlach
Fitness: Nicolas Olonetzky

Weitere Fotos
Bridgemanart: S. 32, 39, 41, 44. Corbis: Klappe vorn, S. 28, 35, 43. Focus/SPL: S. 27, 34, 62. Getty: Cover (U1), U4 re., S. 3 re., 6, 14, 46, 156–157, 170. GU-Archiv: Klappe hinten/Pape (K. Blaschke), S. 76, 81 (»Fotos mit Geschmack«), 114 (N. Olonetzky), 158 (G. Neeb), 162 (T. Roch), 165 (J. Rodach). Plainpicture: U4 li., S. 2 li., 4–5, 68, 138. Privat: Klappe hinten (Quadbeck, Cavelius).

Illustrationen
Ingrid Schobel

Syndication
www.jalag-syndication.de

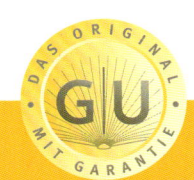

Unsere Garantie

Alle Informationen in diesem Ratgeber sind sorgfältig und gewissenhaft geprüft. Sollte dennoch einmal ein Fehler enthalten sein, schicken Sie uns das Buch mit dem entsprechenden Hinweis an unseren Leserservice zurück. Wir tauschen Ihnen den GU-Ratgeber gegen einen anderen zum gleichen oder ähnlichen Thema um.

Liebe Leserin und lieber Leser,

wir freuen uns, dass Sie sich für ein GU-Buch entschieden haben. Mit Ihrem Kauf setzen Sie auf die Qualität, Kompetenz und Aktualität unserer Ratgeber. Dafür sagen wir Danke! Wir wollen als führender Ratgeberverlag noch besser werden. Daher ist uns Ihre Meinung wichtig. Bitte senden Sie uns Ihre Anregungen, Ihre Kritik oder Ihr Lob zu unseren Büchern. Haben Sie Fragen oder benötigen Sie weiteren Rat zum Thema? Wir freuen uns auf Ihre Nachricht!

Wir sind für Sie da!

Montag–Donnerstag: 8.00–18.00 Uhr; Freitag: 8.00–16.00 Uhr *(0,14 €/Min. aus dem dt. Festnetz/Mobilfunkpreise können abweichen.)
Tel.: 0180-5 00 50 54*
Fax: 0180-5 01 20 54*
E-Mail: leserservice@graefe-und-unzer.de

P.S.: Wollen Sie noch mehr Aktuelles von GU wissen, dann abonnieren Sie doch unseren kostenlosen GU-Online-Newsletter und/oder unsere kostenlosen Kundenmagazine.

GRÄFE UND UNZER VERLAG
Leserservice
Postfach 86 03 13
81630 München

Die GU-Homepage finden Sie im Internet unter www.gu-online.de